Reimer Gronemeyer

# Das 4. Lebensalter

## Demenz ist keine Krankheit

Pattloch

**Besuchen Sie uns im Internet:**
**www.pattloch.de**


Dieses Werk wurde vermittelt durch Aenne Glienke /
Agentur für Autoren und Verlage, www.aenneglienkeagentur.de
Umschlaggestaltung: ZERO Werbeagentur, München
Satz: Adobe InDesign im Verlag
Druck und Bindung: C. H. Beck, Nördlingen
Printed in Germany
ISBN 978-3-629-13010-5

2 4 5 3 1

*... für das Gießener Team:*
*Sylvia Allendörfer, Daniela Dohr, Julia Erb,*
*Michaela Fink, Philipp Kumria, Jonas Metzger,*
*Andrea Newerla, Verena Rothe*

»Unsere Gesellschaft will in dem Kranken, den sie verjagt oder einsperrt, nicht sich selbst erkennen; sobald sie die Krankheit diagnostiziert, schließt sie den Kranken aus.«

*Michel Foucault*[1]

# Inhalt

# Vorwort
# Liliputaner und Demenzriesen

»Ich habe um meine Kindheit gebeten, und sie ist wiedergekommen, und ich fühle, dass sie immer noch so schwer ist wie damals und dass es nichts genützt hat, älter zu werden.«

*Rainer Maria Rilke*[2]

Wir leben im Jahrhundert der Demenz.[3] Es sieht so aus, als würden die alten Industriegesellschaften, in denen die Demenz jährlich zunimmt, unter Ermüdungserscheinungen leiden. Das Einzige, was in diesen Gesellschaften noch wächst, sind offenbar die Zahl der Alten und die Zahl der Menschen mit Demenz. Die Moderne frisst ihre Kinder nicht, sondern macht ihre Angehörigen zu greisen Kindern.

Und noch etwas wächst: die Dienstleistungsbranche »Pflege« und die Versorgungsindustrie »Demenz«. In diesem Wachstumsmarkt sind heute weit mehr Menschen beschäftigt als in der Automobilindustrie. Mit den Hinfälligen und Hilflosen werden gewaltige Umsätze erzielt. Kann das eigentlich längerfristig gutgehen? Werden die Kräfte der Jungen und ihre Aufbruchswünsche durch die Bewohner des Vierten Lebensalters so gebunden, dass sie irgendwann aufbegehren werden?

Der Versuch, das Thema Demenz in pflegerische und medizinische Ghettos zu verbannen und dort zu beherrschen, muss scheitern. Es ist an der Zeit, die soziale Seite der Demenz zu entdecken. Ob wir imstande sind, humane, menschenfreundliche Wege des Umgangs mit der Demenz zu entwickeln und zu erfinden, das wird über unsere kulturelle und soziale Zukunft entscheiden. Während die Blicke gebannt auf die Börsenkurse gerichtet sind, während an Rettungsschirmen gebastelt wird, bildet sich an der sozialen Basis der Gesellschaft eine explosive Gemengelage. Merkwürdigerweise werden das Thema Pflege und das Thema Demenz bei uns behandelt, als gäbe es keine ökonomischen und keine ökologischen Krisen, die doch irgendwann mit Vehemenz auf das Vierte Lebensalter durchschlagen werden. Es wird so getan, als würden die absehbaren gesellschaftlichen Konflikte und Verteilungskämpfe an den Themen Pflege und Demenz spurlos vorübergehen, als gäbe es da ein Reservat für die Pflege, in dem man unbeirrt von weiterem Wachstum, von Ausbau und Erweiterung reden könnte, als gäbe es die Erschütterungen nicht, von denen täglich in den Medien gesprochen wird. Die ökonomische und ökologische Krise findet außerhalb des Areals »Viertes Lebensalter« statt. Bis die Dämme brechen – dann trifft es die Angehörigen und die Branche unvorbereitet.

Das Glück der Längerlebigkeit, das im rüstigen Rentner, im guten Kunden und im Leser der Apotheken-Rundschau seine prominentesten Figuren findet, gebiert ein ökonomisches und ein soziales Problem, das an der Substanz der postbürgerlichen Gesellschaft nagt. »Die Generationen empfinden sich gegenseitig als ›Untote‹, hier die alten Zausel, die nicht sterben wollen und ›von unserem Geld‹ weiterleben, ohne Nutzen zu bringen, dort die von Sex, Drogen und Rock 'n' Roll (oder was da gerade in Mode sein mag) durchdrungenen besinnungs- und verantwortungslosen Mitglieder der entkörperten und überkörperten ›Spaßgesellschaft‹.«[4] Bei kultivierteren Menschen finden sich statt Hass und Häme – so schreiben Markus Metz und Georg Seeßlen – Mitleid und Einfühlung, »was die Sache aber keineswegs viel besser macht«. Es zementiert die Spaltung von Alt und Jung auf andere Weise, »Grufties«, »Junkies«,

»Workaholics« und »Karriereristen« finden sich zum Untoten-Tanz – »aber ohne Anfassen«.[5] Solche bissig-ironischen Analysen kommen in der Demenzszene vermutlich gar nicht gut an, vor allem weil man hier – von Ausnahmen abgesehen, die man am leichtesten unter den Betroffenen findet – eine weitgehend humorfreie Zone betritt.

Unablässig werden neue Konzepte zum richtigen Umgang mit Demenz entwickelt: Framen, inkludieren, validieren, mappen usw. Ständig habe ich schon wieder eine Neuerung übersehen, noch nicht gelesen, nicht zur Kenntnis genommen. Schlechtes Gewissen: Ist soeben wieder eine aktuelle Sprachregelung an mir vorbeigegangen? Wenn ein Mensch mit Demenz um sich schlägt, sich nicht waschen lassen will oder sich auf sonst eine Weise widersetzt, dann spricht der Demenzexperte, der auf der Höhe der Zeit ist, von »herausforderndem Verhalten«. Im Kreis normaler Bürgerinnen und Bürger hat das – meiner Erfahrung nach – eher einen Lachanfall zur Folge. Konzepte bringen das Einzelgesicht zum Verschwinden und befreien von der Notwendigkeit, in der konkreten Situation nachdenklich, ja »be-sinnlich« zu sein. Wer solch ein gerade modisches Instrument oder Vokabular zur Hand hat, sieht sich sowieso auf der Seite des Richtigen, und alle anderen stecken im Sumpf der Uninformiertheit.

Ich fühle mich angesichts dieser Konzept-Geschäftigkeit an die eifrigen Liliputaner erinnert, die den Riesen Gulliver mit tausend Fäden zu binden und zu fesseln und zu beherrschen versuchen. Konzepte, Konzepte, Konzepte. Die Bemühung verdient Respekt, die vielen pflegenden Profis und vor allem die Angehörigen leisten Unglaubliches. Doch in Wirklichkeit bebt der Boden schon, auf dem alle diese Konzept-Gebäude stehen.

Dieses Buch beabsichtigt nicht, mit einem neuen Demenzkonzept Aufmerksamkeit zu erregen. Ich plädiere einfach dafür, die Demenz aus ihrem medizinisch-pflegerischen Ghetto herauszuholen. Schauen, was dann passiert. Ich plädiere auch dafür, die Demenz als den Schlüssel zum Verständnis unserer Gesamtlage zu begreifen. Ich rede also eigentlich gar nicht von der Demenz, sondern darüber, was sie mit uns – die wir »das« noch nicht haben – macht. Es kommt mir so vor, als ob sich in der Demenz die Gesellschaft vollendet, in der wir leben. Der erinnerungslose, radikal individualistische Single, der das heimliche Ideal ist, setzt sich im Menschen mit Demenz durch – aber so war es natürlich nicht gemeint! Der Schlüssel zu einer anderen Gesellschaft, in der wir in wieder erwärmten freundschaftlichen Verhältnissen leben könnten, liegt deshalb bei ihnen, den Dementen. Das ist das offene Geheimnis.

Währenddessen wird an nationalen Demenzplänen gebastelt, die Weltgesundheitsorganisation skizziert eine Alzheimerepidemie, die weltweit ihre Krakenarme ausstrecken wird, wenn wir nicht rechtzeitig etwas machen, »Leuchttürme« mit medizinischen Demenzforschungsprojekten werden in Deutschland mit Millionen Euro ausgestattet. Die Liliputaner werkeln offenbar weiter, getrieben von dem Versuch, den Demenz-Gulliver zu fixieren. Das Demenzgetümmel geht weiter. Zu den Merkwürdigkeiten, die einen stutzen lassen könnten, gehört die Tatsache, dass die Angehörigen, die oft in einer dramatisch schwierigen Lage sind, die »Angebote« der Demenzexperten, der Demenzberatungsstellen und der Demenzinnovateure nicht nutzen. Wahrscheinlich lohnt es sich, diesen Tatbestand anzuschauen, statt ihn mit den Waffen der Aufklärung wegzumachen.

Es geht darum, versuchsweise die Denkrichtung umzukehren. Es geht darum, die Frage zu stellen, ob wir in die richtige Richtung gehen. Sind die professionelle Pflege und der Ausbau der ambulanten bzw. stationären Versorgung die einzige Antwort auf eine alternde Gesellschaft, in der

»Familie« immer seltener die Antwort auf das Pflegeproblem sein wird? Kann und darf diese Richtungsfrage überhaupt noch gestellt werden? Oder ist der Zug schon längst abgefahren, und wir rauschen mit Hochgeschwindigkeit in die Arme einer notwendigerweise immer weiter automatisierten, industrialisierten Pflege und Verwahrung der Hilfsbedürftigen?

Und was verstehe ich eigentlich von dem Thema? Ich habe keine Erfahrung in der Pflege von Menschen mit Demenz. Muss ich deshalb den Mund halten?

Ich habe allerdings ein wenig Erfahrung im Umgang mit Menschen, die hilfsbedürftig sind. Das hat mich dankbar gemacht und empfindsam für das Geschenk, das ein unbeschädigtes Leben nun einmal ist. Ich glaube auch zu wissen, dass inmitten der Mühsal, die einem die Sorge für Hilfsbedürftige aufbürdet, diese Sonnenstrahlen aus den dunklen Wolken leuchten können: Augenblicke, in denen begriffen wird, dass die Sorge für andere beschenkt. So hat es Søren Kierkegaard, der dänische Theologe und Philosoph, gesagt:

»Aber jede wahre Kunst der Hilfe muss mit einer Erniedrigung anfangen. Der Helfer muss zuerst knien vor dem, dem er helfen möchte. Er muss begreifen, dass zu helfen nicht zu beherrschen ist, sondern zu dienen; dass helfen nicht eine Macht, sondern eine Geduldsausübung ist; dass die Absicht zu helfen einem Willen gleichkommt, bis auf weiteres zu akzeptieren, im Unrecht zu bleiben und nicht zu begreifen, was der andere verstanden hat.«[6]

Wenn man diesen Satz nur wirklich begreifen könnte!

# Demenz: Wir brauchen eine andere Perspektive

»Die erste Regel besagt:
Folge dem Hauptstrom der Forschung, alles andere kannst du vergessen.
Die zweite Regel lautet:
Den Hauptstrom der Forschung, dem alle folgen, kannst du vergessen.«

*Harald Weinrich*[7]

# Eine neue Geißel der Menschheit? Über die soziale Seite der Demenz

»Kultur ist Reichtum an Problemen.«

*Egon Friedell*

Vor kurzem ist mir etwas widerfahren, was meine Alltagsroutine unterbrochen hat. Ich bin es gewohnt, auf Vortragsreisen zu sein. So auch an dem Tag, an dem ich eingeladen war, in Frankfurt am Main auf dem Altenhilfetag zu sprechen. Über Demenz natürlich. Als ich zum Ende gekommen war, hatte ich den Eindruck, meine Zuhörer einigermaßen in den Bann geschlagen zu haben. Es gibt ja so Tage, an denen gelingt die freie Rede, es gibt Kontakt zum Publikum, der Funke springt über. In dem Gefühl, mein Ziel erreicht zu haben, machte ich mich auf den Heimweg. Ich war in Eile, denn ich wollte am Hauptbahnhof einen bestimmten Zug bekommen, um eine Verabredung einhalten zu können. Mit schnellen Schritten verließ ich also den Vortragssaal und musste zur nächsten Straßenbahn nur die Straße überqueren, die direkt vor dem Ausgang des Gebäudes lag.

Und dann stand ich vor dem Fahrkartenautomaten, um eine Fahrkarte bis zum Bahnhof zu lösen. Ich versuchte diese Taste und jene Taste. Ich glaube, die Frankfurter Fahrkartenautomaten sind berüchtigt für ihre Undurchschaubarkeit. Ein Blick über die rechte Schulter machte mich noch nervöser, denn ich sah die Straßenbahn kommen. Erneuter Versuch, erneutes Scheitern.

In mir braute sich wie ein plötzliches Unwetter an einem

Sommertag ein moralisches Dilemma zusammen: Sollte ich die Bahn fahren lassen und es weiter am Automaten versuchen, oder sollte ich, um meinen Termin zu retten, ohne Fahrkarte einsteigen? Der Gedanke an einen Kontrolleur, der missbilligend mich weißhaarigen Schwarzfahrer zur Rede stellt, schreckte mich. Aber es musste entschieden werden, denn die Straßenbahn kam nun schon hinter mir zum Halten.

Ich blickte etwas unsicher über die linke Schulter und sah, dass der Straßenbahnfahrer sein Schiebefenster öffnete und sein schnauzbärtiges Gesicht herausschob. »Wo willst du denn hin?«, hörte ich ihn rufen. Offenbar ein Mann mit Migrationshintergrund – wie man heute wohl korrekt sagt. Ich gab ihm Antwort, und er erklärte mir, auf welche Taste ich drücken müsse, um zum Bahnhof zu kommen. Es gelang mir schließlich, eine Karte zu ziehen, und die Straßenbahn fuhr mit mir ab.

Die Geschichte hat für mich zwei – lehrreiche – Konsequenzen. Einerseits wurde mir klar, wie schnell man vom Vortragenden zum Thema Demenz, der ich bis zu meiner Ankunft am Fahrkartenautomaten war, zum Verdächtigen werden kann: Der Fahrer hielt mich sichtlich für einen etwas verwirrten alten Herrn, auf den schon der Schatten der Demenz fiel. Andererseits wurde mir – als ich nun eingestiegen war – deutlich, dass ich gerade eine Sternstunde zivilgesellschaftlichen Engagements erlebt hatte. Der Schnurrbärtig-Glatzköpfige hatte im richtigen Augenblick das einzig Richtige getan: Alle Regeln seines Berufes ignorierend, hatte er gehandelt und gemacht, was die Situation von ihm forderte: Er hatte meine Ratlosigkeit erfasst und mir mit wenigen Worten geholfen. Zu seiner Ausbildung hatte das sicher nicht gehört. Wahrscheinlich durfte er gar nicht tun, was er tat. Aber jetzt und in Zukunft werden wir – im Umgang mit der Demenz – davon leben: Dass es Menschen gibt, die sensibilisiert sind für die Hilfsbedürftigkeit anderer. Und die dann das tun, was die Situation von ihnen fordert, auch wenn das gar nicht vorgesehen ist – und vielleicht sogar einen Regelverstoß darstellt. Wir leben nicht mehr in dem Dorf, in dem jeder weiß, wohin die verwirrte Frau im Nachthemd gehört, die am Fenster vorbeigeht. Diese verlorene Nachbarschaftlichkeit muss ersetzt werden durch Sensibilität und Engagement in den städtischen Räumen, die der kalten Anonymität den Garaus machen. Klar, das ist einfacher gesagt als getan. Ich erinnere mich an eine Situation in Wiesbaden, die mich ratlos und beschämt zurückgelassen hat. Menschenströme in der Fußgängerzone. Und plötzlich fällt mein Blick auf eine alte Frau, die auf den Stufen einer Treppe steht und im Begriff ist, sich auszuziehen. Die Unterwäsche hatte sie schon heruntergelassen. Jeder eilte nach einem flüchtigen Blick so schnell wie möglich weiter, um der Peinlichkeit zu entkommen. Hätte man etwas tun können? Was? Ich ging weiter, das Bild von dieser verwirrten Frau haftet bis heute in mir.

Die Demenz ist im Begriff, das große soziale, kulturelle, ökonomische Thema unserer Gesellschaft zu werden. Und das nicht nur bei uns in Deutschland. In allen Gesellschaften, in denen viele, viele sehr alte Menschen leben, steht das Thema auf der Tagesordnung – von Japan bis in die Vereinigten Staaten, in China wie in der Schweiz. Es erwischt uns alle: Erst haben wir dafür gesorgt, dass wir immer länger leben, und nun bekommen wir die Konsequenzen zu spüren. Das Vierte Lebensalter, das hohe Alter, das einmal eine Ausnahme war, wird zum Massenphänomen. Der Druck steigt: Noch immer ist es möglich, Erwartungen auf eine weitere medizinisch organisierte Verlängerung des Lebens zu wecken, und zugleich merken wir, dass wir den sozialen Konsequenzen dieses medizinischen Siegeszuges nicht gewachsen sind. Es ist nicht übertrieben, wenn wir sagen: Es wird in den nächsten Jahrzehnten die große humanitäre Herausforderung für die alternden Gesellschaften sein, ob es gelingt, die wachsende Zahl von Pflegebedürftigen, insbesondere die wachsende Zahl von Menschen mit Demenz, so zu umsorgen und mitzutragen, dass diese Lebensstrecke für die Betroffenen und die Angehörigen nicht nur eine Qual ist.

Eine falsche Antwort liegt nahe, und sie wird schon propagiert: Das durch die Fortschritte der Medizin hervorgebrachte Problem soll von der Medizin (im Bündnis mit der pharmazeutischen Industrie) bewältigt werden. Es gehört nicht viel Phantasie dazu, um zu prognostizieren, dass dieser Ansatz scheitern wird. Stattdessen gilt: Entweder wird die Demenz endlich als eine soziale Aufgabe wahrgenommen, bei der die medizinische Expertise eine helfende Rolle spielen darf, oder wir stehen vor einem ökonomischen, kulturellen und humanitären Bankrott. Es geht nicht um ein bisschen zivilgesellschaftliche Ergänzung der Versorgung, sondern es geht um nicht mehr und nicht weniger als um einen Umbau der Gesellschaft. Aber das wird schwierig. Auch deshalb, weil die Menschen mit Demenz von mächtigen Interessengruppen umstellt sind. Ob zu ihrem Schutz oder ob man sich von ihnen einen Nutzen verspricht, das sei dahingestellt. Dass die Gesundheitsbranche – Apotheker, Mediziner etc. – da eine große Klientel vor sich sieht, ist unübersehbar. Dass die Versorgungsindustrie – um es einmal respektlos zu formulieren – in den Menschen mit Demenz die wichtigste Klientengruppe vor sich hat und damit ein sicheres Geschäft, liegt auf der Hand. Im Grunde ist – vorsichtig gesagt – schwer zu übersehen, dass es eine deutliche Bereitschaft gibt, der Zunahme von Demenz auch gute Seiten abzugewinnen. Und dann gibt es da die Alzheimer-Lobbyisten. Den Alzheimer-Lobbyisten wird niemand unterstellen, sie würden sich über Zuwachsraten in der Demenz auch nur klammheimlich freuen – aber unter dem Strich werden sie nun einmal mächtiger, wichtiger und damit vielleicht auch schwerhöriger gegenüber Kritik. Das ist bei Funktionären ja kaum zu vermeiden.

Die Demenz eignet sich gut, um Schreckensszenarien zu entwerfen. Man sieht eine krisengeschüttelte deutsche Gesellschaft vor sich, die des Demenzproblems nicht mehr Herr wird. Diese Zahlen werden immer wieder vorgebracht, und sie werden immer apokalyptischer:

- Gegenwärtig sind in Deutschland 1,2 Millionen Menschen von Demenz betroffen, im Jahr 2050 werden es voraussichtlich 2,6 Millionen sein. Je nachdem, wie die Maßstäbe für Demenz gesetzt werden, kann man die Zahlen immer weiter in die Höhe treiben. Horst Bickel hat für die Deutsche Alzheimer Gesellschaft eine neue Berechnung vorgelegt. Danach lebten 2012 in Deutschland mehr als 1,4 Millionen Demenzkranke. Zwei Drittel von ihnen waren von der Alzheimer-Krankheit bedroht. Jahr für Jahr treten fast 300 000 Ersterkrankungen auf. Sofern kein Durchbruch in Prävention und Therapie gelinge, werde sich die Zahl der Erkrankten bis zum Jahr 2050 auf etwa 3 Millionen erhöhen, so Horst Bickel. Und wenn es keine Erfolge in der Bekämpfung der Demenz gebe, müsse man in den nächsten vierzig Jahren mit mehr als 100 zusätzlichen Krankheitsfällen pro Tag rechnen.[8]
- In Deutschland – so heißt es in einer Krankenkassenstudie – muss jeder dritte Mann und jede zweite Frau damit rechnen, irgendwann im Leben an Demenz zu erkranken.
- Zwei Drittel der Demenzkranken sind pflegebedürftig.
- Im Jahre 2009 waren bereits 29 Prozent der Männer und 47 Prozent der Frauen, die im Alter von über 60 Jahren starben, dement.
- Die monatlichen Ausgaben der Sozialversicherungen für

einen Demenzkranken liegen um durchschnittlich 800 Euro höher als bei einer nicht dementen Person.[9]

Die Ratingagentur Standard & Poor's hat diese Entwicklungen zum Anlass genommen, um vor einer immer weitersteigenden Budgetbelastung durch Gesundheitskosten in den G-20-Ländern – den reichen Ländern also – zu warnen. Wenn die Regierungen ihre Systeme zur sozialen Sicherung nicht änderten, werden sie – aus der Sicht von Standard & Poor's – »unsustainable«, will sagen: Sie werden zusammenbrechen. Die Alterung der Bevölkerung werde zu fundamentalen Veränderungen im Blick auf das ökonomische Wachstum führen. Die Gesundheitskosten würden steigen, und das würde die europäischen Ökonomien stärker treffen als die aufstrebenden Wachstumsgesellschaften. Die Kreditwürdigkeit solcher Länder wie Deutschland würde schließlich aus der Sicht der Ratingagentur drastisch leiden.[10]

Wer Ohren hat zu hören, der weiß: Dies ist die kaum verhohlene neoliberale Aufforderung, die Gesundheitsausgaben radikal zu kürzen, um das Überleben und den Wohlstand der Starken zu sichern. Man könnte auch sagen: Eine Gesellschaft, die sich mit so nutzlosen Elementen wie den Demenzkranken zu sehr belastet, gerät unter die Räder. Die hohe soziale Sicherung in Europa, in Japan und den Vereinigten Staaten, die gleichzeitig an einer »Verschlechterung des demographischen Profils« leiden, wird diese Länder – die Drohung soll gehört werden – in den Abgrund reißen, wenn sie nicht einen anderen Kurs fahren.

Und hat Standard & Poor's nicht recht?

Diese Prognose ist nicht vom Tisch zu wischen. In Deutschland wurden 2010 im Gesundheitssystem 287,3 Milliarden Euro ausgegeben. Darin sind die Ausgaben von Krankenversicherungen, Pflegeversicherungen, privaten Haushalten, Organisationen mit dem Ziel der Prävention, die Kosten von Behandlungen, Rehabilitation und Pflege, auch die Verwaltungskosten und Investitionsausgaben enthalten. (Zum Vergleich: Der Haushalt des Bundes 2012 sieht Ausgaben in Höhe von 306 Milliarden Euro vor!) Rechnerisch wurden für jeden Einwohner 3150 Euro pro Jahr bezahlt. Den stärksten Zuwachs gab es bei der sozialen Pflegeversicherung – die Ausgaben wuchsen auf 21,5 Milliarden Euro.[11] Zum Vergleich: Die Gesundheitsausgaben in Tansania lagen 2009 bei 25 US-Dollar pro Einwohner. Und man fragt sich sogleich, ob es eigentlich ein Ausdruck von Entwicklung wäre, wenn Tansania da ankommen würde, wo sich jetzt Deutschland befindet – am Rande des Gesundheitsbankrotts.

Die Frage liegt auf dem Tisch: Wie soll das weitergehen? Mit den Gesundheitskosten überhaupt, aber speziell auch mit den Kosten für die Demenz?

Die WHO hat 2012 vor einer dramatischen Ausbreitung der Demenz gewarnt: Gegenwärtig – so die WHO – sind es 66 Millionen Demenzkranke weltweit, die an Alzheimer oder ähnlichen Störungen leiden. Die Zahl wird sich bis zum Jahre 2030 verdoppeln und die Gesundheitssysteme massiv überfordern. 2050 werden dann 115 Millionen Menschen »unter dieser Hirnerkrankung leiden«. Alle vier Sekunden wird weltweit eine Demenzerkrankung neu diagnostiziert.

Die Experten der WHO sprechen im Blick auf die Demenz von einer »Geißel der Menschheit«. Marc Wortman, Direktor von Alzheimer's Disease International (ADI), der die WHO-Studie maßgeblich mitgestaltet hat, sagt: Die Gesundheitssysteme seien »schlicht überfordert«. Die Demenz sei eine Bürde für die Betroffenen und ihre Angehörigen und sie sei auch ein »sozialer und wirtschaftlicher Alptraum«.[12]

Von einer Geißel der Menschheit ist da die Rede! Haben wir es mit einer neuen Pest zu tun? Alle zwanzig Jahre verdoppelt sich die Zahl der Demenzkranken, wird gerufen![13] Das hieße, dass in hundert Jahren etwa die Hälfte der Deutschen betroffen wäre.

Was passiert da eigentlich? »In vielen Ländern sei das öffentliche Interesse an der Behandlung der Krankheit und die Bereitschaft zur Hilfe für die Betroffenen immer noch sehr gering«, klagt Marc Wortman, der bereits zitierte Direktor von Alzheimer's Disease International.[14] Müssen wir uns in Alarmbereitschaft versetzen lassen?

Eines ist unübersehbar: Mit der Zahl der als demenzkrank Diagnostizierten steigt die Zahl der Profiteure. Demenzlobbyisten gewinnen an Bedeutung, wenn ihre Klientel wächst. Der Pflegesektor darf sich große Zuwachsraten versprechen. Die medizinischen Demenzspezialisten haben blendende Aussichten, und die Pharmaindustrie darf sich Wachstumsschübe im Sektor Demenz ausrechnen – auch wenn sie nicht wirklich etwas zu bieten hat.

Und so wird, zum Beispiel in der WHO-Studie, nach nationalen Demenzplänen gerufen. Da sollte sich niemand täuschen. Es wird sofort um die Frage gehen: Wer kriegt die Dementen? Man kann davon ausgehen, dass eine Frühdiagnose eingefordert wird, denn das treibt die potenziell Betroffenen in die Praxen. Man kann auch davon ausgehen, dass bei der Erstellung eines nationalen Demenzplanes hinter den Kulissen oder auch auf offener Bühne sogleich heftig über die Frage gestritten wird: Wer kriegt dieses Patientenpaket? Wer darf diagnostizieren, wer behandeln, wer versorgen?

Auf dem Immobilienmarkt werden die Gewinnmöglichkeiten, die in der alternden Gesellschaft erwachsen, schon abgeschätzt: »Die Pflegeimmobilie – Kapitalanlage in einem der letzten Wachstumsmärkte für Immobilien«[15], verspricht der Bund Der Sparer e. V. Bekommt Standard & Poor's nicht schneller recht, als man gedacht hat? Nichts wächst mehr – nur noch der Pflegemarkt. Auf einer großen Pflegetagung hörte ich kürzlich den Vorsitzenden sagen: Wir sind der Wachstumssektor der Zukunft. Bei uns sind mehr Menschen beschäftigt als in der Autoindustrie. Aber man darf doch die bange Frage stellen, was wird aus einer Gesellschaft, in der die Pflege Hochaltriger zum wichtigsten Wachstums- und Beschäftigungsmotor wird? Kann das gutgehen?

Lebensversicherungen (Kapital-Lebensversicherungen, private Rentenversicherungen, Riester-Rentenversicherungen) verlieren, so das »Wirtschaftshaus« in einer werbenden Stellungnahme, ständig an Glaubwürdigkeit. Die Renditen sinken, in den ersten zehn Jahren wird gar keine Rendite erwirtschaftet.[16] Der demografische Wandel dagegen eröffne den Blick auf neue profitable Möglichkeiten. »Jeder vierte Bürger in Deutschland ist älter als 60 Jahre – mit steigender Tendenz. Damit steige der Bedarf an sozialer Pflege und professioneller Betreuung. 2050 wird dieser Bedarf an Pflegeeinrichtungen und Pflegeplätzen eine Größenordnung erreichen, die alle Vorstellungen sprengt. Experten gehen davon aus, dass rund 50 Prozent mehr stationäre Pflegeplätze in den nächsten 20 Jahren benötigt werden. Im Jahr 2040 werden ca. 5,6 Millionen Menschen in Deutschland leben, die 80 Jahre oder älter sind. Die Politik hat sich auf diesen Anstieg überhaupt noch nicht eingestellt. Im Umkehrschluss bedeutet das, dass eine private Vorsorge mit diesem Hintergrund unumgänglich wird. Die geburtenstarken Jahrgänge der Generation um 1960, die sogenannten »Baby Boomer«, werden, wenn sie in den kommenden Jahren in Rente gehen, einen Bedarf wecken, den man sich heute noch gar nicht vorstellen kann. Damit wird der Wohnbedarf für ältere, pflegebedürftige Mitbürger der Markt, der sich als einer der wenigen in Deutschland expansiv entwickelt.

Ist es nicht doch absurd, sich vorzustellen, dass der Besuch im Pflegeheim uns in das ökonomische und profitable Zentrum der Gesellschaft führt? Kann das funktionieren?

Ich habe ein Erlebnis vor Augen: den Besuch auf einer Demenzstation in Mailand, den ich nicht vergessen kann.

Das übliche Bild. Ein großer Raum, ein Tisch in der Mitte. Sitzecken. Rollstühle. Um den Tisch sitzen Frauen. Alte Frauen. Eine schreit und schlägt die Stoffpuppe, die sie in der Hand hält, mehrfach auf den Tisch. In den Rollstühlen Menschen, die in die Luft starren, Speichel tropft einer Frau, die einmal eine Dame war, aus dem Mundwinkel.

Plötzlich werde ich im Rollstuhl vorbeigeschoben. Jedenfalls habe ich eine Zehntelsekunde lang die Vorstellung, dass ich da sitze: ein Herr in meinem Alter, grauhaarig, in einem geradezu eleganten braunen Anzug. Ich sehe die glatten Revers, italienisches Design, noch immer genau vor mir. In seinem Schoß hockt, von skelettösen Händen umklammert, ein Teddy.

So kann das Leben ausgehen, das wissen wir. Meines auch? Durchaus möglich.

Ob es dann für mich so einen Pfleger gibt, der sich die Mühe macht, den üblichen Jogginganzug und die gelben Pantoffeln zu vermeiden? Vielleicht besteht der pensionierte Schuldirektor oder Bankangestellte – irgend so etwas wird der Herr im Rollstuhl sein – auf diesem Anzug? Vielleicht ist es auch nur der Einfall eines Pflegers, der sich hineinversetzt hat in die Empfindungen des Mannes, dem nun vom Leben nur der Teddybär geblieben ist.

Oder ist es dann egal? Vielleicht kommt es darauf nicht mehr an, wenn andere über mich entscheiden. Schämt man sich, wenn man Windeln tragen muss? Werde ich unter der Abhängigkeit leiden, wenn mir jemand den Suppenlöffel in den Mund schiebt? Werde ich mich ekeln, wenn mein Nachbar im Speisesaal sein Gebiss rausnimmt und auf meinen Teller legt?

Möglicherweise ist das dann alles vorbei. Diese Sorgen, Ängste und Umgangsformen der Normalen – die scheinen nicht mehr zu interessieren. Der zivilisatorische Panzer platzt ab, und aus den Rissen treten Exkremente, Wutanfälle, Speichel und Wortfetzen heraus. Schmerzfrei, von den Plagegeistern der Erinnerung erlöst, haben die Menschen mit Demenz den paradiesischen Zustand erreicht, der allerdings den Normalen als Vorgeschmack der Hölle erscheint. Haben sie dann erreicht, was wir uns immer wieder einmal heimlich wünschen? Den anderen hemmungslos auf die Nerven zu gehen, nicht mehr Vater oder Großmutter oder Ehemann oder sonst was zu sein, nur noch ein essendes und verdauendes Ego, sonst nichts? Keine Schuldgefühle mehr, keine unerledigten Pflichten, kein Zwang mehr, sich für die Sorgen anderer zu interessieren?

Aber so ist es offenbar nicht. Vielleicht sind da doch mehr Schmerzen, als wir wahrnehmen, vielleicht mehr Ängste und Sehnsüchte. Vielleicht ist dieser Zustand der Demenz so quälend wie die Suche nach dem richtigen Wort oder dem richtigen Namen, den ich eben noch wusste. Und dann lässt mir die Suche keine Ruhe. Fühlt sich das so an, wenn man in der Demenz steckt? Das Ehepaar, das morgens seine Rucksäcke aufsetzt und in der weitläufigen Pflegeeinrichtung dann auf die Flucht geht, immer und immer wieder, »weil die Russen kommen«. Wenn die Schwester sie findet, sagt sie: Die Russen kommen aber aus der anderen Richtung, Sie müssen – Fingerzeig der Schwester – dahin gehen. Solche Geschichten zeugen eher von Furien, die in der Seele herumirren als von einem Gemüt, das sich, von Sorgen befreit, fortan wohlig im dauerhaften Irrsinn einrichtet. Die Lebenden sind oft aus den Gedanken der Menschen mit Demenz verschwunden – sie erkennen ihre Kinder nicht mehr. Die Toten hingegen sind präsent: »Wann kommt Erich?«, fragt die Patientin D. – obwohl Erich schon vor fünfzehn Jahren gestorben ist. Gibt es glückliche Demente und unglückliche – wie es im Leben sonst auch ist? Verängstigte und Heitere?

»Es ist bekannt«, schreibt Erasmus von Rotterdam, »dass alle menschlichen Dinge … von innen ein anderes Gesicht haben als von außen: Man sieht den Tod und findet das Leben; man sieht das Leben und findet den Tod.«[17] Das hat er geschrieben auf einem langen Eselsritt, der ihn zu seinem Freund Thomas Morus bringen sollte. Und das Büchlein, das (angeblich) auf diesem Ritt entstand, hat er genannt: »Das Lob der Narrheit«.[18] Die Dementen stellen die Welt auf den Kopf. Sie stellen alles in Frage, was uns wichtig ist: die Verwandtschaft, die Börsenkurse, die Moral, die zivilen Umgangsformen. Uns scheint die Demenz in ihrem fortgeschrittenen Stadium eine Vorstufe des Todes zu sein, vielleicht kommt es den Menschen mit Demenz ganz anders vor? Haben sie nicht den Tod vergessen? Wie das für die aussieht, die im Inneren der Demenz wohnen, wissen wir nicht.

Es ist geradezu ein Patt zwischen den Dementen und den Normalen: *Wir* wissen nicht, was in ihnen vorgeht. Und *sie* wissen nichts über uns. Ist das der New Deal einer alternden Gesellschaft? Ein allgemeines »Ich weiß, dass ich nichts weiß«, das aber nicht sokratischer Weisheit, sondern bitterer Resignation entspringt? Es bleibt dann an den Normalen die Aufgabe hängen, irgendwie mit dem »Demenzproblem« fertig zu werden.

Und die Normalen haben sich erfolgreich verständigt: Die Dementen sind hirnkrank, versorgungsbedürftig, bedauernswert. Dabei wird etwas weggedrängt: Die Normalen strengen sich gewaltig an, den Zustand der Welt, in der sie sich befinden, so zu verharmlosen, dass er als normal gelten kann. Aber wer ist eigentlich wirklich verrückt? Ist der Wissenschaftler, der an der Weiterentwicklung von Streubomben arbeitet, ein Irrer? Oder der Mann, der seine Fernsehzeitung in den Kühlschrank legt? Der junge BWLer, der seine Nächte vor dem Bildschirm verbringt, um mit Nahrungsmitteln zu spekulieren, oder die grauhaarige Ex-Lehrerin, die im Nachthemd auf die Straße läuft? Die Definitionsmacht haben die Scheinnormalen fest im Griff, sie kategorisieren die Dementen (leichte, mittelschwere, schwere Fälle) und arbeiten zugleich wie verrückt daran, die Lebensbedingungen der Menschen auf dem Planeten endgültig zu ruinieren. Vielleicht würden wir weiterkommen, wenn wir zwischen harmlosen Irren und gefährlichen Irren unterscheiden würden?

Natürlich ertappe ich mich dabei, dass mir öfter und öfter Namen nicht mehr einfallen, dass ich Merkzettel brauche, dass ich meine Handtasche liegen lasse, meine Fahrkarte vergesse. Mir fehlen plötzlich italienische Worte. Sollte ich beunruhigt sein?

Offenbar muss sich jeder innerlich darauf vorbereiten, dass es ihn erwischen kann, obwohl das Gefühl mir sagt: Mich trifft es nicht. Auf die Präventions-Tipps pfeife ich. Geistige Regsamkeit, körperliche Fitness – man sollte sich nicht einreden, dass es Mittel und Wege gibt, der Demenz zu entkommen. Die Schar der illustren Geister, die es traf, ist groß und beeindruckend: Immanuel Kant war im Alter ebenso dement wie Karl Marx und Edmund Husserl. Der ruhmreiche Zen-Meister Shunryu Suzuki Roshi war dement, sein Bewunderer Carl Friedrich von Weizsäcker wurde es. Ronald Reagan, der Präsident der Vereinigten Staaten war, Margaret Thatcher, britische Premierministerin, Walter Jens, der Rhetorikprofessor, Peter Falk, der Schauspieler (»Columbo«). In Mozarts Oper Don Giovanni singt Leporello die Liste der weiblichen Eroberungen des Don Giovanni in der ganzen Welt herunter (»doch in Spaniens sind's 1003«). So könnte ein Demenz-Leporello eine lange Liste der von Demenz Eroberten in der ganzen Welt heruntersingen. Selbst Einstein war zuletzt nicht mehr in der Lage, schlichteste Rechenaufgaben zu lösen. Nicht einmal den Demenztest-Klassiker »hundert minus sieben« wusste er zu bewältigen. Stattdessen lachte er häufig grundlos, klopfte auf das Holz eines Gegenstandes, den seine Pflegerin Geige nannte, und unterhielt sich mit seiner Tabakspfeife.[19]

Kann man gar nichts machen? Nein, es sieht so aus, als greife keine Prävention. Ich merke, wie meine heimliche Hoffnung wächst, dass die Betroffenen alle Fehler gemacht haben, die ich nicht mache. Falsch gegessen, falsch gelebt, zu viele Tabletten, öde Beziehungen, geistig verstoppt. Hoffentlich, so rechne ich im Stillen, trifft es die Langweiler, und hoffentlich stellt sich nicht heraus, dass ich selber einer bin.

Kann man sich, muss man sich vorbereiten? Wer Geld hat, kann sich eine professionelle Pflege leisten. Wer nicht, der ruiniert seine Familie finanziell oder gesundheitlich. Halten Beziehungen? Helfen Freundschaften? Wie viel Aggression werde ich auf mich ziehen, wenn ich dement werde? Noch finde ich: Wenn ich meinen Sohn zehnmal in der Nacht wecke, dann darf er sein Zimmer absperren. Aber wie sieht es aus, wenn es wirklich passieren würde oder ich in einen Zustand komme, in dem sich das abzeichnet?

Das Problem fängt wahrscheinlich schon damit an, dass wir es verlernt haben, Hilfe anzunehmen. Schon bei dem Gedanken, jemandem zur Last zu fallen, werde ich nervös. Wie tief ist das eigentlich in uns eingesunken und verankert: dass man ein lebenswertes Leben nur führt, solange man ein aktives, verbrauchendes, die Lebensumstände beherrschendes Wesen ist? Auf heimlich-unheimliche Weise hängt das zusammen mit dem Verschwinden der Lebensrhythmen.

An gotischen Kathedralen findet man über dem Eingang die großen mit farbigem Glas geschmückten Rosetten, die, wenn man den Raum der Kirche betritt, zu leuchtenden Bildern werden. Außen kann man um die Rosette herum oft kleine steinerne Figuren sehen: ein Kind, einen Jüngling, einen Mann, einen Greis. Wo bei einer Uhr die Morgenstunde gezeigt wird, findet sich das Kind in Windeln. Auf der Höhe, zur Mittagszeit, steht ein königlicher Jüngling, der in den Nachmittagsstunden zu stürzen beginnt, und in den späten Stunden erscheint ein Greis, gebeugt und hinfällig. Zu den Figuren gesellt sich jeweils ein Spruch: Ich werde regieren, ich regiere, ich habe regiert, ich bin ohne Regierung. Das Leben ist wie ein Kreis dargestellt, der mit dem kindlichen Aufstreben beginnt und sich zum Verfall im Alter neigt und schließt.

Wir leugnen diesen Kreis – wider besseres Wissen – und phantasieren uns fit bis zum letzten Augenblick, den ich dann am liebsten auch noch selbst bestimmen möchte. Charakteristisch dafür ist ein Bestseller des Jahres 2012 mit dem Titel: »Der Hundertjährige, der aus dem Fenster stieg und verschwand«.[20] Der Hundertjährige flieht aus dem Pflegeheim, stiehlt zunächst mehr oder weniger zufällig einen Koffer mit viel Geld, reist mit Freunden umher und erzählt seine Lebensgeschichte. Ein Road Movie gewissermaßen für den Uralten. Leonhard Cohen, der Sänger, der zehn Jahre in einem Zenkloster für seinen Meister gekocht hat, berichtet von einer Äußerung des 102-jährigen Abtes: »Excuse me for not dying.« Das klingt mir weiser, nachdenklicher.

Diese alten Lebensrhythmen versuchen wir zu überspielen, wir können sie auch besser überspielen, weil wir in den modernen Gesellschaften gute Aussichten haben, lange gesund und handlungsfähig zu sein. Das Vierte Lebensalter, das Abhängigkeit und Angewiesenheit bringen kann, wird immer mehr zu einer Kampfstätte, auf der gegen Verfall und Krankheit gekämpft wird, statt dass darüber nachgedacht wird, was diese Lebensphase noch an Erkenntnis, Weisheit und Einverständnis bringen könnte. Und wie denn mit

Krankheit und Verfall umzugehen wäre, ohne sie allein als zu bekämpfende Phänomene wahrzunehmen. Tiziano Terzani, an Krebs erkrankt, hat dazu durchaus ergreifend gesagt: »Im Alter eine schöne, würdevolle Erscheinung abzugeben gilt in China als eine Kunst, die man dort über die Jahrhunderte stets verfeinert hat. Und da ich jahrelang unter Chinesen gelebt hatte, glaubte ich, mir ein wenig von ihnen abgeschaut und bewahrt zu haben für die Zeit, wenn es auch bei mir so weit wäre. Mir gefiel die Vorstellung, mit weißen Haaren zu altern und vielleicht sogar mit solch schönen dichten Augenbrauen wie Maos Premierminister Zhou Enlai, der aber auch mit Sicherheit lange, lange daran gearbeitet hatte. Die Chemotherapie machte mir nun einen Strich durch die Rechnung.«[21]

Sowohl die Akzeptanz der Hinfälligkeit als auch eine Kunst des Alterns sind rar geworden.

Weil die Akzeptanz des Alters verschwunden ist und die Möglichkeit der Hilflosigkeit geleugnet wird, bekämpfen wir das Alter mit allen Mitteln, ziehen die Möglichkeit der Hinfälligkeit gar nicht in Betracht.

Viktor, der polnische Flüchtling, der sein Leben auf dem Hof des Seewirts in Bayern verbracht hat, nun alt geworden ist, im Gespräch mit Semi, dem missratenen Sohn des Seewirts. Die Mutter ist ein Pflegefall. Sie ist gelähmt! Ein Krüppel! Sie kann nicht mehr so, wie sie es vielleicht noch gerne würde. Viktors Erregung gilt nicht Semis Mutter. Sie gilt dem ungewissen Schicksal, das alle bedroht. Viktor will so ein Pflegefall nicht werden. Die Mutter des Seewirts ist versorgt von ihrer Familie. Aber Viktor wäre unter fremden Leuten. Da, so sagt er – zeige man sich nicht so intim. Man habe da doch Hemmungen. Das möchte Viktor nicht erleben. Es grause einem ja schon vor den eigenen Körperausscheidungen. Aber die Vorstellung, dass er da die Berührung von einem anderen, einem fremden Menschen würde aushalten müssen, der sich vor ihm ekeln könnte, die ist unerträglich. Wenn man beginnt, darüber nachzudenken, könne man nicht mehr arglos alt werden.«[22]

Semi, der Sohn der pflegebedürftigen Frau schätzt ab – so schreibt Josef Bierbichler –, ob hier Mitleid mit einem anderen Menschen am Werk war oder ob es sich bloß um blankes Selbstmitleid handelte.

Ein nicht mehr von ihm selbst verwaltetes Siechtum würde ihn in den Selbstmord treiben, sinniert Viktor. Damit hätte er kein religiöses oder moralisches Problem. Aber was, wenn ihn eine Lähmung oder ein geschwächtes Hirn daran hindern würde, seinem freien Willen nachzugehen? Die Pflege würde ihm zur Folter werden. Schlimmer könnte ihn das Schicksal nicht schlagen. Es würde ihm das Ende seiner Intimsphäre bringen, die ihm heilig war und bis ins Detail hinein sein Eigen.[23]

# Sieben einseitige Sätze zur Demenz – Warum Demenz keine Krankheit ist

»Ihr Gradlinigen, seht euch vor in den Kurven.«

*Jerzy Lec* [24]

»Das Symptom entsteht, wo die Welt scheiterte, wo der Kreislauf der symbolischen Mitteilungen unterbrochen wurde; es ist eine Art der ›Fortsetzung der Mitteilung mit anderen Mitteln‹.«

*Slavoj Žižek* [25]

Es ist doch merkwürdig: Die Zahl der Kinder mit der Diagnose »Aufmerksamkeitsdefizit-/Hyperaktivitätsstörung« (ADHS) nimmt zu. Die Zahl der Menschen mit der Diagnose »Burn-out« nimmt auch zu. Die Zahl der Menschen mit psychischen Erkrankungen überhaupt wächst mit zweistelligen Raten. Und unter den Alten greift die Demenz um sich. Störungen, die das betreffen, was früher die Seele geheißen hat, laufen anderen Krankheiten allmählich den Rang ab. Gleichzeitig wächst die Gesundmachmaschine. Allerdings gerade in diesen Bereichen, in denen die Psyche Schäden aufweist, ohne große Erfolge. Eher gilt: In dem Maße, wie die Kosten wachsen, nehmen wahrscheinlich die Heilungserfolge ab. Man könnte denken, dass die Gesundmacher so etwas wie Bankrottverschleppung betreiben, was ja im Geschäftsbereich strafbar ist. Sie diagnostizieren, verschreiben – ohne ihr Scheitern einzugestehen. Und meistens, ohne nach den gesellschaftlichen Ursachen zu fragen.

Die Frage nach den gesellschaftlichen Verknüpfungen, in

denen Burn-out, Depression, Demenz und ADHS losbrechen, wird geradezu tabuisiert und als »Einzelschicksal« verrechnet. Das Leiden der Menschen an unerträglich werdenden Lebensumständen wird privatisiert und in die ärztliche Praxis getragen, wo dann im Zweifelsfall durch den Verweis auf irgendwelche genetischen Schäden die erdrückenden Lebensbedingungen von jeder Schuld freigesprochen werden: »Du lebst falsch«, oder »Du hast schlechte genetische Ausgangsbedingungen«. Zukünftig werden in den Arztpraxen immer häufiger Geräte mit Biomarkern stehen, die den Menschen vorrechnen, welche biologischen Anlagen zwangsläufig zu Depression oder Demenz führen müssen. Nach der Erfahrung von Hektik, Druck, Einsamkeit, Armut, Überlastung muss nicht mehr gefragt werden, wenn man die Biomarker hat. Man fügt sich in sein Schicksal. Christopher Lauer, für die Piraten im Berliner Abgeordnetenhaus, setzt diese Privatisierung und Entpolitisierung von Krankheit konsequent fort, wenn er sagt: »Ich habe ADHS – und das ist gut so.« Man fragt sich, wann die Sätze folgen: Ich bin depressiv – und das ist auch gut so. Ich bin dement – und das ist auch gut so. Ich habe Krebs – und das ist auch gut so.

Man könnte den Sätzen ja sogar etwas abgewinnen, wenn sie den offensiven Umgang mit dem signalisieren würden, was man an Leiden erfährt, die man sich zu erklären versucht. Aber Christopher Lauer scheint das, was ist, kurzerhand heiligzusprechen – letztes Einverständnis mit der versteinerten Gewalt, die gesellschaftlich erfahren, aber nicht mehr verstanden wird. »Ich nehme Methylphenidat. Dies ist der Name eines Präparates, welches einem breiteren Publikum unter dem Handelsnamen ›Ritalin‹ bekannt geworden ist. Allerdings gibt es Generika diverser Firmen. Wichtig ist: Ich nehme Methylphenidat wegen und nicht gegen ADHS. Ich empfinde es als großes Glück, 27 Jahre normal gelebt zu haben und durch das Medikament für 2,5 Stunden oder länger in eine Welt eintauchen zu können, die mir vorher verschlossen war. Ich bin gelassener, und es macht meinen Alltag, insbesondere im Umgang mit anderen Menschen, einfacher. Das bedeutet nicht, dass ich ohne das Medikament nicht mehr klarkommen würde. Die Einnahme von Methylphenidat ist ein bewusster Akt und ein Zugeständnis an eine Gesellschaft, in der 95 % der Menschen eben kein ADHS haben.

Mit meinem Schritt in die Öffentlichkeit möchte ich andere ADHSler dazu bewegen, mutig, selbstbewusst und offen mit diesem Zustand umzugehen. Vor allem möchte ich, dass in der öffentlichen Diskussion die Vorteile von ADHS in den Vordergrund rücken. Nichtlineares, asynchrones Denken ist eine Bereicherung für alle. ADHS im Erwachsenenalter ist ein wichtiges Thema. Ich bin wegen, nicht trotz ADHS so, wie ich bin.

Ich habe ADHS – und das ist auch gut so.«[26]

Ivan Illich hat in den 1970er Jahren die These formuliert, die Medizin sei zur größten Bedrohung für die Gesundheit geworden. Das Lechzen nach immer mehr Dienstleistungen und Gütern aus dem Füllhorn der Gesundheitsindustrie untergräbt – so Ivan Illich 1995 – würdiges Leben, Leiden und Sterben. »Die Gastfreundschaft für den Andersartigen wird durch die therapieorientierte Diagnostik bedroht, die Leidenskunst durch das Versprechen der Schmerzstillung untergraben und die Kunst des Sterbens durch den Kampf gegen den Tod überlagert.«[27]

Vermutlich ist der Weg, den Christopher Lauer eingeschlagen hat, der einzige, der bleibt: »Die Vorteile von ADHS in den Vordergrund rücken.« Die Anpassung an die schlechte Wirklichkeit als Antwort auf das Scheitern aller Veränderungshoffnungen – das ist wohl gemeint.

Die WHO rechnet damit, dass Depressionen im Jahr 2020 nach den Herz-Kreislauf-Erkrankungen weltweit »den zweiten Platz in der Hitparade der Krankheiten einnehmen werden«. In Deutschland zeigt eine Studie aus dem Jahr 2010, dass sich das Volumen der verschriebenen Antidepressiva unter den Beschäftigten in den letzten zehn Jahren verdoppelt hat.[28] Dass die Wirksamkeit von Antidepressiva höchst fraglich ist, wird immer deutlicher, aber sie verhelfen der Pharmaindustrie und den ärztlichen Dealern zu ansprechenden Gewinnen. Pillen verteilen – das ist bequem, und die Betroffenen verlangen sie ja auch.

Mehr als eine Million Menschen mit Demenz leben bei uns. Diese Menschen brauchen unser Mitgefühl und unsere Hilfe. In der alternden Gesellschaft, in der wir uns befinden, wächst die Zahl der Betroffenen. Eine anständige, humane, überlegte Unterstützung wird zur großen kulturellen Aufgabe in Deutschland und Europa. Die moralische Zukunft Europas wird sich an der Frage entscheiden, wie es mit 80 Millionen Pflegebedürftigen, die für 2050 zu erwarten sind, umgehen wird. Demgegenüber wird die Sorge um Börsenkurse, Rettungsschirme und ökonomische Krisen geradezu nebensächlich – auch wenn Zusammenhänge zwischen wirtschaftlicher Entwicklung und Versorgung der Pflegebedürftigen und Dementen unübersehbar sind.

Dieses Buch ist aus der Furcht heraus geschrieben, dass der Umgang mit der Demenz in die falsche Richtung geht. Die Medikalisierung der Demenz ist ein Irrweg, der – angesichts der Hilflosigkeit der Medizin im Umgang mit der Demenz – mehr zum Elend der Menschen mit Demenz beiträgt, als dass er aus dem Elend herausführt oder es mildert.

Warum?

## 1. Wir entfernen uns von den Menschen mit Demenz.

Unser Alltag ist durch immer mehr Mobilität, Beschleunigung und Innovation gekennzeichnet. Soziale Milieus haben sich aufgelöst, Familien zerfallen, der Single wird zur Grundfigur des Alltagslebens. Diese Entwicklungen machen es Menschen mit Demenz immer schwerer, ihren Platz in der Gesellschaft zu finden. Das bedeutet: Nicht die Dementen entfernen sich von uns, sondern wir – die noch nicht Betroffenen – entfernen uns von ihnen. In gewisser Weise sind wir, die wir uns für normal halten, nicht weniger behandlungsbedürftig als die Menschen mit Demenz. Und die Welt, in der wir leben, die Städte, die Kommunen, die Dörfer, wird lebensfeindlicher. In den neuen Sozialwüsten wird das Überleben mit Demenz für die Betroffenen und ihre Angehörigen schwer und schwerer. Gegenwärtig wohnen 23 Millionen Menschen bei uns allein. Jeder Dritte der über 65-Jährigen lebt in einem Einpersonenhaushalt. Die Zahl der Eheschließungen geht angesichts der Mobilitäts- und Flexibilitätsforderungen in der Arbeitswelt immer weiter zurück: Die Älteren finden die Lebens- und Sozialwelt, in der sie aufgewachsen sind, immer weniger vor.[29]

## 2. Die Demenz wird medikalisiert.

Die alten Rhythmen des Lebens sind zum Schweigen gebracht. Die Hilflosigkeit des Kindes und die Hilflosigkeit des Greises, Werden und Vergehen, wurden ehemals als etwas betrachtet, das zum menschlichen Leben gehört. Heute sind der Anfang des Lebens und das Ende zu medizinischen Projekten geworden. Dem Zwang zur Vorsorgeuntersuchung bei der Schwangeren entspricht der wachsende Druck zur Demenz-Diagnose beim Alten. Die Gesundheitsindustrie kontrolliert den Anfang und das Ende – und die Zeit dazwischen sowieso. Im Grunde fühlt man sich nicht in erster Linie jung, erwachsen oder alt, sondern krank oder nicht krank. Medizinische Diagnose und Betreuung sind an die Stelle der Rhythmisierung des Lebens getreten, und deshalb ist man nicht mehr in erster Linie Jüngling oder Greis, sondern Kranker oder Nichtkanker. Die Diagnose »Alzheimer« wird über die wachsende Gruppe Verwirrter gelegt, dadurch kann das beunruhigende Phänomen als medizinisch-pflegerisches Phänomen geortet, eingeordnet und beruhigt zur Behandlung freigegeben werden. Dass Verwirrung zum Alter gehören kann, wussten die Menschen immer. Die Demenz darf aber keine Alterserscheinung mehr sein, sondern bekommt das Etikett »Krankheit«, weil die Frage nach den gesellschaftlichen Folgen dann in den Hintergrund treten kann. Wenn es eine Krankheit ist, dann gibt es für die Demenz eine diagnostizierbare Ursache, eine Behandlung und das – leider, leider – vorläufig uneingelöste Versprechen einer Heilung. Es arbeiten ja weltweit 25 000 Demenz-Forscher an der Lösung dieses Problems. Der Begriff Krankheit verspricht somit Einordnung, Bändigung und Ordnung des Chaos, der Angst und der Unsicherheit, die sonst zu befürchten wären.

In der medizinischen Disziplin gibt es inzwischen soliden Widerspruch gegen die Behauptung, Demenz sei eine Krankheit, und es finden sich empirische Belege, die an der Krankheitsthese zweifeln lassen.[30] Es soll auch nicht bestritten werden, dass es Demenzen gibt, die infolge von Krankheiten auftreten – und die man deshalb auch durchaus als Krankheit bezeichnen kann. Doch das Demenzdach, das über eine Fülle unterschiedlicher Phänomene gedeckt worden ist, macht die Vielfalt einer Erscheinung unerkennbar, in der Krankheitsfolgen, Alterserscheinungen und gewissermaßen »natürliche« Verwirrtheiten zu einem diagnostizierbaren und dann behandelbaren medizinischen Arbeitsgebiet umdefiniert werden. Einer offenen Debatte steht die Tatsache entgegen, dass der Alzheimer-Komplex zu einer medizinischen Goldgrube geworden ist, von der man sich nicht verabschieden möchte.[31] Und das, obwohl zugegeben wird, dass es zwar eine Diagnose, aber keine Therapie gibt – und auch in absehbarer Zeit nicht geben wird. Dennoch wird die Präventionspropaganda (»Frühdiagnose«) vehement betrieben, weil es natürlich gute Gründe dafür gibt, die Klientengruppe zu vergrößern.

Hohe Summen werden in die Alzheimerforschung geschüttet, besonders in die Früherkennung, obwohl es keine Heilungschancen gibt und die Behauptung, man könne den Ausbruch verzögern, auf sehr wackligen Füßen steht. Ein Beispiel:

»Alzheimer-Demenz schon viele Jahre vor Ausbruch nachweisen – das ist das Forschungsziel des EU-Projekts ›BiomarkAPD‹. Denn eine Früherkennung erhöht die Chance, den Verlauf der Krankheit zu verzögern. Wissenschaftler der Friedrich-Alexander-Universität Erlangen-Nürnberg (FAU) erhielten nun eine Förderung von 221 000 Euro für die Forschung zu neuen frühdiagnostischen Methoden.«

Derzeit – so heißt es weiter – seien rund 34 Millionen Menschen weltweit an Alzheimer-Demenz erkrankt, wobei sich die Zahl der Neuerkrankungen voraussichtlich in den nächsten 40 Jahren verdreifachen werde. »Zwar ist die Krankheit nicht heilbar, der Ausbruch kann jedoch verzögert und ihr Verlauf verlangsamt werden.« Daher bestehe im klinischen Bereich ein hoher Bedarf für eine möglichst frühzeitige Diagnose – üblicherweise werden dazu sogenannte Biomarker aus dem Nervenwasser (Liquor) verwendet. Diese spezifischen Proteinstrukturen können Auskunft darüber geben, ob es bereits typische neurochemische Veränderungen im Gehirn gibt, die schon viele Jahre vor dem Ausbruch einer Alzheimer-Demenz nachweisbar sind.

Die Frühdiagnostik im Bereich der neurochemischen Demenzdiagnostik weiter zu verbessern und zusätzlich zu den bisher bekannten Biomarkern weitere Marker zu finden, das ist das Ziel der europäischen Forschungskooperation »BiomarkAPD«.[32]

Man kann es schon ahnen: Bald wird in jedem gut ausgerüsteten Ärztezentrum ein Biomarker-Gerät stehen; jeder mittelalte oder ältere Patient wird mit der Frage konfrontiert sein, ob er/sie Nervenwasser zur Verfügung stellen will, um schon mal frühzeitig die sich ankündigende Demenz diagnostizieren zu lassen. Das wird viel Geld bringen, wird die Klientinnen und Klienten zu verängstigten Menschen machen, die dann für die Behandlung der chronischen Krankheit, die nicht heilbar ist, reif sind. Erneute Einnahmen winken.

Die Früherkennungsindustrie arbeitet mit den Ängsten der Menschen. Etwa zwei Drittel der heute durchgeführten Tests lassen Menschen machen, die keine Symptome haben. Allerdings gehen sie auch von der irrtümlichen Annahme aus, dass es wirksame Medikamente gäbe.[33]

Und auch diese Meldung zeigt, wohin die Reise geht. Sie zeigt, wie die konsequente Medikalisierung der Demenz dafür sorgt, dass Gelder von der Biomedizin aufgesaugt werden können, und gleichzeitig der Frage nach den sozialen Dimensionen der Demenz weiterhin keine Aufmerksamkeit gewidmet werden muss. Und sie zeigt den immer kräftiger werdenden Ausbau eines biomedizinisch-industriellen Demenzkomplexes, der – in Zusammenarbeit mit der Pharmaindustrie – eine profitable Ökonomisierung des Demenzthemas ermöglicht: Im Grunde ist es der Gipfelpunkt einer absurden Entwicklung, die nach dem Muster verfährt: Drohung (Demenz wird immer mehr), darum Forderung nach Forschungsgeldern (Spiel mit der Angst) – und im Kleingedruckten kann man lesen, dass eine Heilung der Demenz gar nicht in Aussicht ist, sondern es allenfalls eine Verlängerung der Demenzphase gibt, die ihrerseits vor allem eine Möglichkeit bietet, die Einnahmen durch Behandlung zu erhöhen.

»Im Rahmen der BioPharma-Initiative für Deutschland hat das Bundesministerium für Bildung und Forschung (BMBF) der Neuroallianz weitere Fördergelder in Höhe von 15 Millionen Euro zugesagt. Das BMBF erteilte den Zuschlag, weil die erfolgreiche Zusammenarbeit akademischer und industrieller Partner nach Ansicht der Gutachter die Forschung und Entwicklung im Biopharma-Bereich entscheidend voranbringe. Seit der Gründung 2009 beläuft sich die gesamte BioPharma-Förderung für die Neuroallianz auf 40 Millionen Euro.«

Das Neuroallianz-Konsortium – so heißt es weiter – ist ein strategischer Zusammenschluss aus öffentlich geförderten Forschungseinrichtungen, Biotechnologie-Unternehmen und der pharmazeutischen Industrie. Den Schwerpunkt seiner Arbeit legt das Neuroallianz-Konsortium auf Forschung und Entwicklung im Bereich innovativer Diagnostik und Therapien mit dem Ziel, die Behandlungsmöglichkeiten neurodegenerativer Erkrankungen zu verbessern.

Akademische Partner des Neuroallianz-Konsortiums sind die Rheinische Friedrich-Wilhelms-Universität Bonn, das LVR-Klinikum Essen / Universität Duisburg-Essen, das Research Center Jülich GmbH und das Fraunhofer-Institut für Algorithmen und Wissenschaftliches Rechnen SCAI. Zu den Partnern aus der Industrie gehören die UCB Pharma GmbH, IBL International GmbH und die LIFE & BRAIN GmbH.

Die Bioinformatik-Abteilung des Fraunhofer SCAI beteilige sich in wesentlichen Punkten an der Neuroallianz. So stellt das SCAI eine IT-Plattform bereit, die den Datenaustausch der Partner untereinander unterstützen sowie intelligente Tools zur Datenanalyse und zum Textmining bieten soll. Außerdem arbeite das SCAI an der Modellierung neurodegenerativer Erkrankungen mit dem Ziel, neue Biomarker zu finden.[34]

Die Verschmelzung universitärer Forschung mit den ökonomischen Interessen der Industrie verwundert schon lange nicht mehr, aber in diesem Text wird noch einmal deutlich, wie sehr sich die Universität inzwischen zum Handlanger wirtschaftlicher Interessen hat machen lassen. Man könnte die Hoffnung haben, dass die Zerstörung der unabhängigen Forschung, der Ruin der Wissenschaft, die Korruption der von der Wirtschaft abhängigen Universitäten sich am Beispiel der Demenz noch einmal so zuspitzt, dass der Skandal offenbar wird: dass Gelder eingeheimst und Versprechungen gemacht werden, die nicht erfüllt werden. Noch schreit keiner: Der Kaiser ist nackt, aber der Tag wird hoffentlich kommen …

Die eingefleischte Überheblichkeit der Biomedizin wird noch eine Weile imstande sein, uns den Blick auf die soziale Seite der Demenz zu verstellen. Die fortschreitende Zerstörung des zivilisatorischen Modells »Universität« durch ihre Umgestaltung zum Laufburschen für industrielle Interessen – in der Demenzfrage besonders sichtbar – eröffnet aber zugleich einen Blick auf die Frage, wie und wo die Idee Universität und Forschung (auch im Interesse der von Demenz Betroffenen) wiederbelebt werden kann.

### 3. Das Vierte Lebensalter ist keine medizinische Kolonie.

Das Vierte Lebensalter, das heute ein Massenphänomen geworden ist, ist eine Folge des medizinischen Fortschrittes und besserer Lebensbedingungen. Es mag verständlich sein, dass die Gesundheitsindustrie darum diesen vierten Lebensabschnitt in den Griff bekommen möchte, ihn verwalten und kontrollieren will. Im Widerspruch dazu geht es um die

Wiedergewinnung einer nicht medikalisierten Lebensweise, um ein »Nein, danke!«, das die Vorteile einer guten medizinischen Versorgung zu schätzen weiß, ohne sich dominieren zu lassen. Das hohe Alter versetzte einen Menschen früher an den eher ruhigen Rand der Gesellschaft, wo man unter bescheideneren Umständen seinen Lebensrest verbrachte. Als Greis wurde man im Glücksfall respektiert oder in Zeiten wirtschaftlicher Not schlecht versorgt. Demgegenüber gerät das Vierte Lebensalter heute geradezu ins Zentrum der Aufmerksamkeit: Seine Bewohnerinnen und Bewohner gelten als nahezu insgesamt behandlungsbedürftig und bilden insofern im Gesundheitsbereich eine wichtige Einkommensquelle. Es ist die Frage, ob die Medikalisierung dieses Lebensabschnittes die einzige und die richtige Antwort auf das Phänomen ist. Beunruhigend erscheint, dass die Hochaltrigen selbst diese Medikalisierung des Alters als Antwort auf die Gebrechlichkeit, die mit dem hohen Alter nun einmal einhergeht, weitgehend akzeptiert haben und ihr Alter im Wesentlichen als eine Form von behandelbarer Krankheit begreifen.

### 4. Demenz: Die Medizin erklärt ihren Bankrott.

Seit den 1980er Jahren bekommen verschiedene Phänomene, die mit Gedächtnisverlust und Verwirrtheitszuständen zusammenhängen, das diagnostische Dach »Demenz«. Seitdem wird die Demenz zählbar, und seitdem nimmt sie zu. Das diagnostische Instrumentarium wird immer häufiger verwendet und immer mehr verfeinert, die Frühdiagnose wird propagiert: Es ist kein Wunder, dass die Zahl der »Demenzkranken« entsprechend wächst. Es wäre zu prüfen, wie viel Demenzwachstum eigentlich den neuen Erfassungsformen zu verdanken ist. Dass es da eine reale Zunahme des Phänomens »Demenz« gibt, muss nicht bestritten werden, aber in einer schwer durchschaubaren Mischung aus neuen Erfassungsinstrumenten, Orientierung an früher Hilfe und Interesse an wachsenden Patientenzahlen ist kaum noch erkennbar, was wirklich Sache ist. Dies alles vor dem Hintergrund der Tatsache, dass Medizin und pharmazeutische Industrie nicht wirklich therapeutische Möglichkeiten haben, um die Demenz zu heilen oder zu bessern! Außer Verzögerungen gibt es eigentlich bisher nichts – und wird es nach Auskunft medizinischer Experten auch nichts geben. In die Beschreibung des Phänomens und seines Wachstums geht auch nicht ein, dass die eingenommenen Medikamente Nebenwirkungen haben, die als dramatisch beschrieben werden, vor allem, weil sie zum Beispiel angesichts ihrer sedierenden Wirkungen Verwirrtheitszustände verstärken können. Wie viel Demenz als Nebenwirkung etwa durch die Einnahme blutdrucksenkender Mittel erst entsteht, ist ebenfalls unklar. Wer auf die Beipackzettel solcher Medikamente schaut, die besonders Menschen im Vierten Lebensalter einnehmen, kann sich kaum wundern, dass die Demenzen zunehmen.[35]

Die Diagnose – das darf nicht übersehen werden – hat verhängnisvolle Folgen für die Betroffenen.

Der Druck auf Frühdiagnose steigt, jeder ältere Mensch soll sich als ein potenziell Betroffener verstehen, jeder soll ein besorgter Gesunder sein. Was aber hat die Diagnose zur Folge, wenn sie mit keinen Heilungschancen verbunden ist? Zwei Drittel der Diagnostizierten werden noch im Jahr der Diagnose pflegebedürftig.[36] Was also produziert die Diagnose eigentlich? Ist sie hilfreich, oder schafft sie vor allem Schrecken? Dement – so wird gesagt – ist bei den über 90-Jährigen jeder Dritte, mit 100 Jahren steigt das Risiko in Richtung 100 Prozent.[37] Was ist das eigentlich für ein Phänomen, für eine »Krankheit«, die jeder kriegt, wenn er nur alt genug ist? Wird nicht spätestens da der Begriff der Krankheit ad absurdum geführt? Ebenso sicher wie der Tod ist uns also die Demenz. Der Tod gerät wie die Verwirrtheit am Lebensende unter das Diktat medizinischer Diagnose und Kontrolle, statt daran zu erinnern, dass Sterben und Altersschwäche zur Conditio humana gehören, zu dem also, was das Leben des Menschen nun einmal ausmacht.

Also: Es gibt keine wirksamen Medikamente gegen Alzheimer. Es gibt keine effektive Therapie und erst recht keine Chancen auf Heilung.[38] Außerhalb des biomedizinischen Ghettos wachsen die Zweifel an einer molekular orientierten Alzheimerforschung. »Die bemerkenswerteste Eigenschaft der klinischen Medikamentenstudien ist ihr wiederholtes Scheitern darin, irgendeine wirksame Therapie zu finden«, sagt der amerikanische Arzt und Demenzforscher Peter Whitehouse.[39] Und Konrad Beyreuther, Experte in Sachen Alzheimerforschung, sagt: »Es gibt keine einzige klinische Studie, die Erfolg gebracht hat. Dabei dachten wir anfangs, wenn wir den molekularen Schurken finden, haben wir die Krankheit im Griff.«[40]

### 5. Die Demenzindustrie wird das Problem nicht lösen.

Der Demenzkomplex – Arztpraxen, Apotheken, pharmazeutische Industrie, Pflegedienste, Heime, Demenzwohngruppen, Selbsthilfegruppen –, das Instrumentarium zur Unterstützung, Pflege und Versorgung von Menschen mit Demenz, hat sich in den letzten Jahren differenziert. Von Missständen und Gewalt gegen Menschen mit Demenz wird nach wie vor berichtet, aber die Zahl der gelungenen Beispiele für gute Pflege und beste Versorgung wächst offensichtlich auch. Es sieht aber so aus, als wenn die Versorgungsapparate mit der Entwicklung nicht mehr Schritt halten könnten.

Es gibt da eine beunruhigende Parallele: Kleinbäuerliche

Landwirtschaft, die heute in Ländern mit wachsender Armut noch Familien vor extremem Hunger bewahrt, wird systematisch ausgerottet und muss einer Agroindustrie weichen, die mit immer mehr Energie, immer mehr Pestiziden, immer mehr Gentechnologie immer bessere Geschäfte macht und den Boden ruiniert. Der Hunger wächst im gleichen Maß unter dem Dach der Propaganda, die behauptet, nur Agroindustrie könne den Hunger erfolgreich bekämpfen.[41]

Man kann sich des Eindrucks nicht erwehren, dass in den Arealen des Vierten Lebensalters ähnliche Prozesse im Gang sind. Die Gesundheits- und Pflegeindustrie bekommt Züge, die sie der Agrarindustrie ähnlicher werden lassen. Das Eigene, das Kleinbäuerliche gewissermaßen, gerät immer mehr in Bedrängnis, gerät in Verdacht, wird von qualitätskontrollierten Pflegemaschinerien abgelöst, die mit der Behauptung auftreten, nur sie könnten dem Hunger nach mehr Versorgung entsprechen. Die Angehörigen, die noch die meiste Arbeit leisten, kommen in eine ähnliche Lage wie die Kleinbauern – sie wenden zwar die Pflegekatastrophe ab, stehen aber unter Verdacht: Eigentlich könnten Experten es besser. So wie den Kleinbauern optimiertes (gentechnologisch manipuliertes) Saatgut angeboten wird, so halten zertifizierte, qualitätskontrollierte Dienstleistungen Einzug in die Demenzfamilie und suggerieren, dass diese zwar hilfreich und notwendig, aber nicht wirklich kompetent ist.

Die indische Wissenschaftlerin Vandana Shiva spricht von einer Monokultur des Denkens, die alternative Denkformen diskriminiert und an den Rand drängt.[42] Man kann sich des Verdachts nicht erwehren, dass wir auf dem Weg zu einer Monokultur der Pflege sind, in der immer größere Einheiten mit immer mehr kontrollierten, automatisierten, zertifizierten und professionalisierten Instrumenten das Demenzproblem in den Griff zu bekommen versuchen. Die Parallele mit der Agroindustrie würde den Verdacht nahelegen, dass sie das Problem nicht löst, sondern vergrößert

## 6. Das Thema Demenz verlangt nach einer politischen Reflexion.

Das Thema Demenz wird mit einem gewissen Alarmismus behandelt (Rudi Assauer, von Demenz betroffener ehemaliger Fußballprofi und -manager, auf der Seite 1 der Bildzeitung: »Mir kann niemand mehr helfen!«), die Anwälte der Demenzbetroffenen versuchen, Breschen zu schlagen, damit die Pflegeversicherung mehr zahlt, damit die Gewalt in Heimen und bei Angehörigen unterbunden wird, damit die medizinische und pflegerische Versorgung besser wird. Die Demenzszene ist in einer bemerkenswert naiven Weise von einer Wachstumsidee durchsäuert: Es werden mehr Demenzkranke, wir brauchen mehr Geld, wir brauchen mehr Pflege, wir brauchen mehr Medikamente, wir brauchen mehr Forschung. Die Krisen der Wachstumsgesellschaften sind aber nur noch von Ignoranten zu übersehen. Das »nachhaltige« Wachstum, von dem gern gesprochen wird, ist ein illusionäres Konzept, das allenfalls bedrohliche Krisen etwas hinauszuzögern vermag. Man könnte wissen, dass die Wachstumsgesellschaften schon wegen knapper werdender Ressourcen einen radikalen Wandel brauchen. Die Logistikketten, die unseren konsumistischen Alltag so bequem machen, werden nicht wie gewohnt weiter funktionieren. Unsere Nahrungsmittelproduktion und -distribution zum Beispiel ist so vom Erdöl abhängig, dass ein Bruch absehbar ist.

Im Pflege- und Demenzbereich tut man immer noch so, als wenn das Wachstum des Dienstleistungsbereiches unbegrenzt sein könnte. Das ist eine gefährliche Illusion. Im Gesundheitsbereich sehen wir jetzt schon, dass grenzenloses

Wachstum Deckelung und Rationierung als unausweichliche Konsequenz nach sich zieht. Man kann es an der Wachstumsbranche Palliative Care sehen: Die explosionsartige Ausweitung bezahlter Dienstleistungen in diesem Bereich (z. B. in der spezialisierten ambulanten palliativen Versorgung, SAPV) wird an ihre Grenzen stoßen. Dann wird das Bedürfnis nach palliativer Expertise das Sterben erfasst und überformt haben – so dass die Deckelung als schwere, verletzende Einschränkung wahrgenommen werden muss. Die Not, die mit der Demenz einhergeht, verlangt dringend nach anderen Wegen, nach ergänzenden kreativen Einfällen als nur der Forderung nach Wachstum, Professionalisierung und Differenzierung. Die absehbaren ökonomischen und ökologischen Krisen in den Industriegesellschaften werden sonst eine unvorbereitete Demenzszene treffen, die immer noch denkt, die Quellen würden nie versiegen. Es wäre gut, wenn die Menschen, denen die Demenzbetroffenen am Herzen liegen, beginnen würden, über einen Katastrophenschutz für ihre Pfleglinge nachzudenken. In einer fundamentalen Krise werden die Dementen die Ersten sein, die in das Visier von Kürzungsideen geraten – Kürzung der Versorgung, vielleicht Verkürzung des Lebens. Und das ist kein Alarmismus, sondern der Versuch, auf Entwicklungen aufmerksam zu machen, die schon an die Tür klopfen.

### 7. Zu suchen ist nach neuen Wegen des Sorgens im Umgang mit Demenz.

Die französische Regierung erkennt Parkinson als durch Pestizide verursachte mögliche Berufskrankheit an. Gegen Chemiekonzerne haben französische Bauern sich durchgesetzt und ein Dekret erwirkt, das einen Zusammenhang zwischen Parkinson und Pestiziden bestätigt. Der Landwirt Paul Franço hatte vor Gericht einen Sieg gegen den US Chemiekonzern Monsanto errungen. Das Landgericht in Lyon sprach dem Landwirt Schadenersatz wegen Vergiftungserscheinungen zu, die er durch ein Unkrautvernichtungsmittel erlitten hatte.[43]

Gegenwärtig ist völlig unklar, ob es etwas Ähnliches auch im Bereich Demenz geben könnte. Das Ausmaß in dem Nahrung und Luft von chemischen Stoffen durchsetzt sind und unser Alltag elektronisch verseucht ist, können wir als Laien nur ahnen. Ob Demenz eine Vergiftungserscheinung sein könnte – das werden wir entweder nie oder erst zu spät erfahren. Es würde darauf verweisen, dass unsere Lebensbedingungen unkontrollierbar und unnachweisbar einen ruinösen Charakter tragen, der schwere physische oder psychische Schäden zur Folge haben könnte. Es wäre eine besondere Variante der gesellschaftlichen Verursachung von Demenz.[44]

Was wir gegenwärtig bereits identifizieren können, ist eine Art Verarmung der Lebenswelt, in der wir uns befinden, eine Verarmung, die zumindest dazu führt, dass das Leben mit Demenz schwieriger wird. Dazu gehört vor allem die Vereinsamung (s. o.), dazu gehört die architektonische und kommunikative Verödung unserer Städte und Dörfer, dazu gehört die Erosion sozialer Milieus.

Was wir benötigen, ist demnach eine neue Kultur des Helfens, die sowohl aus dem medizinischen als auch aus dem dienstleistenden Ghetto ausbricht. Diese Versorgungsinstrumente werden zwar gebraucht, aber sie werden nicht dazu imstande sein, die kommenden Probleme zu bewältigen. Es geht um nicht weniger als um die Neuerfindung einer wärmenden, einer nachbarschaftlichen Gesellschaft. Sie wird die Breschen, die in den Sozialstaat geschlagen werden, zu überbrücken versuchen. Sie wird von Gastfreundschaft und nicht von Inklusion reden. Inklusion, das Modekonzept der Sozialadministration, will zwar nicht das gleiche

Elend für alle, aber sie beabsichtigt eben die »Einschließung«, das heißt ja Inklusion. Es ist ein Begriff, der aus der Idee des Systems erwächst, das kein Außen dulden kann, das alles in sich hineinfressen muss. Inklusion kann auch gerade darauf zielen, die Hilfsbedürftigen an isolierten Orten einzuschließen, weil sie da am besten gesellschaftlich inkludiert seien.

Der Begriff Inklusion schützt vor nichts, erlaubt aber die Gleichschaltung. Stattdessen wird hier für eine neue Gastfreundschaft plädiert, die nicht von oben herab ein paar demente Zauseln mit am Tisch sitzen lässt, womit gewissermaßen die Idee der »Tafel« auf soziale Belange übertragen würde. Inklusion – das ist das Konzept einer sesshaften Gesellschaft, die ihre Stadttore öffnet, um die Landstreicher und Obdachlosen einzulassen, um sie dann zu integrieren. Inklusion ist der Weihnachtsmann, der seinen Sack aufmacht, nicht um Geschenke zu verteilen, sondern um alle hineinzustecken. Was da als Einladung ausgegeben wird, ist in Wirklichkeit der Versuch, letzte Widerstände, Dickköpfigkeiten, symbolische Alternativen auszurotten. Und das mit einem freundlichen Lächeln. Inklusion ist der moderne Name für Prokrustes, den antiken Systemtheoretiker, der jeden Vorbeikommenden auf das Körpermaß zurückschnitt oder verlängerte, das sein Bett als Norm vorsah. Ein griechisch-antiker Vorschein der Qualitätskontrolle. Bei Prokrustes allerdings lag das Quälen noch offen zutage.

Bei der Gastfreundschaft geht es um einen Kontrapunkt. Es geht nämlich um jene radikale Gastfreundschaft, die den aufnimmt, der vorbeikommt und an die Tür klopft, wer immer es auch ist. Die globalisierte, flexibilisierte, mobilisierte Weltgesellschaft ist bemüht, alle denselben Maßstäben, Normen und Verfahren zu unterwerfen, sie also zu inkludieren. Die Aufgabe besteht aber gerade darin, dieser normierten, organisierten Gleichschaltung zu entkommen. Die persönliche Begegnung, das persönliche Wagnis, die persönlich erfahrene Liebe und Zuwendung zu suchen, um sich so aus der verordneten, administrativ organisierten Inklusion herauszuretten.

Ich will versuchen, dies an einem Beispiel zu verdeutlichen. Wer es nicht hören will, kann sogleich mit der bekannten Metapher aufwarten: Wir können doch aber das Rad der Geschichte nicht zurückdrehen! Wer bereit ist, auf das Beispiel einzugehen, kann etwas sehr Zukünftiges zu Gesicht bekommen.

Es drängt sich mir eine Erinnerung auf: Ich befand mich auf einer Reise durch die libysche Wüste im Sudan, um nach Felszeichnungen zu suchen, und war mit einer kleinen Kamelkarawane unterwegs. Es war schon dunkel geworden, die Sterne glitzerten am nachtschwarzen Himmel. Man hörte nur die schnaufenden Kamele, die durch den Wüstensand schritten und schaukelten. Von einem Hügel aus sah man in weiter Ferne ein Feuer. Auf dieses bewegten wir uns zu. Beduinenzelte, ein paar Menschen, Ziegen, Kamele. Wie würden wir aufgenommen werden? Unvermutet und doch nicht, unerwartet und doch nicht wurden wir überschwenglich herzlich begrüßt. Es wurde geschlachtet und gekocht, wir saßen irgendwann gemeinsam um den großen Teller mit Hirsebrei und Hühnerstückchen. Ein junger Mann reichte uns kostbares Wasser, um die Hände zu säubern.

Ein archaisches Bild, sicher, aber ein Gleichnis für eine Lebenswelt, in der es ein Außen und ein Innen nicht gibt. Unsere beduinischen Gastgeber hatten nicht die Absicht, uns zu inkludieren, sondern es begegneten sich Reisende: Die einen waren schon vorher angekommen, die anderen gerade jetzt. Und das war die Stunde der Gastfreundschaft, die beim nächsten Mal genau andersherum eröffnet werden könnte. Da, wo man gerade wohnt, ist man Gastgeber. Und wie George Steiner sagt, hat der Gast die Pflicht, den Ort, an dem er Gast ist, ein wenig schöner und gastlicher zu hinterlassen, wenn er geht.

Eine Dienstleistungsmaschine, die ihre Ankömmlinge, ihre »Gäste« – so werden sie ja jetzt gern genannt – aufnimmt und verarbeitet, inkludiert, in Verfahren integriert, standardisierten Behandlungen unterzieht, ihnen Lebensqualität verkauft – die ist das Gegenteil von Gastfreundschaft.[45]

Wir sind gerade im Begriff, Sterben und Tod in solchen Inklusionsapparaten zum Verschwinden zu bringen. Hüten wir uns davor, das Vierte Lebensalter an Inklusionsapparate zu übergeben, in denen es durch inkludierende Bearbeitung zum Verschwinden gebracht wird. Mich erinnert die Rede von der Inklusion an diese Straßenkehrmaschinen, die alles aus den Ecken und Ritzen aufsaugen, um ein sauberes Bild zu hinterlassen …

Gegen eingeschliffene Denkmuster zu argumentieren ist schwer. Ich denke da gern an eine Karikatur, die aus Frankreich stammt: Eine Herde von weißen Schafen drängt sich auf einen Abgrund zu, in den sie alle stürzen werden. Nur ein schwarzes Schaf versucht, sich seinen Weg in die rettende Gegenrichtung zu bahnen, und ruft dabei immer: »Excusez moi! Excusez moi! (Entschuldigen Sie bitte! Entschuldigen Sie bitte!)« Es ist unsere Aufgabe, dieses schwarze Schaf zu sein. Auch im Blick auf das Thema Demenz. Vor unseren Augen wird das Vierte Lebensalter ein Lebensabschnitt, der von belieferungsbedürftigen Mängelwesen bewohnt wird. Man könnte hinzufügen: Mängelwesen, die der Inklusion bedürfen.

Die Entmündigung des Alters, der Ruin eigenmächtiger Lebensbedingungen ist nur bei höchster Aufmerksamkeit wahrzunehmen. Ich versuche es noch einmal, an einem Beispiel, das Ivan Illich formuliert hat, zu beschreiben.

Wir sind Zeitzeugen eines Prozesses, in dem aus Kultur Ökonomie wird, nahezu überall. Die Dementen sind dafür ein Schlüsselbeispiel. Ökonomisierung entwertet alle kulturelle Güte, Schönheit, Zuwendung. Ivan Illich spricht von der Großmutter. Für sie zu kochen, wenn sie aufwacht, das war selbstverständliche Zuwendung. Das wird unter der Bedingung von Ökonomisierung zu einer Arbeit, die von der Person, die dafür im Haushalt zuständig ist, ausgeführt wird. Die Selbstverständlichkeit wird zum messbaren Beitrag der Ökonomie des Hauses. Die alte selbstverständliche Tätigkeit wird zu einem Überbleibsel, das durch die Entwicklung überholt und abgeschafft wird. Das Bereiten eines späten Frühstücks wird zum Relikt, das nun abgelöst wird von einem Wert, der darin besteht, dass das Bedürfnis der Großmutter befriedigt wird. Die Entwertung des Selbstverständlichen zieht die Ökonomisierung zwangsläufig nach sich. Das kann man 1:1 auf den Umgang mit der Demenz übertragen.[46]

Die Verkrankung des Alters, für die die Demenz das wohl wichtigste Beispiel ist, ist uns so selbstverständlich geworden, dass ein anderes Verständnis kaum noch möglich ist.

Aber, so wird man einwenden, wieso soll Demenz keine Krankheit sein?

Sie sind doch überall, es sind doch Hunderttausende, 1,2 Millionen allein in Deutschland!

Das Vierte Lebensalter kann uns mit Weisheit und Rüstigkeit beschenken, es kann uns aber auch zum Pflegefall machen. Sind alle diese Bettlägerigen, sind die Rollstuhlfahrer, sind diejenigen, die nicht mehr allein duschen oder essen können – krank? Sie sind alt, manche sehr alt, aber sind sie krank? Sie sind hilfsbedürftig, manche haben auch Krankheiten, aber zunächst einmal sind sie alt. Augen, Ohren, Hüften, Zähne, Haare haben unter dem Prozess des Alterns gelitten. Doch die Tatsache, dass ich eine Brille brauche, ein Hörgerät trage und mit Implantaten kaue, veranlasst mich ja nicht, mich als *krank* zu verstehen.

Die Hüfte geht kaputt. Die Augen wollen nicht mehr richtig, das Gehör lässt nach. Die Zähne fallen aus, die Haare sowieso. Man geht zum Arzt, um sich eine Brille verschreiben zu lassen, ein Hörgerät vielleicht auch. Wer's bezahlen kann, lässt sich neue Zähne implantieren. Aber niemand käme auf die Idee, sich als »augenkrank« zu bezeichnen, wenn eine Brille gebraucht wird, oder den Glatzkopf als »haarkrank«.

Die Demenz ist vor allem eine Alterserscheinung. So wie die Augen, die Ohren, die Hüften altern, kann auch das Gehirn altern. Bei Hüftleiden nahm man früher einen Stock in die Hand. Das Hörrohr verstärkte die Sprache. Zum Greis gehörte die Zahnlücke und seit uralten Zeiten das Risiko, im Alter verwirrt zu sein. Am Anfang die Windel und am Ende die Windel. Am Anfang das Füttern und am Ende das Füttern. Am Anfang die Sprachlosigkeit und am Ende. Das kann so geschehen. Es muss nicht.

Leiden im Alter ist bei uns nicht vorgesehen. Obwohl es Hunderttausende Pflegebedürftige gibt: Wir setzen uns damit nicht auseinander, sondern orientieren uns lieber an Johannes Heesters, der mit 106 noch auf der Bühne gestanden hat, oder an dem 93-jährigen Yogi, der noch täglich seinen Kopfstand macht. Beliebt sind auch Berichte über 80-jährige Marathonläufer. Die Botschaft: Das Alter gibt es eigentlich gar nicht. Und wer doch da landet, hat etwas falsch gemacht. Gleichzeitig wird uns vorgerechnet, dass im hohen Alter die Demenz fast unvermeidlich ist.

Es gibt auch jüngere Demente, ja. Doch die Demenz ist vor allem ein Phänomen des Vierten Lebensalters. Je älter einer wird, desto größer ist die Wahrscheinlichkeit, dass sich Verwirrtheit zeigt. Demenz – das ist das Alter, nicht eine Epidemie. Man muss es noch einmal sagen: »Jeder Dritte ist bei den über 90-Jährigen betroffen, mit 100 Jahren steigt das Risiko in Richtung 100 Prozent an.«[47]

Wir reden also von einer Krankheit, die jeder kriegt, wenn er nur alt genug wird. Löst sich der Begriff der Krankheit da nicht auf? Wir sterben auch alle, aber ist der Tod eine Krankheit? Wir werden alle geboren, können als Neugeborene noch nicht laufen und sprechen. Ist das eine Krankheit? Wahrscheinlich wird aus zwei Gründen von Krankheit geredet: Die Gesundheitsindustrie kriegt sie auf diese Weise im Grunde alle. Am Ende sind alle krank. Und wenn man dieses Elend, das alle, die lang genug leben, irgendwann erfasst, »Krankheit« nennen kann, dann beruhigt das. Es gehört dann eben nicht zum normalen Leben, sondern in den Bereich Behandlungsbedürftigkeit. Das suggeriert Heilungsmöglichkeit. Das Alter ist eine Krankheit, die im Prinzip geheilt werden könnte …

Marcel Proust, der sein Bett eigentlich nicht mehr verlassen hat, um sich so ganz konzentriert der *Erinnerung* widmen zu können (»Auf der Suche nach der verlorenen Zeit«), ist ja gewissermaßen der Kontrastheilige der dementen Gesellschaft, in der wir leben: bettlägerig – aber der ganze Mensch Gedächtnis. Wir gehen auf das Gegenteil zu: bettlägerig – aber der ganze Mensch ohne Erinnerung. Aus dieser seiner Bettperspektive hat Proust das Thema Krankheit und Medizin erläutert und eigentlich eine scharfsichtige Analyse des Themas Demenz und Medizin vorweggenommen:

Die Natur scheine kaum befähigt zu sein, etwas anderes als verhältnismäßig kurze Krankheiten hervorzubringen. Aber die Medizin habe die Kunst erworben, sie in die Länge zu ziehen. Die Heilmittel, die Linderung, die sie verschaffen, und das Unbehagen, welches sich einstellt, wenn man in ihrem Gebrauch nachlässig wird, bringen eine Kopie der Krankheit zustande, welcher die Gewöhnung des Patienten eine gewisse Festigkeit und Form verleihe. Dann – so Proust – würden die Mittel weniger wirken, man steigere die Dosis, man erreiche nichts Gutes mehr damit, sondern in Gestalt jener nun Dauer gewordenen Indisposition vielmehr etwas Schlechtes. Die Natur hätte selbst diesen Zuständen eine so lange Dauer nicht zugestanden. Es sei ein großes Wunder, dass die Medizin, die hierin der Natur gleichkommt, uns zwingen könne, das Bett zu hüten und bei Todesstrafe den Gebrauch eines Medikaments unbedingt fortzusetzen.

Von da an schlage die künstlich aufgepfropfte Krankheit Wurzeln und werde zu einer sekundären, doch wirklichen Krankheit mit dem einzigen Unterschied, dass die natürlichen Krankheiten heilen, aber niemals die, welche die Medizin hervorbringt, denn das Geheimnis der Heilung sei ihr nicht bekannt.[48]

Immer wieder lese ich den Aufsatz des Pathologen Jürgen R. E. Bohl, der seine Begegnung mit Dementen auf dem Seziertisch beschreibt. »Ich halte ein kleines Hirn in meiner Hand; kaum 1000 Gramm schwer. Schmale Windungen und erweiterte Furchen erinnern an geschälte Walnusskerne. Und ich weiß nicht, was ich tun oder lassen muss, um nicht in gleicher Weise zerebral zu schrumpfen. Noch vermag ich meiner Vision eines weisen Alten anzuhängen, bis auch diese Fähigkeit des Gehirns infolge einer altersbedingten Degeneration aufgegeben werden muss.«[49]

Was ist die Ursache für diese schleichende Zerstörung jener Fähigkeiten, die uns zu Menschen machen? Der Abbauprozess zur Demenz muss – so Bohl – einen tieferen Sinn haben, denn nichts geschieht ohne Sinn.

Welch ein Satz! Welch eine Herausforderung für unsere Zeitgenossen, gilt doch die Demenz als das Sinnlose schlechthin. Der gnadenlos wachsende Schwachsinn hat einen Grund, darauf beharrt der Pathologe. Die geschrumpfte Leber weist auf Alkoholmissbrauch, die Arteriosklerose auf einen ungesunden Lebensstil, zu wenig Bewegung, zu viel falsches Essen. Verweist die Demenz auf einen Hirnmissbrauch – *brain abuse*? »Wehrt sich dieses wundervolle Organ auf seine Weise gegen ein Übermaß an Unrat, Unglück und Sinnlosigkeit?«[50] Die Ursache der Demenz sagt Bohl – das ist der Schwachsinn.

Ich erinnere mich daran, dass ich einmal ohnmächtig geworden und gestürzt bin und mich heftig verletzt habe. Ich habe im Spiegel das Blut über mein Gesicht rinnen sehen, aber keine Schmerzen verspürt. Geschieht etwas Vergleichbares in der Demenz? Die Erfahrung der Sinnlosigkeit, die Überlastung durch nicht mehr lösbare persönliche Probleme, die Vereinsamung, die Angst vor dem Sterben: Kann das die Ursache für die Schrumpfung des Gehirns sein?

Bohl vertritt die Meinung, dass der Mensch, der in einem Labyrinth voll quälender Konflikte steckt, eine Harmonie wiederherzustellen versucht, die ihn in einen Zustand traumhafter Glückseligkeit zurückführt. Die Welt wird dann so harmonisiert, dass die inneren und die äußeren Welten wieder zusammenpassen. »Es gibt den Weg der Erschaffung eigener Welten, wobei die mühevolle Rücksichtnahme auf abweichende Bilder und störende Ereignisse mehr und mehr aufgegeben werden kann. … In den Augen anderer kann das wie Schwachsinn aussehen; für den Betroffenen ist es die Lösung; die Erlösung schlechthin.«[51]

Wir wissen vom Gefühls- und Gedankenleben eines Menschen mit Demenz sehr wenig. Eine Sprache, die es uns erlauben würde, mit ihnen zu kommunizieren, gibt es eigentlich nicht. Vielleicht manchmal die Musik. Wenn Bohl recht hat, dann sind für den Menschen mit Demenz viele seiner Probleme gelöst. Wenn ein Dementer stirbt, ist er nicht von seinen Leiden erlöst, sondern wir sind es, wir, die wir Probleme mit ihm hatten. Aber erwächst daraus nicht der Wunsch, dem Leben mit schwerer Demenz ein Ende zu bereiten? Damit ich nicht meiner Familie oder der Gesellschaft zur Last falle? »Darf ich diesem Menschen die Gnade eines Todes vor der Zeit gewähren? Muss ich diesen sinnlos Leidenden nicht von seiner Qual erlösen, erst recht, wenn er es selber will?« Bohl kommt zu einem strikten Nein. Er erinnert an den von Adolf Hitler unterzeichneten Erlass vom 1. September 1939, der vorsah, »die Befugnisse namentlich zu bestimmender Ärzte so zu erweitern, dass nach menschlichem Ermessen unheilbar Kranken bei kritischster Beurteilung ihres Krankheitszustandes der Gnadentod gewährt werden kann.«[52] In Deutschland ist die Mehrheit der Bevölkerung für ärztlich begleitete Sterbehilfe, in den Niederlanden sind seit 2012 mobile Euthanasie-Teams unterwegs.[53]

Bohl vertritt die Auffassung, dass das Leben heilig sei, ein Töten immer frevelhaft. Ein solches Denken stellt sich nicht die Frage: Darf ich diesem Menschen die Gnade eines Todes vor der Zeit gewähren? Muss ich diesen sinnlos Leidenden nicht von seiner Qual erlösen? »Wir verstehen unter Lebensqualität eigentlich nur die Genussfähigkeit, mehr nicht, wobei wir sehr vordergründige Genüsse im Auge haben, wenn wir diese Fähigkeit einem anderen absprechen. Wer kann wissen, ob ein Komatöser nicht auch etwas genießt?«[54]

Und so entwirft der Pathologe Bohl aus seinen Erfahrungen heraus eine Theorie der Demenz; er identifiziert die krank machenden Bedingungen des alltäglichen Lebens, beschreibt die Risikofaktoren für die Entstehung der Alzheimerschen Krankheit und zählt auf:

Verlust von Kreativität, Schwund authentischer Erfahrungen, Niedergang religiöser Lebensbereiche, generelle Anomie, Fehlen eines tragfähigen Sinns, egoistische und anthropozentrische Verhaltensweisen, Vernachlässigung altruistischen Handelns und Denkens, Ausgrenzung des Todes, des Alters und der Leiden aus dem alltäglichen Erfahrungsbereich, wahnhaftes Streben nach Sicherheit (»erst der Schwachsinn festigt die Sicherheit vor dem Leben«), die

Angst vor dem Leben, die Angst vor dem Tod, das Verlangen nach Dauer, Wiederholung und Ewigkeit, das Fehlen jeglicher Transzendenz, die Flucht vor den existenziellen Fragen in die Illusion des Ich, die Scheu, sich zu erinnern.[55]

Es ist – so könnte man sagen – leichtfertig, das Phänomen Demenz mit dem Stempel »Krankheit« zu versehen. Im wahrsten Sinne des Wortes: leicht, fertig. Hat man die Demenz in die Krankheitsecke geschoben, dann hat man sie als ein gesellschaftlich, sozial und kulturell verankertes Phänomen entschärft. Die Entgleisung irgendwelcher Hirnzellen führt eben zu dem rasant wachsenden Phänomen, basta! Dann folgt logischerweise der Ausbau der Diagnostik, und abgeleitet davon wird auch der Blick auf die sozialen Konsequenzen der Demenz geworfen. Die Gesellschaft, in der wir leben, scheint sich immer häufiger des Instrumentes der Diagnose zu bedienen, um Probleme unschädlich zu machen, um ihnen nicht auf den Grund gehen zu müssen. Der Liverpool Care Pathway, der die Betreuung Sterbender organisiert, hat erreicht, was viele schon lange wollten: Sterben ist zu einer Diagnose geworden, die konsequent den Leitfaden für die Sterbebegleitung nach sich zieht. Punkt 6 des LCP heißt: »Religiöse und spirituelle Bedürfnisse sind erfasst.« Das klingt nach Abhaken, und so ist es auch gedacht. Ist der Tod erst einmal in eine Diagnose, einen Leitfaden und einen Fragebogen für die Erfassung religiöser Bedürfnisse eingebracht – dann ist das Sterben eigentlich zur Abwicklung durch die medizinische Treuhand heruntergekommen. Mit der Demenz soll es – so muss man fürchten – möglichst ähnlich laufen.

# »Aber die Ärzte wollen auch nichts anderes als eine Pille, die sie verschreiben können«

»Was kann man heute von einem Menschen wissen?«

*Jean-Paul Sartre: Der Idiot der Familie*[56]

Eine Schwester sorgt sich um ihre ältere Schwester. Diese lebt allein, ist als dement diagnostiziert: Frühstadium. »Wir sind auf ›Hab Acht!‹«, sagt die sorgende Schwester. »Bei jeder Telefonnummer und allem, was ich vergesse, denke ich schon immer: Jetzt geht es bei mir auch los.«[57]

Wer weiß, wie viel Demenz eigentlich aus der Angst vor ihr entsteht: der Angst, dass das kleine Versagen schon den großen Schrecken andeutet? Wenn auch Demenz nicht ansteckend ist – vielleicht ist es die Angst vor ihr?

Die Geschichte begann damit, dass die betroffene Schwester auf Anraten ihrer jüngeren Schwester beim Neurologen war. Dieser führte Demenztests durch mit dem Ergebnis: Es ist alles in Ordnung. Im Zusammenhang mit einer Brustkrebsuntersuchung erklärte dann die Onkologin, es sei eine Demenz festzustellen. In einem Brief an den Neurologen bat sie um weitere Tests. Der Neurologe ignorierte jedoch den Brief.

An dieser Stelle fragt man sich als medizinischer Laie natürlich, wie unsicher dieses Diagnoseinstrumentarium eigentlich ist, wenn der Augenschein und die Untersuchung durch einen Neurologen zu dem Ergebnis führen: Da ist nichts. Und die Onkologin sagt: Da ist was?

Die betreuende Schwester jedenfalls ist der Meinung, die

Eitelkeit des Neurologen habe es nicht zugelassen, einen Fehler einzugestehen. Der habe wohl gedacht: »Was will mir eine Onkologin oder Gynäkologin zum Thema Demenz sagen?«

Die betreuende Schwester jedenfalls, die bei der Demenzfeststellung durch die Onkologin dabei war, wird von ihrer betroffenen Schwester mit der Diagnose in Verbindung gebracht: »Das heißt, ich war die Schuldige.«

Ein gesetzlicher Betreuer wird bestellt. Die nun als dement Diagnostizierte hat das Gefühl, sie, die Schwester, habe ihr den Betreuer auf den Hals gehetzt. Wahrscheinlich ist es so auch gewesen, sie hat die Bestellung eines Betreuers veranlasst. Das Gefühl trügt vermutlich nicht. Sie klagt, sie könne nun das Geld nicht mehr so ausgeben, wie sie wolle, und auf diese Weise habe die Schwester ihr die Freiheit genommen. »Und das hat sie ganz vielen ihrer Bekannten gesagt, vielen Bekannten, die gar nicht geglaubt haben, dass sie überhaupt dement ist. Für die war ich die böse Schwester.«

Davon kann man ausgehen, dass sich unter der Decke der Sorge zwischen Betreuern und Betreuten ganze Gefühlslandschaften auftürmen. Und es ist schwer, sich darüber klarzuwerden, was da läuft. Ist es die Stunde, in der die Zuneigung, die Liebe in ihre Bewährungsprobe kommt? Ist es die Stunde, in der man heimzahlen kann, was an Frustration in der gemeinsamen Geschichte bisher nicht zur Sprache kam? Die häusliche Gewalt, von der man immer wieder hört, wird ja ihren Ursprung nicht immer und nicht nur in der aktuellen Wut über Taten und Untaten der Betroffenen haben, sondern die Geschichte der Beziehung zwischen Mutter und Tochter oder Ehefrau und Ehemann oder Vater und Tochter – die dürfte da immer präsent sein. Wir tragen die Geschichte, die wir mit unseren Eltern gehabt haben, ein Leben lang mit uns herum: Was passiert, wenn da einer plötzlich hilflos ist und sich ausgeliefert fühlt? Stunde der Gnade? Der Rache? Der Vergebung? Der Abrechnung?

Als sie mit ihrem Enkelkind und der Schwester in den Zoo geht, macht sie die Erfahrung, dass sie auf ihre Schwester mehr aufpassen muss als auf das Enkelkind. »Auf einmal war meine Schwester weg, und dann hatte ich aber dieses kleine Baby bei mir, das musste ich irgendwann auch wieder nach Hause bringen, und ich wusste nicht, wo meine Schwester ist, ja.« Sie ist, das muss sie sich eingestehen, mit zwei Kindern unterwegs.

Die betroffene Schwester selbst macht inzwischen kein Hehl mehr aus der Demenzdiagnose. Wenn sie auf einer Feier gefragt wird: »Wie geht es dir?« Dann antwortet sie: »Du, mir geht es nicht gut, meinem Kopf geht es nicht mehr gut, ich bin vergesslich geworden.«

Offensichtlich antwortet die Schwester aber ganz traditionell, so wie man früher geredet hätte – und nicht mit dem Hinweis auf die medizinische Diagnose.

Die betreuende Schwester resümiert: »Ich habe gelernt, die Dinge auch zuzulassen, sie ins Messer laufen zu lassen. Das klingt alles ganz entsetzlich, ja, wenn man weiß, dass sie den Weg dorthin nicht findet. Und ich sage ihr: ›Okay, wenn du glaubst, dass du es schaffst.‹ Und dann weiß ich, dass es in die Hose geht.«

Das sind die geradezu ausweglosen Situationen, denen sich pflegende Angehörige gegenübersehen: Was ist richtig? Das absehbare Unglück verhindern oder dem Betroffenen seinen Willen lassen? Eine endgültige, eine richtige Antwort kann es nicht geben.

Es kommt immer wieder zum Streit mit der Schwester. Arzttermine, die sie nicht einhält, weil sie sie vergisst. Die jüngere Schwester erinnert an die Termine: »Ich verstehe nicht, wie ein außenstehender Mensch das als Freiheitsberaubung ansehen könnte, dass ich meine Schwester damit quäle und böse bin. Das geht mir so gar nicht in den Kopf.« Offensichtlich hört sie ja solche Aussagen. Und sie kann das natürlich nicht verstehen. Sie hat vor allem Sorge, dass die Schwester Dinge macht, die sie nicht richtig versteht. »Vielleicht denkt man ja auch, je mehr man sich um einen Menschen kümmert, desto weniger kann auch etwas passieren.«

Das, was in der Erziehung eines Kindes unablässig Thema ist: Wie viel Grenzen, wie viel Freiheit sind sinnvoll? Lass ich das Kind da allein laufen, oder ist das zu riskant?, das kehrt im Umgang mit dementen Menschen natürlich wieder.

Der Ehemann der sorgenden Schwester ist Arzt. Er berichtet, dass er, seit er in seiner Familie mit dem Thema konfrontiert sei, dafür sensibler geworden sei. Bei einem Ärztetreffen zum Thema Demenz kommen mehr als erwartet: »Aber die Ärzte wollen auch nichts anderes als eine Pille, die sie verschreiben können.«

Er sieht vor allem ein Vernetzungsproblem: Das Anstrengende bestehe darin, dass die Vernetzung, die jeder Mensch von sich und für sich macht, für »Menschen, die so wie meine Schwägerin frei rumlaufen, übernommen werden muss. Das Netzwerk muss sich verstehen, d. h., der Betreuer muss Hausarzt, potenzielle Fachärzte, Apotheker, Familie und Pflegedienst quasi vernetzen – und das ist schier unmöglich.« Die Vernetzung sei für seine Schwägerin praktisch ein Fulltime-Job. Ein Problem sieht er darin, dass »man ja eigentlich aus der Familie Kritik sehr schwer« annimmt. »Da sind einfach ganz viele alte Rollen, alte Muster, weshalb man manches einfach nicht annimmt, wenn's einem die Mutter sagt oder auch die Schwester.«

Es fällt auf, dass das Netzwerk in den Worten des Arztes an die Stelle tritt, die früher einmal die Familie oder die Nachbarschaft eingenommen hat; es wird geradezu personifiziert (»das Netzwerk muss sich verstehen«). Es ist interessant und keineswegs zufällig, dass ein Bild aus der Welt der Informationsgesellschaft an die Stelle der nun geradezu antiquiert wirkenden Familie tritt (»da sind einfach ganz viele alte Rollen …«). Ist es nur eine Perspektive oder doch eine Hierarchie, wenn in der Aufzählung der Netzwerkbeteiligten dann der Hausarzt an erster Stelle, die Familie und der Pflegedienst zuletzt genannt werden?

Für den Umgang mit Demenz, für das Leben und Überleben der Angehörigen dürfte es sehr wichtig sein, was der Arzt hier formuliert. Die quasi natürliche Einrichtung der Familie und die kulturell tief verankerte, aber verschwindende Nachbarschaft werden abgelöst durch ein neues Gebilde, das sich Netzwerk nennt. An die Stelle des dichten, persönlichen, wenn auch sicher nicht konfliktfreien familialen Milieus tritt eine Organisationsform, die man vermutlich ziemlich gut funktionieren lassen kann, in der aber die Gesichter verschwinden. Man bekommt eine Diagnose. Man bekommt eine Behandlung. Man bekommt eine Pflege. Man bekommt eine Betreuung. Man bekommt eine Beschäftigung. Man bekommt einen Heimplatz. Man bekommt schließlich eine auf Demenz spezialisierte Sterbebegleitung.

Ich glaube, dass die größte Gefahr im Umgang mit dementen Menschen die *Undurchlässigkeit* ist. Die Organisation der Versorgung, so notwendig und verdienstvoll, so aufopfernd und perfekt sie auch immer ist: Sie schließt auch immer die Gefahr ein, dass die Beziehungen zwischen Betroffenen und Sorgenden betoniert werden. »Ich kann keine Türen öffnen, es kommt nichts, ich versuche es, aber sie blockt selber ab«, sagt die betreuende Schwester, von der oben die Rede war. Wir sind vielleicht perfekt im Blick auf die Versorgung des Hilfebedürftigen, aber wohl oft Analphabeten im Blick auf die Fähigkeit, den anderen zu hören. Es fehlt zu oft die Durchlässigkeit. Betonmischen ist einfacher.

Ich lese eine Passage aus einem Brief, den Gustave Flaubert, der französische Romancier, 1864 an ein Fräulein Leroyer de Chantepie geschrieben hat: »Nur durch Arbeit gelingt es mir, meine angeborene Melancholie zum Schweigen zu bringen. Aber der alte Kern scheint immer wieder durch, der alte Kern, den niemand kennt, die tiefe, immer verborgene Wunde.«[58]

Ob die Melancholie nun angeboren ist oder nicht, ob wir wissen können, um welche Wunde es sich handelt, oder nicht: Wir können davon ausgehen, dass fast jeder Mensch solche Wunden in sich trägt, Wunden, die nicht heilen, die niemand kennt, oft nicht einmal man selber. Jean-Paul Sartre hat sein Tausende von Seiten umfassendes Buch über Gustave Flaubert »Der Idiot der Familie« genannt. Eine mühsame Suche nach dem Ursprung der Wunde. Es wimmelt heute von »Idioten« in den Familien. Sie haben im Allgemeinen nicht das Format eines Gustave Flaubert. Und meistens gelingt es auch nicht, die tiefe Wunde zu erahnen oder gar zu heilen, die unter dem Fleisch getragen wird. Den Versorgungsapparat versuchen wir unablässig zu verbessern, nicht ohne Erfolg. Die Suche nach der Wunde, nach den Wunden findet fast gar nicht statt. Es ist so unendlich viel einfacher und praktischer, eine neurologische Fehlentwicklung zu diagnostizieren, sie elektronisch sichtbar zu machen und dann zu traktieren. »Aber die Ärzte wollen auch nichts anderes als eine Pille, die sie verschreiben können.« Es ginge aber um die Frage, was unter dem Beton ist. Wir sind eigentlich im Umgang mit der Demenz ganz am Anfang, der Blick auf die Betroffenen ist durch allerlei Techniken – Hardware und Software – verstellt.

Ein Künstler, der im Pflegeheim Menschen mit Demenz zum Malen anstiftet, erzählt. Erst einmal ist es schwer, einen

Raum zu finden, der ruhig ist. Dann beginnt die Arbeit, die unglaublich aufregende, bewegende Bilder hervorbringt. Langsamkeit ist die Grundmelodie. Manchmal schwebt der Pinsel minutenlang über dem weißen Papier, der Künstler kann seine Ungeduld kaum zügeln. Aber gerade wenn es losgeht, der Pinsel berührt eben das Papier, dann kommt garantiert Schwester M. und holt Frau S., die im Rollstuhl sitzt, zu einer unaufschiebbaren Behandlung. Eine Spritze. Ein Medikament. Eine Maßnahme. Und dann wird deutlich gemacht, was wichtig ist. Nicht das Gefühl, nicht die Wunde, sondern der geplante Versorgungsverlauf.

# Von den Ursprüngen der Demenz in der Gesellschaft – ein Erklärungsversuch

»Die Inthronisierung des Mittels als Zweck nimmt im späten Kapitalismus den Charakter des offenen Wahnsinns an.«

*Max Horkheimer / Theodor W. Adorno*[59]

# Das Risiko, alt zu sein

»Wenn wir im Leben vom Tod umgeben sind, so auch in der Gesundheit des Verstandes vom Wahnsinn.«

*Ludwig Wittgenstein*[60]

Freitagnachmittag. Ich bin mit einem Kollegen in der Psychiatrie verabredet. Ich bin vor der Zeit da, stehe wartend vor der geschlossenen Abteilung. Ich nehme sie wahr, die Person mit Mantel und kleinem Rucksack. Ein Rucksack, der einer Handtasche gleichkommt, einer Rucksackhandtasche, die es erlaubt, die Hände frei zu bewegen.

Ich beobachte die Dame. Ihre Gesichtszüge wirken verspannt, lassen auf keine gute Laune schließen, eher auf Angriffsstimmung.

»Das wäre eine Herausforderung für dich«, geht es mir durch den Kopf. Entweder steht sie zum wiederholten Male vor der Tür der geschlossenen Abteilung, und dieses Outfit gehört zu ihr, seit sie hier ist, oder es bewegt sie etwas ganz Spezielles.

Mein Kollege kommt und weist mich just auf die Person hin. Hier ist offenbar Handeln angezeigt. Ich nehme die Herausforderung an, klingele, und die Tür öffnet sich für mich. Es stellt sich heraus, dass gerade nach einem Fahrdienst telefoniert wird. Der Sozialpsychiatrische Dienst ist nicht mehr zu erreichen.

Ich biete an, die Fahrt zu übernehmen, zusammen mit dem Kollegen. Die Dame gibt ihr Okay und vergewissert sich mehrfach, dass ich sie nach Hause bringe. Daran besteht kein Zweifel. Schließlich verlassen wir zu dritt das Gebäude.

Kaum sitzen wir im Auto, macht sie ihrem Herzen Luft: »Das ist mir ja noch nie passiert! Das ist ja schlimmer als im KZ! Da sitze ich im Taxi, um nach Hause zu fahren, und die Türen (der geschlossenen Anstalt, R.G.) gehen hinter mir zu. Ich habe gegenüber vom Konzentrationslager gearbeitet. Da hatten wir unser Labor. So was habe ich noch nicht erlebt.« Die Empörung ist groß, sie kommt über das Geschehene nicht hinweg!

Was ist passiert? Ein paar Tage zuvor war die Dame unterwegs gestürzt, und man hatte sie vorsichtshalber zur Beobachtung in ein Krankenhaus gebracht. Entlassung war angezeigt. Wohin jedoch entlässt man eine über 80-Jährige, die auf die Frage nach Zuhause und Familie keine Antwort gibt? »Muss ich jemandem, den ich nicht kenne, über meine Familiensituation Auskunft geben?« Diese Frage stellt sie uns.

Sie bittet uns, beim Kaufmann anzuhalten, sie sei drei Tage nicht zu Hause gewesen. Sie kauft gezielt für sich ein, es reicht über das Wochenende, sie dirigiert uns durch die mir unbekannte Gegend und bittet uns in ihre Wohnung, die wir ordentlich vorfinden. Sie bietet uns einen Platz an und etwas zu trinken. »Das muss ich erst einmal verkraften, was mir passiert ist. So etwas habe ich ja noch nie erlebt!« Sie wiederholt ihre Worte.

Mich macht diese Begebenheit nachdenklich.

Bin ich, weil ich keine Auskunft gebe und über 80 bin, dement? Und lande ich dann vorsichtshalber zur Überprüfung in der geschlossenen Abteilung? Da kann man mich am Ende nicht behalten, weil es den dafür notwendigen Beschluss nicht gibt und weil man sich nicht sicher ist, ob eine Demenz vorliegt.

Zugegeben, die Lage ist schwierig: Da steht jemand, der ist mehr als 80 Jahre alt und gibt keine ausreichende Auskunft über sein häusliches Umfeld; es ist Freitagnachmittag.

Vielleicht hat die Dame auf ihre Entlassung gedrängt, war ungehalten, weil man sie nicht so behandelt hat, wie es ihren Vorstellungen entsprach?

Die Dame aber ist misstrauisch einem Fremden gegenüber. Sie hat gelernt: »Gib nicht jedem Auskunft!« Schon gar nicht jemandem, den du nicht kennst.

Der Schrecken saß tief bei der Sozialarbeiterin, die Zeugin dieses Vorfalls war.

»Das ist schlimmer als im KZ«, hat sie gesagt. Ich wage einen Gedanken, der mir kam, als ich eine Filmdokumentation über den »Holocaust« sah: »Demenz, Medikamente, Entsorgung der Alten … Und keiner hat's gewusst.«[61]

Diese Geschichte, die mir von einer Sozialarbeiterin erzählt wurde, hat sich wohl jeder schon mal ausgemalt. »Einer flog übers Kuckucksnest« – als Verrückter eingesperrt, ohne es zu sein. Man muss gar nicht befürchten, dass das häufig passiert. Doch die Demenz ist der Schatten, der jedem Hochaltrigen folgt. Der Verdacht ist immer da, einem 80-Jährigen darf nicht passieren, was bei einem 40-Jährigen als Fehlverhalten oder Widerstand durchgeht. Wer sich wie diese Frau an seine Lebenserfahrungen, ja an seine Erziehung hält und sich nicht jedem mit Namen und Adresse ausliefert, der gerät schnell unter Demenzverdacht – und so gehen erst einmal die Türen der Geschlossenen zu. »Schlimmer als im KZ.« Der Satz lässt aufhorchen. »Ich habe gegenüber vom Konzentrationslager gearbeitet.« Wo? Warum? Wir wissen es nicht, wir werden es nicht erfahren, aber die fremde Erfahrung der Eingeschlossenheit im Lager, die ereilt sie im hohen Alter und wird zur eigenen. Die Geschichte erzählt vieles, und so auch dies: Die Menschen, die heute hochaltrig und (bisweilen dement) sind, haben Erfahrungen aus der Zeit des Nationalsozialismus, die vielleicht ein Leben lang verborgen und verschüttet gewesen sind und die manchmal zu dieser späten Stunde des Lebens zutage treten.

Krieg, Hunger, Flucht, Vertreibung, Verfolgung, Verbrechen – das alles kann zur Geschichte der Hochaltrigen gehören. Traumata, die tief in den Menschen versteckt sind und die plötzlich an die Oberfläche treten können. Angehörige und professionell Pflegende wissen davon oft nichts, ahnen nicht einmal, dass da etwas sein könnte. Warum fängt Frau M. an zu schreien, wenn morgens der junge Pfleger das Zimmer in der Demenzabteilung betritt und das Licht anmacht? Sie, aus dem Schlaf aufgeschreckt, vielleicht von Psychopharmaka benebelt, fühlt sich zurückversetzt in das Jahr 1945, als sie von einer Gruppe junger Soldaten vergewaltigt wurde. Sie hat Angst, sie denkt, da sind sie wieder. Der alte Mann, der ins Pflegeheim gebracht wird, dreht sich zur Wand, spricht nicht mehr, verweigert die Nahrung.[62] Was ist mit ihm? Die junge Ärztin, der Pfleger: Sie kennen die Geschichten aus dem Krieg nicht. Sie wissen nicht, dass für den alten Soldaten die Einlieferung in das Pflegeheim eine Triagesituation ist. Triage: Das ist die von Feldärzten vorgenommene Einteilung von Verwundeten ins Feldlazarett, bei der die aussichtslosen Fälle ausgesondert werden. Für ihn, den alten Mann, ist genau das jetzt passiert.

Tilman Jens, der die Geschichte seines berühmten Vaters Walter Jens erzählt, ist der Meinung, dass sein Vater in die Demenz stürzte, als er das Dokument in den Händen hielt, das ihn als Mitglied der nationalsozialistischen Partei auswies.[63] Man kann das als eine zu kühne These ansehen. Die These ist aber schon deswegen bedenkenswert, weil sie die Demenz aus einem Ghetto holt, in dem sie als neurologisches Phänomen medizinisch, pharmakologisch, pflegerisch verwaltbar ist.

Menschen mit Demenz haben eine Geschichte, die sich nicht in ein bisschen Biographiearbeit erschöpft. Ob Erfahrungen, Lebensweisen, Traumata in der Demenz durchschlagen oder sie sogar auslösen – das wissen wir gegenwärtig jedenfalls nicht. Aber dass im Umgang mit Dementen die Geschichte eine Rolle spielt, die eine an Evidenzen oder Standards orientierte Fachdisziplin systematisch übersieht – das liegt auf der Hand.

Die Erzählerin schließt ihren Bericht mit einer Schreckensvorstellung. Sie fragt sich ängstlich: Kann sich das wiederholen, was sich im Nationalsozialismus mit Hinfälligen, Behinderten, Pflegebedürftigen ereignet hat, und zwar diesmal mit den »Demenzkranken«?

# Krebsgang: Rückwärts in die Geschichte der Demenz

»Faulheit und Feigheit sind die Ursachen, warum ein so großer Teil der Menschen, nachdem sie die Natur längst von fremder Leitung freigesprochen, dennoch gerne zeitlebens unmündig bleiben; und warum es anderen so leicht wird, sich zu deren Vormündern aufzuwerfen. Es ist so bequem, unmündig zu sein. Habe ich ein Buch, das für mich Verstand hat, einen Seelsorger, der für mich Gewissen hat, einen Arzt, der für mich die Diät beurteilt usw., so brauche ich mich ja nicht selbst zu bemühen.«

*Immanuel Kant (der im Alter verwirrt war)*[64]

Im August 2012 wird bekannt, dass es in Deutschland offenbar einen Handel mit Intensivpflegepatienten im häuslichen Bereich gibt.[65] In einer Preisspanne von 40 000 bis 60 000 Euro werden solche Patienten, unter denen auch Demenzbetroffene sein dürften, zum Kauf angeboten. Ein Pflegedienst – das ARD-Magazin *Report Mainz* drehte das Gespräch verdeckt – bot fünf Patienten für 250 000 Euro zum Kauf an. Die dazugehörigen Pflegeteams konnten auch übernommen werden. Der Inhaber des Pflegedienstes betonte, dass derzeit keiner der zu verkaufenden Patienten »im Sterben« liege. Der Käufer könne im nächsten Jahr mit seinen Patienten viel Geld verdienen. Er gibt ein Beispiel: »Eine Frau ist 1962 geboren, und wenn sie gut betreut wird, kann sie noch 10, 20 Jahre leben.« Die Frau werde rund um die Uhr betreut, die Kasse zahle gute Verrechnungssätze, der Käufer könne mit Gewinnen von über 4000 Euro pro Monat nur für diese eine Patientin rechnen. Dem Sender liegen auch Verträge zwischen zwei Pflegediensten vor, in denen es um dreißig Patienten geht. In dem Vertrag wird ein Preis von 40 000 Euro pro Patient kalkuliert, wenn die Übernahme erfolgreich verläuft. Die Pflegeteams können auch in diesem Fall mit übernommen werden. 20 000 Euro werden noch dazugezahlt, wenn der Patient mindestens zwei Monate beim neuen Pflegedienst bleibt.

Der Patient eignet sich – wie man sieht – zum Renditeobjekt. Zwei Patienten wurden indessen nicht übernommen. Die Begründung: »Bei dem Umsatz der beiden Patienten können wir einen derartigen Kaufpreis natürlich nicht darstellen.« Der Patientenbeauftragte Wolfgang Zöllner spricht von »Menschenhandel mit besonders sensiblen Patienten«. Eine Berliner Oberärztin, die spezialisiert ist auf das Thema außerklinische Beatmung, weist auf die Gefährdung von betreuten Menschen hin, die nicht bekommen, was sie brauchen, weil sie dann nicht mehr so viel einbringen würden. »Manche Patienten werden länger beatmet, als es notwendig ist … weil ein Beatmungsgerät Geld bringen muss.« Deshalb werden – so vermutet sie – vor allem Menschen mit Beatmungsgerät, die in ihrer letzten Lebensphase sind, bisweilen um jeden Preis am Leben gehalten.

Ist das nun eigentlich das Gegenteil von dem, was im Nationalsozialismus passierte? Da gab es doch das »lebensunwerte Leben«, das ausgelöscht wurde, weil es zu teuer war. Hier also die Umkehrung? Der Pflegebedürftige kann gar nicht teuer genug sein?

»Schon der Hilfsschüler kostet mehr als das Doppelte des Normalschülers. Der Mensch im Krankenhaus, in der Irrenanstalt, im Krüppelheim, im Zuchthaus, im Altersheim kostet mehr, oft viel mehr, als der überwiegenden Mehrheit unseres Volkes in gesunden Tagen zur Verfügung steht … Es wird wieder mehr gestorben werden müssen.« So formulierte der Psychiater Hermann Simon, Direktor der Anstalt Gütersloh und Vorstandsmitglied des Deutschen Verbands für psychische Hygiene im Oktober 1931, also schon vor der Machtergreifung der Nationalsozialisten.[66] Der Erlanger Privatdozent Kihn publizierte 1932 in der Allgemeinen Zeitschrift für Psychiatrie den Beitrag »Die Ausschaltung der Minderwertigen aus der Gesellschaft«. Darin schätzt er die Kosten für Geisteskranke auf jährlich 150 Millionen Mark.

»Das lässt die Überlegung gerechtfertigt erscheinen, ob nicht durch Preisgabe lebensunwerten Lebens unser Volk von einem großen Teil solcher Ballastexistenzen befreit werden könnte ... Im Kampf gegen die Minderwertigkeit ist jede Maßnahme erlaubt, die billig erscheint und wirksam ist.«[67]

Heute also werden solche Patientinnen und Patienten, die damals als »lebensunwertes Leben« gegolten hätten, für ein Vermögen verkauft. Irgendwie ahnt man, dass die Geisteshaltung ähnlichen Wurzeln entspringt – obwohl es so aussieht, als gehe es um das Gegenteil. Der gemeinsame Nenner ist die Ökonomisierung: In den 1930er Jahren wurden die Ballastexistenzen zur Vernichtung freigegeben, weil sie zu teuer waren; heute kann man sich an ihnen dumm und dämlich verdienen. Die Menschen, um die es geht, interessieren in beiden Fällen nicht.

In der Vergasungsanstalt Hartheim wurden von dem Major der US-Militärpolizei Charles H. Damerow Berechnungen gefunden, wie viel die »Desinfektion«, d.h. die Ermordung von 70 273 Menschen eingespart hat. Bei einer Lebenserwartung von zehn Jahren wurde zum Beispiel mehr als eine Million Zentner Kartoffeln eingespart, was in etwa zwanzig Millionen Reichsmark ausmacht.[68] Insgesamt ersparten die »Desinfizierten« 885 Millionen Reichsmark.

Alfred Hoche, Ordinarius in Freiburg und Direktor der Universitätsnervenklinik, kommt schon unter dem Eindruck des Ersten Weltkriegs zur Bejahung der Tötung »Lebensunwerter«. Er unterscheidet zwei Gruppen »unheilbar Blödsinniger«, die seines Erachtens besser »Zustände geistigen Todes« genannt werden sollten. Sie sollen unterschiedlich behandelt werden. Zur ersten Gruppe gehören jene, deren *geistiger Tod* erst »im späteren Verlaufe des Lebens nach vorausgehenden Zeiten geistiger Vollwertigkeit oder wenigstens Durchschnittlichkeit erworben wird«.[69]

Dazu zählen »Greisenveränderungen des Gehirns wie jugendliche Verblödungsprozesse, also Schizophrenie«. Die Greisenveränderungen dürften das meinen, was heute als »Demenz« diagnostiziert wird. Die zweite Gruppe umfasst diejenigen, deren »geistiger Tod« angeboren oder in früher Kindheit erworben worden ist. Am schwersten belasten nach Hoche die »Vollidioten« die Allgemeinheit, die dem Nationalvermögen ein ungeheures Kapital in Form von Nahrungsmitteln, Kleidung und Heizung entziehen würden. »Pflegepersonal von vielen tausend Köpfen wird für diese gänzlich unfruchtbare Aufgabe festgelegt und fördernder Arbeit entzogen; es ist eine peinliche Vorstellung, dass ganze Generationen von Pflegern neben diesen leeren Menschenhülsen dahinaltern, von denen nicht wenige 70 Jahre und älter werden …«[70] Hoche hat jene Begriffe in die Welt gesetzt, die im Nationalsozialismus bald wie Todesurteile wirken werden: »Ballastexistenzen«, »Menschenhülsen«, »geistig Tote«, »Defektmenschen«.

Am Caritasinstitut in Freiburg ist zu der Zeit der Moraltheologe Joseph Mayer tätig, der behauptet, dass Geisteskranke und Verbrecher die Menschheit überschwemmen. »Tatsächlich werden heute Tausende von Anormalen, die früher in der Einsamkeit schmutziger Winkel oder in der Verlassenheit unwirtlicher Wälder und Bergschluchten oder auf der breiten Straße des Weltgetriebes längst zugrunde gegangen wären, mit einer Sorgfalt und Liebe gepflegt, welche Hunderttausende von Normalen, die im harten Kampfe des Lebens stehen, schmerzlich vermissen. Während sozial tüchtige Arbeiter, gerade auch geistige Arbeiter, vielfach in dumpfen, engen Räumen das Elend der Wohnungsnot durchkosten, werden Idioten, Schwachsinnige und Verbrecher nach allen Regeln der modernen Hygiene verpflegt und ihr Leben durch ärztliche Kunst verlängert … Staat und Gemeinde tragen ungeheure Kosten für sie.«[71]

Der Nationalsozialismus und sein »Euthanasie«-Programm sind verschwunden. Doch die Gedanken, so scheint es, sind geblieben, wenngleich sie sich heute anders kleiden. »Ein stärkeres Geschlecht wird die Schwachen verjagen, da der Drang zum Leben in seiner letzten Form alle lächerlichen Fesseln einer sogenannten Humanität der Einzelnen immer wieder zerbrechen wird, um an seine Stelle die Humanität der Natur treten zu lassen, die die Schwäche vernichtet, um der Stärke den Platz zu schenken.«[72]

Mit wie viel Zustimmung kann so ein Satz heute eigentlich rechnen? Adolf Hitler hat ihn in »Mein Kampf« formuliert. Ist nicht die uns umschließende Realität der globalisierten Weltwirtschaft die ständige, ununterbrochene Umsetzung dieses Programms? Genau das, was hier beschrieben wird, geschieht doch täglich! Eine Milliarde hungernde Menschen sind ein beredtes Zeugnis dafür. Sie hungern, weil mit Nahrungsmitteln spekuliert wird. Noch steht die Brandmauer, die eine rücksichtslose neoliberale Ökonomie von den Pflegebedürftigen trennt, die Kosten über Kosten verursachen. Doch es ist eine beunruhigende Frage, wann in diese Mauer Breschen geschlagen werden. Dann werden diejenigen, die heute aus Pflegefällen das Maximum herausholen, bereit sein, Pflege auf niedrigstem finanziellem Niveau zu organisieren. Warum nicht eine Bad Bank für Pflegefälle gründen? Das wäre die zeitgenössische Antwort auf das Pflegeproblem aus der Perspektive der neoliberalen Ökonomie.

Verglichen mit den Verbrechen des Nationalsozialismus und ihrer geistigen Vorläufer ist alles anders geworden, und doch ähneln sich die Fragen. Es wirkt manchmal so, als hätte man es mit einem Positiv und einem Negativ zu tun, die es in vordigitalen Fotozeiten gab. Es ist ein radikaler Kontrast, aber das Motiv bleibt.

1. Der ökonomisierte Blick auf die Pflegebedürftigen ist das gleichgebliebene Motiv. Früher wurden sie vernichtet, heute werden sie lukrativ verkauft.
2. Die Sterbehilfe, die aus dem Euthanasieprojekt erwächst, kehrt heute wieder. Es wächst der Wunsch vieler Menschen, man möge unter bestimmten Umständen ihrem Leben ein Ende setzen. Auch hier das gleiche Motiv, aber in kontrastierenden Farben, auf das Gegenteil geschminkt und als vermeintliches Freiheitsrecht verkauft.

An diesem Prozess der Ökonomisierung der Pflege und der Demenz ist auch das Gesundheitswesen in besonderer Weise beteiligt. Aus den Arztpraxen werden heute immer deutlicher kundenorientierte Dienstleistungszentren, in denen eher verkauft als geheilt wird. Unübersehbar organisiert sich da allmählich ein Widerstand – zum Beispiel in der Zeitschrift MEZIS, das ist die Abkürzung für »Mein Essen zahl ich selbst«, Untertitel: Initiative unbestechlicher Ärztinnen und Ärzte. Es gibt also eine Opposition. Und diese ist wichtig, wenn man sich vor Augen hält, dass die »IGeL«ei in Arztpraxen schnelle Ausweitung erfährt. Dabei geht es um »individuelle Gesundheitsleistungen« (IGeL), die von der Kasse nicht bezahlt werden, eher der Wellness dienen, aber das Einkommen der Mediziner kräftig erhöhen. Schon heute nehmen Ärztinnen und Ärzte 1,5 Milliarden Euro jährlich durch IGeL ein. Der Staat fördert Weiterbildungsangebote, in denen Mediziner auf den Verkauf solcher Leistungen trainiert werden.[73] Das ist das Ende des Heilberufes, der Anfang der Dealerei mit Waren, die sich als heilkräftig ausgeben.

Die Bereitschaft so manchen Mediziners, sich dem zeitgenössischen Mainstream anzuschließen – die ist schon bemerkenswert. Umso wichtiger ist es, die Stimme derer zu hören, die ihre Patienten noch nicht Kunden nennen und ihre Praxen noch nicht nach dem Muster einer Supermarktfiliale betreiben, die Menschen mit Verwirrtheitszuständen nicht kurzerhand durch die Diagnosemaschine schleusen, um sie dann mit Medikamenten vollzustopfen. Glücklicherweise gibt es diese anderen!

# Woher kommt der Wahnsinn?

»Was wir Verstand nennen, ist eigentlich nichts als geregelter Wahnsinn.«

*Friedrich Wilhelm Joseph Schelling*[74]

Unsere Gesellschaft will in dem Kranken, den sie verjagt oder einsperrt, nicht sich selbst erkennen; sobald sie die Krankheit diagnostiziert, schließt sie den Kranken aus. Die Psychologen und Soziologen, die aus dem Kranken einen von der Norm Abweichenden machen und den Ursprung des Krankhaften im Anomalen suchen, sind also vor allem eine Projektion kultureller Themen.« So hat es der französische Soziologe Michel Foucault formuliert. Die Diagnose dient dazu, so könnte man wohl auch sagen, etwas loszuwerden. Die Geisteskrankheiten sind eigentlich Erscheinungen, in denen sich die Gesellschaft ausdrückt. Wenn die Demenz allein als neurologische Erkrankung definiert wird, dann erübrigt sich – scheinbar – weiteres Nachdenken. Wenn die Demenz aber ein Phänomen ist, in dem sich die spätindustrielle, altersschwache Gesellschaft in verquerer Weise ausdrückt, dann hat die »Ausbürgerung« der Demenz noch eine ganz andere Bedeutung.[75]

Einfache, »primitive« Gesellschaften stellen Geisteskranke oft ins Zentrum religiösen Lebens. Unsere modernen Gesellschaften – so sagt Foucault – versuchen, solche Phänomene auszubürgern, indem sie sie aus der Gesellschaft hinausverlegen.[76]

Die Menschen mit Demenz haben natürlich bei uns nicht die geringste Chance, in den Mittelpunkt religiösen Lebens gestellt zu werden. Von dem, was sie sagen oder tun, erwartet niemand etwas. Sie werden eher als ausgebrannte, auf die Nerven gehende, furchterregende Zombies angesehen.

Auf eine merkwürdige Weise sind sie dennoch der Mittelpunkt eines modernen Kultes geworden: des Kultes der Versorgung. Ehemals wurden aus dem Mund der Wahnsinnigen göttliche Botschaften erwartet. Von den Dementen erwartet man – wie gesagt – nichts. Niemand will an ihnen wahrnehmen, dass sie die Leiden und die Gewalt dieser Gesellschaft auf den Punkt bringen: den Verlust des Gedächtnisses, den Verlust des Du, die Radikalisierung der Singleexistenz, die Einsamkeit und die Zerstörung sozialer Zusammenhänge. Hunderttausende dieser Erinnerungsarmen sind heute in den modernen Kathedralen der Versorgung untergebracht. Ihnen wird gedient, sie werden gepflegt, ihr Zorn wird mit pharmakologischen Gaben besänftigt. Sind diese Versorgungskathedralen Orte, an denen eine religiös entkernte Gesellschaft ihre verweltlichten kultischen Opfer feiert: das Ritual der organisierten Dienstleistung, die als eine Art institutionalisierter Liebe verstanden wird?

Von den Wahnsinnigen, die im Zentrum des religiösen Lebens standen, sind heute die Dementen nachgeblieben, denen die Dienstleistungsopfer dargebracht werden, die aber selber auf eine passive Rolle beschränkt sind. Wer je in der Demenzabteilung eines Heims gewesen ist, kann sich vielleicht an das Gefühl erinnern: Hat das alles nicht etwas von einem kultischen Ort, an dem stählerne Rollwagen mit Opfergaben umhergeschoben werden? Das normale Gespräch ist verstummt, die Priester und ihre Gehilfen verteilen ihre Gaben an Wesen, die wie Statuen auf ihren Rollstühlen oder Sesseln sitzen und das Dargebotene ohne Regung entgegennehmen – oder nicht?

Kurz: Kann man die ganze Versorgungsgeschäftigkeit auch als ein religiöses Ritual sehen, das von opferbereiten

Jüngeren an den altgewordenen und verstummten Greisen vollzogen wird? Kostspielig jedenfalls waren religiöse Rituale schon immer. Dieses religiöse Ritual allerdings übertrifft in der Hinsicht alles bisher Dagewesene. So wären denn die Wahnsinnigen auf verquere Weise zwar einerseits erfolgreich ausgelagert, aber doch zugleich im Zentrum der Gesellschaft.

Aber sind die Menschen mit Demenz denn eigentlich »Wahnsinnige«? Schauen wir uns das Wort Wahnsinn genauer an.

Der Wahnsinn hat im Lateinischen viele Bezeichnungen. Eine davon ist: dementia. Wörtlich übersetzt heißt das: ohne Verstand. Das deutsche Wort »Wahnsinn« bedeutet ganz ähnlich »ohne Sinn«, »leer an Verstand«.[77] Plato unterscheidet im Phaidros zwei Formen von Wahnsinn: den Wahnsinn, der durch menschliche Krankheit bewirkt wird, und den Wahnsinn, der durch göttliche Gabe verursacht ist. Der als »göttlich« gedachte Wahnsinn hebt den Betroffenen aus dem Üblichen heraus. Die »amentia« indessen ist eine Form von Unvernunft, besonders jene, die durch Mangel an Einsicht zustande kommt. Cicero sagt, dementia ist ein Leiden der Seele, der das Licht des Geistes fehlt. Im Kern also sind die Worte »Wahnsinn« und Demenz in ihrer ursprünglichen Bedeutung identisch. Die »Dementen« waren deshalb lange die Wahnsinnigen ganz allgemein, und erst in jüngster Zeit, seit den 80er Jahren des vorigen Jahrhunderts, wird der Begriff auf die Erinnerungsgeschädigten so beschränkt, wie wir es inzwischen gewohnt sind.

Was den Wahnsinn hervorbringt und wie mit ihm umzugehen sei, das hat die Menschen naturgemäß immer bewegt, und sie haben sehr unterschiedliche Antworten darauf gefunden. Die Wahnsinnigen sind – so hat man es oft gesehen – von Göttern oder Dämonen bewohnt oder besessen. Erst unsere Zeit organisiert einen im Wesentlichen technisch-ökonomischen Umgang mit dem Wahnsinn, mit der Demenz zumal. Die Demenz wird nun zu einer neurologischen Degeneration, einer Hirnstörung: Diese sagt nichts über das Individuum oder die Gesellschaft, und deshalb besteht die Antwort auf die Demenz logischerweise in der Entwicklung technischer, medizinischer, pharmakologischer, pflegerischer Verfahren, um die Folgen dieser Hirnstörung einzudämmen. Die Entwicklung solcher Verfahren, die neuerdings durch Prozesse der Automatisierung in der Pflege ergänzt und gewissermaßen vollendet werden, könnte auch verstanden werden als der Versuch, mit allen Mitteln einen Deckel auf dieses beunruhigend wachsende Phänomen Demenz zu setzen. Früher haben die Menschen gefürchtet, dass der Irrsinn aus den Ritzen der Erde heraufdringen kann. Heute wird der Schrecken des Wahnsinns gezähmt, wenn er auf eine Veränderung irgendwelcher Zellen, die man im Computertomogramm sehen kann, reduziert werden kann. Geradezu kreischend muss auf der neurologischen Diagnose bestanden werden, mit der alles über die Demenz gesagt ist, damit niemand auf die Idee kommen kann, das Phänomen der zunehmenden Demenz könne irgendetwas bedeuten. Außer eben einer bedauerlichen Degeneration von Zellen.

Immer haben die Menschen um eine Antwort auf die Frage nach der Bedeutung des Wahnsinns, der Demenz, in all ihren Formen gerungen. Von Göttern und Dämonen war – wie gesagt – die Rede. Von Strafe oder Begnadung. Wir sind die Ersten, die versuchen, Wahnsinn und Demenz in ein Ghetto der Deutungslosigkeit einzuschließen und sie damit auch bedeutungslos zu machen: Demenz sagt uns nichts, sondern ist ein digital sichtbares Phänomen, das vielleicht genetische Auslöser hat. Basta.

Die Wurzeln dieser Entwicklung, an deren Ausläufer wir stehen, bilden sich im 17. Jahrhundert. Bis dahin sind die

Wahnsinnigen Teil der Gesellschaft, der Wahnsinn ist – so Foucault – »ein Erlebnis im Zustand der Freiheit; er bewegt sich ungehemmt, er ist ein Teil des Schauplatzes und der Sprache aller, er ist für jeden eine alltägliche Erfahrung, die man mehr auf die Spitze zu treiben als zu meistern sucht«.[78]

Mitte des 17. Jahrhunderts schlägt das plötzlich um – die Welt des Wahnsinns wird die Welt der Ausgeschlossenen. In ganz Europa entstehen große Internierungshäuser, die nicht nur Irre aufnehmen: »Eingeschlossen werden nun arme Invaliden, alte Leute im Elend, Bettler, hartnäckig Arbeitsscheue, Venerische, Sünder, Libertins aller Art, Leute, denen ihre Familie oder die königliche Obrigkeit eine öffentliche Bestrafung ersparen möchte, verschwenderische Familienväter, Kleriker im Bannbruch, kurz alle, die hinsichtlich der Ordnung, der Vernunft, der Moral und der Gesellschaft Anzeichen von Zerrüttung zu erkennen geben.«[79] Die Häuser, die da entstehen (beispielsweise das *Hôpital général* in Paris), haben keinerlei medizinische Aufgaben; man wird dort nicht aufgenommen, um behandelt zu werden, man tritt in sie ein oder wird in sie eingeliefert, weil man nicht mehr zur Gesellschaft gehört.

Unsere heutigen Pflege- und Demenzabteilungen sind im Grunde eine Fortsetzung dieser Idee. Die direkten emotionalen Beziehungen zwischen den Menschen – von denen die betreuenden Angehörigen allerdings eine Menge zu berichten wissen – erlöschen oder weichen doch weitgehend einer mechanischen Rationalität. Die spontane persönliche Beziehung wird durch kontrollierte Verfahren ersetzt, weil Spontaneität Unsicherheiten produziert und den geordneten Ablauf gefährdet. Die »Ausbürgerung« der Dementen sorgt einerseits dafür, dass ihr Anblick uns nicht ängstigen oder kränken kann. Doch es geht auch um etwas anderes: Es geht um den Versuch, die manchmal aggressiven, die störenden, die schwierigen Dementen durch Verfahren so abzukühlen, dass sie unauffällige Versorgungsfälle werden.

Wahnsinn, so sagt Ludwig Wittgenstein, das ist »ein In-Ohnmacht-Fallen des Verstandes, weil er den Schmerz nicht mehr aushält«.[80] Würde darin auch nur ein Körnchen Wahrheit stecken, dann müsste das Thema Demenz von einem ganz anderen Blickwinkel aus neu verstanden werden. Der Philosoph Schopenhauer hat es ganz ähnlich gesagt: Der Wahnsinn ist das letzte Hilfsmittel der geängstigten Kreatur.[81] Wehe uns, Schopenhauer würde recht behalten!

Es gibt noch einen Aspekt, den man in diesen säkularisierten Zeiten kaum auszusprechen wagt, aber Michel Foucault hat es getan: Christus, so sagt er, hat nicht nur von Mondsüchtigen umgeben sein wollen, sondern »er hat selbst in den Augen aller als ein Dementer gelten wollen, um so in seiner Inkarnation das menschliche Elend des Gefallenseins zu durchlaufen. So wird der Wahnsinn zur äußersten Form, zum letzten Grad des Mensch gewordenen Gottes vor der Erfüllung und der Befreiung vom Kreuz.« Louis Abelly wagte 1664 eine kühne Interpretation, in der Christus und Wahnsinn miteinander verbunden werden: Christus habe zum Ärger der Juden und zum Wahnsinn der Heiden werden wollen. Er habe wie außer seiner selbst erscheinen wollen, wie es im Heiligen Evangelium geschrieben stehe, damit man von ihm glaubte, dass er toll geworden sei. Seine Apostel hätten ihn manchmal als einen Mann betrachtet, der in Wut geraten ist, und er erschien ihnen so, dass sie bezeugen konnten, dass er alle menschliche Schwäche getragen und unsere Zustände der Niedergeschlagenheit geheiligt habe, um sie und ebenso uns zu lehren, dass man Mitleid haben müsse mit denen, die diese Gebrechlichkeiten befallen.[82]

Der Wahnsinn – so sagt Foucault – ist der niedrigste Punkt der Menschheit, dem Gott in seiner Inkarnation zugestimmt hat, wobei er dadurch zeigen wollte, dass es im

Menschen nichts Unmenschliches gibt, was nicht gerettet und erhoben werden könnte. Der tiefste Punkt des Falls sei durch die göttliche Präsenz verherrlicht worden, und diese Lektion lehrte für das 17. Jahrhundert noch jeder Wahnsinn.[83]

Wer würde es heute wagen, die Menschen mit Demenz, die den tiefsten Fall des modernen Menschen vorführen, als jene anzusehen, in denen sich gerade die Menschwerdung Gottes bewährt? Nirgendwo – hätte Louis Abelly wohl gesagt – ist der Glanz des menschgewordenen Gottes eindringlicher erkennbar als an den Menschen, an denen das Menschsein so sichtbar beschädigt ist.

Wo stehen wir heute stattdessen? Wir sind heute gegenüber solchen geradezu ekstatischen Betrachtungen auf die Ebene der Demenztests und der Demenzdiagnosen heruntergekommen, in denen sich nichts mehr findet als ein dürftiger, ein unausweichlicher und platter Determinismus. Wir haben – so sagt Foucault – jetzt die Gewohnheit angenommen, im Wahnsinn einen Fall in den Determinismus zu sehen, in dem sich nacheinander alle Formen der Freiheit auflösen. Was ist das eigentlich, was da im fortgeschrittenen Stadium der Demenz passiert: Ist es so etwas wie die Befreiung von zivilisatorischen Fesselungen? Müssen deshalb so viele Demente fixiert werden, weil sie die Bande der Erziehung, der Sozialisation und der Zivilisierung abgeworfen haben und so die Behandler provozieren, die ihre gewohnten Fesselungen umso deutlicher spüren? Sie arbeiten nicht. Sie beherrschen sich nicht. Sie waschen sich nicht. Sie haben (wahrscheinlich) keine Schuldgefühle. Sie haben keine Termine. Sie haben keine Pflichten. Der Determinismus des Verfalls, den die neurologische Diagnose beschreibt, redet ja zugleich von einer Befreiung von jedem Determinismus. Entsteht da etwa ein für die Vernünftigen bedrohlicher Raum der absoluten Freiheit, der deshalb überwacht und kontrolliert werden muss? Während wir in der Helle des Tageslichts die Dementen waschen, ernähren, anziehen, windeln, kämmen und ihnen die Zähne putzen, haben sie die Tür in Richtung einer nächtlichen Freiheit geöffnet, die bei uns panisches Entsetzen auslöst.[84]

# Ein umherirrendes Traumbild: Das zwiespältige Altersbild der Antike

»Die Jugend ist ewig mir teuer. Das Alter jedoch eine Bürde, noch schwerer als die Felsen des Ätna, es lastet mir auf dem Haupt, es hat mir umdüstert das Augenlicht. Den Reichtum nicht des Persertyrannen, nicht Hände voll Gold erwürbe ich, Jugend, um dich, die du das Köstlichste bist im Reichtum, das Köstlichste auch in der Armut. Das traurige, grausame Alter, ich hasse es. Soll es versinken in Meereswogen – o wäre es niemals in Häuser und Städte der Menschen gedrungen.«

*Euripides*[85]

Gehen wir noch einen Schritt weiter zurück. Kannte die Antike das Thema »Demenz«? Sie kannte den göttlichen und den irdischen Wahnsinn. Sie wechselte zwischen der Klage über das grausame Alter und der Verherrlichung des Alters. Und den Alten konnte es in ihrer Schwäche schlecht gehen, oder sie konnten rückhaltlosen Respekt genießen. Die Griechen schwankten zwischen Ganymed und Tithonos. Ganymed, der bildschöne Jüngling, wurde als Mundschenk von Zeus an die Tafel der Götter geholt – und er war damit dem Alter und dem Tod entrückt. Tithonos entstammte – wie Ganymed – dem troischen Königshaus und betörte wie Ganymed durch seine Schönheit. Eos, die Göttin der Morgenröte, entführte ihn und erflehte von Zeus die Unsterblichkeit für ihn. Sie hatte jedoch vergessen, auch die ewige Jugend für ihn zu erbitten, und so war Tithonos dem körperlichen Verfall ohne Ende ausgeliefert: Während Ganymed in göttlicher Alterslosigkeit existiert, wird der dürre und vertrocknete Tithonos hinter bronzenen Türen verschlossen oder – nach anderer Überlieferung – in eine Zikade verwandelt.

Solon teilt das Leben in zehn Phasen – und die letzte beginnt mit 63 Jahren. Ein 60-Jähriger wird in Rom als senex, als Greis angesehen: Für die griechische und die römische Antike beginnt das Alter früh. Nicht nur in der griechischen Mythologie und Dichtung, auch bei den großen griechischen Philosophen gibt es im Hinblick auf das Alter gegensätzliche Stimmen: Während bei Plato das Alter die Lebensphase ist, in der die geistigen Qualitäten in den Vordergrund rücken und die physischen Gegebenheiten weniger wichtig werden, sieht Aristoteles den Greis negativ: Die Haupteigenschaft des hohen Alters sei Schwäche – Greise sehen schlecht, ihnen fallen die Zähne aus, sie zittern, und sie sind in der Regel schlecht gelaunt, argwöhnisch und mutlos, kleinherzig, knickerig, egoistisch und schamlos. »Sie leben mehr gemäß der Berechnung als nach dem sittlichen Gefühl.«[86]

In Aischylos' Tragödie »Agamemnon« tritt ein Chor auf, der aus alten Männern besteht, denen es wegen ihrer physischen Schwäche verwehrt ist, am ehrenvollen Kriegszug gegen Troia teilzunehmen: »Doch wir, ohne Ruhm mit dem alternden Fleisch von dem Heerzug vorerst zurückgestellt, wir bleiben daheim, kindähnliche Kraft aufstützend dem Stab; denn jugendlich Mark, das sich regt in der Brust tief innen, es ist greisenähnlich; die Kriegskraft, sie bleibt ihm verwehrt. Und wer überbejahrt ist, wenn Fülle des Laubs schon trocknend verwelkt: dreifüßigen Gangs schleicht hin er, ein Kind – nichts Bessres – an Kraft, ein am Tage umherirrendes Traumbild.«[87] Die Alten – und so fängt das Agamemnon-Drama an – sind nicht einmal imstande, die Feuersignale zu begreifen, die den Fall Troias nach Argos melden. Der Chor der Alten weiß auch nicht, was die Rede der Kassandra, die das grauenhafte Schicksal des Atridengeschlechtes vorhersagt, bedeuten soll. Den Alten wird nur noch eine begrenzte Denkfähigkeit zugeschrieben.

Sophokles schreibt als über 90-Jähriger eine Tragödie, die

zur Tragödie des Alters schlechthin wird: Ödipus auf Kolonos. Erst 401 v. Chr., nach dem Tod des Sophokles, wird das Stück aufgeführt. Der schutzsuchende, greise und blinde Ödipus kommt nach Athen, Theseus gewährt ihm Aufnahme. Das Drama handelt vom Sterben und Tod dieses alten Mannes, das von Sophokles spürbar persönlich empfundene Leid des Alters durchzieht diese Tragödie. Das Werk ist – so kann man sagen – von einem ergreifenden Grundton weicher Schwermut geprägt.[88] »Die physischen Schwächen und Qualen des Greises, sein Angewiesensein auf familiäre Unterstützung, das Lebensgefühl des an der Schwelle zum Tode Stehenden, die Einsicht in die Beschränktheit und Bedingtheit menschlicher Eitelkeit« begegnen uns in dieser Alterstragödie des Sophokles.[89] Jenes Sophokles, von dem die Überlieferung sagt, er habe nach dem Sieg über die Perser (Schlacht von Salamis 480 v. Chr.) als Ephebe in nackter Schönheit den Siegesreigen angeführt.

Die griechische Klassik weiß den Rat der Alten zu schätzen, aber die Alten sind von den heroischen Taten schon ausgeschlossen, und das macht sie zu traurigen Gestalten. Die lateinische Gegenposition begegnet uns in dem Philosophen Seneca, dem Lehrer Neros, der von dem Kaiser zum Selbstmord gezwungen wurde. Senecas berühmte Schrift »Über die Kürze des Lebens« (De brevitate vitae) legt das Fundament so: Dem Alter an sich kommt ebenso wenig wie der Zeit ein Wert an sich zu. Es geht darum, wie man die Lebenszeit verbringt: Wir verkürzen das Leben, so Seneca, weil wir die Zeit verschwenden. Das weiße Haar sagt nichts darüber, ob einer lange gelebt hat, sondern nur darüber, dass er lange existiert. Wer sich von den letztlich gleichgültigen Dingen fernhält (zum Beispiel vom Wein- und Liebesgenuss) und sich stattdessen der Weisheit widmet – für den ist gerade das Alter eine fruchtbare Lebenszeit. Allerdings folgt daraus auch, dass man bei klarem Verstand sein muss – ein

Leben, in dem die Geisteskräfte beeinträchtigt sind, hält Seneca für nicht lebenswert.[90] Sein Alter wird ihm deutlich, wenn er auf seinem Landgut vor Rom ist – ein baufälliges Haus, verdorrte Bäume, die Zahnlosigkeit des Sohnes des Hausverwalters. Aber diese Wahrnehmung ist ihm kein Anlass zur Niedergeschlagenheit: »Umarmen wir es (das Alter) und lieben es: Erfüllt ist es von Genuss, wenn du es nur zu nutzen weißt.« Das Alter bringt die Befreiung von Begierden, und er zitiert einen Zeitgenossen, der jeden Tagesschluss mit Wein- und Totenschmaus feierlich beendet: »An jedem Tag brachte er sich zu Grabe« – so sei der nächste Morgen doch stets ein unverhofftes Gottesgeschenk. Und wenn das Leben allzu unerträglich werde, dann gibt es – so Seneca – immer die Möglichkeit, den kurzen, leichten Weg in die Freiheit zu gehen, indem man seinem Leben ein Ende setzt.[91]

Seneca und Paulus sind fast Zeitgenossen. Der eine symbolisiert das Ende, der andere den Anfang einer neuen Ära. Im Christentum nämlich setzt sich ein Altersbild durch, das den Greisen Respekt und Weisheit zollt und Bedeutung für die Jüngeren zuspricht. Gottes Gunst erweist sich schon in der Gewährung eines langen Lebens. An die jüdisch-hebräischen Wurzeln lässt sich anknüpfen – die bedeutende Rolle der alttestamentlichen Väter Abraham, Jakob, Joseph, Elias setzt sich in den Aposteln fort. Hohes Alter galt bald als wichtige Voraussetzung für die Übernahme kirchlicher Ämter, 80-, 90-jährige Bischöfe sind keine Seltenheit. Der senex bonus, der gute Greis, ist dabei nicht der Mann mit materiellem Reichtum, sondern einer, der sich durch gottgefälliges Leben auszeichnet. Klöster boten bald alten Menschen nicht nur in spiritueller, sondern auch in materieller Hinsicht eine Zuflucht. Der Kirchenvater Hieronymus, in unendlich vielen bildlichen Darstellungen ein »idealisierter« Greis, stellt dem körperlichen Verfall im Alter die innere, seelische Stärke gegenüber. »Fast alle Fähigkeiten des Körpers lassen bei den Alten nach; nur die Weisheit wächst; alle anderen Fähigkeiten nehmen ab: Fasten, Schlafen auf nacktem Boden, Hin- und Herlaufen, Aufnahme der Reisenden, Schutz der Armen, Ausdauern beim Stehen im Gebet, Krankenbesuche, Handarbeit, um Almosen gewähren zu können, kurzum: alles, was man mit Hilfe des Körpers vollbringt, wird weniger, wenn die Körperkraft gebrochen ist.«[92]

Die Altersverwirrtheit kommt nicht vor. Auch nicht bei Augustinus, dem Kirchenvater aus dem 5. Jahrhundert: Als Altersmerkmale nennt er gebeugte Glieder, runzlige Haut, graues Haar, allgemeine physische Schwäche, Zahnlosigkeit und damit einhergehend Artikulationsschwierigkeiten. Das Leben des Menschen sei vergleichbar dem der Spinnen, die ihre Netze mit großer Anstrengung spinnen, aber letztlich ohne Ergebnis. So streben die Menschen nach Besitz und Reichtum, zeugen Kinder – aber das alles sind doch nur Spinnweben. Das gute Alter lässt sich nicht von den irdischen Genüssen blenden, sondern zeichnet sich durch christliche Tugenden aus: Weisheit in der Gotteserkenntnis, Frömmigkeit, Keuschheit, Ausrichtung am ewigen Leben, während das misslungene Alter gekennzeichnet sei durch Geschwätzigkeit, Trunksucht, Verdrießlichkeit, Wollust und Vergnügungssucht.[93]

Den Heiden fehle, laut dieser frühchristlichen Literatur, die Gewissheit des Jenseits. Der Heide gibt alles hin, damit er noch ein bisschen lebt, er zittert unaufhörlich wie ein Blatt und will nicht alt werden. »Es ergeht ihm«, so sagt Palladius, der um 400 nach Christus schreibt, »wie den törichten Greisen: Er fürchtet den Tod wie Gott, Gott aber ist ihm die irdische Welt.«[94]

Torheit ist hier – nicht wie Demenz heute – kein Hirnleiden des Alters, sondern ein verfehltes Leben und Denken.

# Kriegskinder und Wachstumsgreise

»Das höchste Glück ist die Persönlichkeit.«
*Johann Wolfgang von Goethe*[95]

Wir haben gesehen, dass die Antike dem Alter Respekt erweist, dass sie aber auch bitter klagt über die Beschwerden, die das Alter mit sich bringt oder bringen kann. Dass die Alten gedankenschwach sein konnten, war den Griechen und Römern der Antike nicht unbekannt, aber Altersverwirrte – das war ganz offensichtlich ein Randphänomen, dem nicht wirklich Beachtung geschenkt wurde. Wir haben auch gesehen, dass vor dem Anbruch der Neuzeit zwischen göttlichem Wahn und schlichter Unvernunft unterschieden wurde. Die Verrückten (und die Alten ohnehin) waren »öffentlich«, und erst mit dem 17. Jahrhundert beginnt ein Prozess der Absonderung und Einschließung. Das Band zwischen Normalität und »Demenz« (wie alle möglichen Formen des Wahnsinns geheißen haben) wird durch Absonderung zerschnitten. Ein Band, das darin bestanden hatte, dass man der »Demenz« eine göttliche, eine religiöse und kulturelle Bedeutung zugestehen konnte. Mit den modernen Zeiten werden die Dementen allmählich zu Abweichlern von der Normalität, die nun nicht mehr nur einfach da sind, sondern weggeschlossen oder diagnostiziert oder behandelt werden müssen.

In ganz groben Strichen gezeichnet, kann man rückblickend sagen: Am Anfang gehören die Verrückten dazu, dann werden sie ausgebürgert. Im 20. Jahrhundert folgt ein weiterer dramatischer Schritt: Sie geraten ins Visier der sozialpolitischen Aufmerksamkeit, sie werden zur behandlungsbedürftigen Teilgruppe. Instrumente und Verfahren werden entwickelt, um die Verrückten, die Wahnsinnigen, die Dementen zu »bewältigen«.

Bewältigung kann auch Gewalt heißen. Im nationalsozialistischen Deutschland werden die Wahnsinnigen, die Schwachsinnigen, die Blödsinnigen, die Gebrechlichen und die Hochaltrigen plötzlich aus der Ecke geholt, angestrahlt und ausgeleuchtet: Fallen sie der Allgemeinheit zur Last? Schaden sie dem gesunden Volkskörper? Sie werden in einer erschreckenden Weise zu einem sozialpolitischen Thema. Sie werden nämlich »Ballastexistenzen«, die den Ordentlichen, den Gesunden, den Normalen das Blut aussaugen. Sie werden zum Kostenfaktor, zu unnützen Essern, zu lebensunwertem Leben.

Man wird das nie vergessen dürfen, dass hier zum ersten Mal die Demenz – auch wenn der Begriff noch nicht diese eingeengte Bedeutung hatte wie heute bei uns – insgesamt zu einer Erfassungs- und Behandlungsaufgabe wird. Der Nationalsozialismus hat vorgeführt, wie mit denen, die ökonomische Störer sind, verfahren werden kann. Aber woher soll der Widerstand gegen die Ausgrenzung heute kommen, wenn neben dem ökonomistischen Verständnis der Welt nichts anderes mehr existiert?

Man erinnere sich: Der einzig teilweise erfolgreiche Widerstand gegen die Verbrechen des Hitlerismus war der Widerstand gegen die Ermordung behinderter Kinder. »Da war Liebe am Werk; Liebe zu denen, die vielleicht zunächst unerwünscht waren, aber dann doch geliebt wurden.« So sieht es Carl Amery.[96] Heute ist die Medizin auf einem Weg, der es immer lückenloser ermöglicht, behindertes Leben im Vorfeld auszumerzen. Einen Aufstand wie gegen die nationalsozialistische Kindereuthanasie wird es – so Carl Amery – mangels eines leibhaftigen Objektes nicht mehr geben.

»Dank der Fortschritte pränataler Diagnostik wird das Drama der Selektion in der Abgeschiedenheit der gynäkologischen Praxen stattfinden, im Einverständnis zwischen dem Arzt und der werdenden Mutter.«[97]

Gegen die Ermordung der erwachsenen Behinderten, der Hochaltrigen und Pflegebedürftigen hat es einen solchen Aufstand im Nationalsozialismus nicht gegeben. Und das ist ein Aspekt, den man sich wird merken müssen. Ein Aspekt, der erschrecken lassen muss. Wo könnten sich Widerstandskräfte bilden, wenn die Dementen als Kostenfaktor in die Diskussion kommen und zur Disposition gestellt würden? Ist das zivilgesellschaftliche Engagement stark genug? Würde die Liebe zu den Menschen mit Demenz stark genug sein?

Carl Amery geht der Frage nach, ob die nationalsozialistische tödliche Selektionsmaschinerie ein einmaliger Vorgang war oder ob sie nur ein Vorspiel bildet. Die Antwort ist nicht ganz eindeutig – aber Amery stellt fest, dass die Selektion weitergeht. Selektiert werde auch heute, im Gesundheitswesen. Die Reichen hätten schon immer entsprechende Vorteile gehabt, aber was das soziale Versicherungswesen an Ungerechtigkeiten abgebaut habe, das werde durch die Kostenlawine der Apparatemedizin wieder in Frage gestellt. »Selektiert wird unter den Alten, und zwar auf vielfältige Weise. Zunächst scheint die moderne Medizin kein wichtigeres Ziel zu haben, als den Sterbetermin so weit wie möglich hinauszuschieben; aber das ist ein sehr mechanisches Kriterium der Menschlichkeit. Selektion beginnt schon bei der Unterbringung und Betreuung der alten Menschen; häusliche Pflege in der Familie wird mehr und mehr zum Ausnahmefall, und viel wird schon dadurch bestimmt, in welchen Asylen, Stiften, Seniorenheimen die Abendjahre verbracht werden oder verbracht werden sollen. Selektiert wird natürlich durch die Zahlungsfähigkeit des Pfleglings und seiner Familie; sie entscheidet über die größere oder geringere Brutalität seiner Behandlung.«[98]

Man wird nicht vergessen dürfen, dass die Gruppe von Menschen, die heute von Demenz betroffen oder bedroht ist, in großen Teilen aus einer Selektionsgesellschaft kommt. Sie sind in ein Milieu hineingeboren worden und haben in diesem Milieu die ersten Lebensjahre verbracht, in dem die Vernichtung »unwerten Lebens« irgendwo in der Nachbarschaft stattfand. Wie tief diese Prägungen sind und ob es solche Prägungen gibt, wissen wir nicht. Wir wissen allerdings, dass viele der heute Älteren geprägt sind von Kriegserfahrungen, Flucht, Hunger, Bombenangriffen.[99] Viele haben zum Beispiel die Kinderlandverschickung (KLV) als Kinder und Jugendliche über sich ergehen lassen müssen – und haben sie als Abschiebung oder als Verrat der Eltern erfahren. Sie haben ihre Erfahrungen mit Disziplinierung, Unterdrückung und brutaler Härte gemacht. »Hart wie Kruppstahl« – Hitlers Erziehungskonzept – ist die Devise gewesen, mit der viele aufgewachsen sind, und diese Prägung, die den Starken erhebt und den Schwachen verachtet, hat viele in das Leben begleitet. Die Menschen, die heute mit Demenz leben, kommen – das darf nicht vergessen werden – aus einer Disziplinargesellschaft, deren Wurzeln bis in den Wilhelminismus zurückreichen und die im Nationalsozialismus ihre zuschlagende Gewalt entfaltet und nach der Devise gelebt und regiert hat: »Du sollst nicht fühlen!« Du sollst funktionieren, aber nicht empfinden. Niemand scheint danach zu fragen, ob die Demenz, wie sie uns heute entgegentritt, auch etwas damit zu tun haben könnte, dass die nachlassende Kontrolle des Verstandes die Schleusen in eine verbotene Gefühlswelt öffnet, die nun allerdings nicht wie ein schöner Garten der Gefühle aussieht, sondern eher ein Gefühlschaos ist.

Die Hochaltrigen, die Menschen mit Demenz, sind also

häufig mit schweren Belastungen auf den Weg gekommen – ganz abgesehen davon, dass es Täter- und Opfergeschichte, dass es Täter- und Opferfamilien gegeben hat. Ein versorgender Umgang mit den Betroffenen, der diese manchmal traumatischen Ausgangslagen nicht berücksichtigt und diese Betroffenen stattdessen mit einer perfekten, aber entgeschichtlichten Pflege überzieht, mag sie vielleicht satt und sauber machen. Doch wenn sie die gegenwärtige Demenz nicht jedenfalls ansatzweise an die Lebensgeschichte zurückbindet, wird es schwerfallen zu verstehen, was da vorgeht. So droht dann schließlich die Gefahr, dass eine demente Pflege auf demente Pflegebedürftige trifft …

Demenz heute: Da handelt es sich – um noch einmal daran zu erinnern – um Kriegserfahrene und Kriegskinder. Zugleich ist die Lebensgeschichte dieser Menschen dadurch gekennzeichnet, dass sie in Trümmern aufgewachsen sind, dass sie in die entstehende Wohlstandsgesellschaft hineingewachsen sind, dass aber genau diese Wohlstandsgesellschaft auch traditionelle Lebensformen in Schutt und Asche gelegt hat. Während aus den Trümmerlandschaften der Nachkriegszeit eine Wachstumsgesellschaft entstand, ist Stück für Stück alles fragwürdig geworden, was bis dahin als feststehend galt: Beziehungen wurden labiler, Lebensläufe individualisierten sich, berufliche Tätigkeiten verloren alles Gewohnte und gerieten unter die Devise des Lifelong Learning. Kirchliche Bindungen, nachbarschaftliche Milieus, gewohnte Erziehungsformen – alles zerbröckelte und wich einer unüberschaubaren Beliebigkeit und Vielfalt. Darin war Verlust und Befreiung, aber die Befreiungen haben für viele bedeutet, dass Unsicherheiten zunahmen, dass Orientierungslosigkeit zur Grundmelodie des Lebens wurde. Die Regellosigkeit wurde zur einzigen Regel. Das haben viele nicht verstanden, nicht verkraftet, nicht verarbeitet. Es ist meines Erachtens merkwürdig, dass dies systematisch übersehen wird: dass wir es bei den Hochaltrigen heute mit einer Generation zu tun haben, die Modernisierungsschübe erlebt hat wie kaum eine zuvor. Sie hat diese Modernisierung vor allem als Wachstum wahrgenommen und genossen: Die meisten haben im Lauf der Jahre immer mehr verdient, haben mehr Quadratmeter bewohnt, haben mehr Ferientage gehabt, sind mehr gereist, haben mehr besessen, haben mehr verbraucht. Einerseits haben sie also – anders als ihre Eltern und Großeltern – in einer langen Phase der Kriegslosigkeit gelebt, in der DDR ebenso wie in der Bundesrepublik. Andererseits haben sie einen sozialen Aufstieg erlebt, der in der DDR dürftiger ausfiel, aber doch auch dort Wachstums- und Modernisierungsschübe einschloss. In hohem Alter, zum Ende ihres Lebens hin, können sie die Botschaft nicht überhören, dass diese Wachstumsgesellschaft in die Krise geraten ist – und dass sie in gewisser Weise auf Kosten der kommenden Generationen gelebt haben. Sie haben die Folgen eines riskanten und exzessiven Lebensstils auf die nächsten Generationen verschieben können. Die lebensstolze Devise »Das haben wir alles aufgebaut!« wird zum Ende dieses Lebens ein Bumerang. Dessen Inschrift heißt nun: »Das habt ihr alles angerichtet!«

Die Lebensbilanz vieler Menschen, die heute alt sind, ist zumindest ambivalent. Viele schauen auf Familien, die nur noch ein Trümmerfeld sind. Wenn sie es sehen wollen, erkennen sie zudem eine krisenhafte Gesellschaft, in der Sicherheiten brüchig werden. Sie verstehen das, was in dieser Gesellschaft vorgeht, immer weniger. Ihre Erfahrung zählt nicht, sie kommen in der automatisierten, hochgradig beschleunigten Lebenswelt immer weniger zurecht. Muss man da nicht besser verrückt werden? Ist da Demenz nicht ein naheliegender Rückzug aus einem Leben, das man – genau betrachtet – nicht mehr führen kann?

# Pressemeldung: Für ein freiwilliges Ende des Lebens?[100]

»Besser offene Barbarei als heimliche Sterbehilfe.«

*Walburg de Jong,*
*professionelle Sterbehelferin, Niederlande*[101]

In den Niederlanden wird Sterbehilfe auch an schwer demenzkranken Patienten vollzogen, wie ein Vorfall aus dem Jahr 2011 zeigt, der einen wichtigen Einschnitt in der Praxis der Euthanasie markiert. Es handele sich um »eine wichtige Etappe«, sagte eine Sprecherin der niederländischen Gesellschaft für ein freiwilliges Lebensende (NVVE). Bisher sei Sterbehilfe nur bei solchen Patienten genehmigt worden, die sich noch im frühen Stadium der Demenz befanden.

Die Debatte um Euthanasie wird künftig in Europa wahrscheinlich heftig geführt werden. In den Niederlanden wird selbstverständlich jeder Zusammenhang mit dem nationalsozialistischen Euthanasieprogramm strikt abgelehnt. Verwiesen wird auf die grundsätzliche Freiwilligkeit und von Gremien festgestellte Zustimmung der Getöteten. Gehört diese Sterbehilfe zu einem »modernen« Leben und einem »modernen« Staat, der die Entscheidung von Bürgerinnen und Bürgern, ihrem Leben ein Ende zu setzen als Dienstleistung des Sozialstaates in sein Programm der Daseinsfürsorge aufnehmen muss? Die Tötung von Menschen im fortgeschrittenen Stadium der Demenz setzt völlig neue Akzente. Es kann keine Zustimmung der Betroffenen zum Zeitpunkt ihrer Euthanasie geben. Man muss sich auf ein früheres Stadium der Willensbildung beziehen. Ist das nun der logische Endpunkt einer Entwicklung, in dem die Menschen ihr Leben zu planen gelernt haben und nun auch folgerichtig ihr Lebensende planen? Was ist aber mit dem mutmaßlichen Willen, der vielleicht fünf Jahre vor dem Akt der Tötung formuliert worden ist? Carl Schneider, Chefarzt in Bethel, lehnt 1931 die Euthanasie ab. »Der ärztliche Beruf wäre dann nicht nur ein Helfer-, sondern auch ein Henkerstand.« Er wird wenige Jahre später diesem Henkerstand angehören. Die Grenze zwischen Hilfe und Entsorgung – die wird man sehr genau im Auge behalten müssen.[102] Was passiert denn, wenn sich in den Betroffenen die Idee durchsetzt, dass sie ja nur zur Last fallen und ihre Zustimmung zur Entsorgung nichts anderes ist als eine Bereitschaft, die ökonomischen Imperative zu akzeptieren und als freiwillig auszugeben, was doch gesellschaftlichem Druck entspringt?

Die Niederlande haben am 1. April 2002 als erstes Land weltweit die Sterbehilfe legalisiert. Die Euthanasie ist allerdings nur dann erlaubt, wenn der Patient den Antrag dafür bei vollem Bewusstsein stellt und unter einer unheilbaren Krankheit und unerträglichen Schmerzen leidet. Jeder Fall muss einzeln von einer Kommission geprüft und genehmigt werden.

In der Pressemeldung heißt es weiter:

Nach Angaben von NVVE litt die bereits im März verstorbene 64-jährige Patientin an Alzheimer im fortgeschrittenen Stadium. Sie war vor vielen Jahren erkrankt und äußerte seitdem wiederholt den Wunsch nach Sterbehilfe. Die Genehmigung der Sterbehilfe für die Frau sei eine Botschaft an Ärzte, die schwer demenzkranken Patienten Sterbehilfe verweigerten, obwohl sie dies zuvor ausdrücklich verlangt hatten, erklärte NVVE.

Die 64 Jahre alte Frau, die getötet wurde, litt unter einer weit fortgeschrittenen Demenz. Sie war in den Jahren zuvor eine aktive Verfechterin weitgehender Formen von Tötung auf Verlangen gewesen und hatte, nachdem sie ihre Diagnose kannte, aber einwilligungsfähig war, eine Patientenverfügung verfasst, die den Arzt aufforderte, sie im Rahmen des Euthanasie-Gesetzes zu töten, wenn ihre Krankheit weit fortgeschritten sein würde. Das ist im März 2011 geschehen. Die Familie war den niederländischen Medienberichten zufolge mit dieser Form der Sterbehilfe einverstanden.

Es trifft allerdings nicht zu – so kommentiert Peter Wißmann, Leiter der Demenz-Support Stuttgart, das Geschehen –, wie jetzt in manchen Medien berichtet, dass das der erste Fall von »Euthanasie« an einem dementen Menschen in den Niederlanden gewesen wäre. Die vorangegangenen Fälle machen allerdings deutlich, wie drastisch die Entwicklung in diesem Bereich verläuft.

»Bereits 1999 hatten Ärzte des ›Twents Psychiatric Hospital‹ einem 71 Jahre alten Mann, der seit vier Jahren unter einer Multi-Infarkt-Demenz gelitten haben soll, zum Tod verholfen. Damals war allerdings das Euthanasie-Gesetz in seiner jetzigen Form noch nicht in Kraft. Die Ärzte der Klinik hatten ein Protokoll entwickelt, das nach Anhörung einer unabhängigen Kommission, mehrerer Klinikärzte sowie eines externen Psychiaters ermöglichte, dass dem Patienten zu Hause von seinem Arzt ein hochdosierter Barbiturat-Trank gereicht wurde, den er selbst austrank. Rechtlich gesehen dürfte es sich also eher um einen ärztlich assistierten Suizid gehandelt haben.

2004 (zu diesem Zeitpunkt war das Euthanasie-Gesetz seit zwei Jahren in Kraft) wurde dann das erste Mal bei einem Patienten, bei dem Alzheimer diagnostiziert worden war, Tötung auf Verlangen geleistet. Der im Jahresbericht der Euthanasie-Kommissionen von 2005 veröffentlichte Fall bewegte die Öffentlichkeit. Umstritten war vor allem, ob der 65-jährige Mann tatsächlich, wie es das Gesetz verlangte,

›unerträglich gelitten‹ habe. Gutachter waren hier zu unterschiedlichen Auffassungen gekommen.«[103]

In den folgenden Jahren haben sich die Fälle von an Demenz erkrankten Menschen, die sich durch Ärzte töten ließen, gehäuft. Im Jahresbericht 2010, der im August 2011 veröffentlicht wurde, werden 25 Fälle von Euthanasie an dementen Menschen im Jahre 2009 erwähnt, die nach dem Gesetz durchgeführt wurden (2008 waren es noch »vereinzelte Fälle«, 2009 wurden zwölf Fälle von Euthanasie bei Demenz gemeldet).

Einen dieser Fälle beschreiben die Euthanasiekommissionen in ihrem Jahresbericht 2010 so:

»Bei einem Patienten im Alter von 70 bis 80 Jahren war die Alzheimer-Krankheit diagnostiziert worden. Wiederholte neurologische und neuropsychologische Untersuchungen hatten ergeben, dass der Patient seit 2004 an einem langsam fortschreitenden Demenzsyndrom mit klinischen Alzheimersymptomen erkrankt war. Der Patient litt unerträglich unter der Tatsache, dass ihm der Alltag und sein Leben zu entgleiten begannen, und unter der Aussicht, dass der Verfall immer weiter fortschreiten würde. Dieser Verfall, das Fehlen einer Zukunftsperspektive und der Kontrollverlust waren ihm unerträglich. Viereinhalb Monate vor seinem Tod hatte der Patient den Arzt zum ersten Mal konkret um Sterbehilfe gebeten. Diese Bitte hatte er danach vielfach wiederholt. Bereits zuvor, als bei ihm Demenz diagnostiziert worden war, hatte er mit dem Arzt über die Möglichkeit der Sterbehilfe gesprochen. Auch mit seiner Frau und seinen Kindern hatte er häufig über seinen Wunsch nach Sterbehilfe gesprochen; er hatte seit etwa einem Jahr ernsthaft über diese Möglichkeit nachgedacht. Es lag eine schriftliche Patientenverfügung vor. Vor der gesetzlich vorgeschriebenen Hinzuziehung eines unabhängigen Konsiliararztes hatte sich der Arzt bereits mit Sachverständigen –

dem behandelnden Neurologen sowie einem Psychiater – in Verbindung gesetzt. Als Konsiliararzt zog der behandelnde Arzt einen unabhängigen Hausarztkollegen, der auch SCEN-Arzt ist, hinzu. Der Psychiater sah den Patienten erstmals fünf Monate vor dessen Tod. Danach kam es noch zu verschiedenen weiteren Kontakten.«

Der jetzt in die Medien geratene Fall unterscheidet sich von den bisherigen Demenz-Euthanasie-Fällen dadurch, dass die getötete Frau zum Zeitpunkt des ärztlichen Handelns nicht mehr einwilligungsfähig war und der Eingriff mithin auf Grundlage einer zuvor verfassten schriftlichen Erklärung erfolgte. Eine solche Möglichkeit sieht das Euthanasie-Gesetz allerdings auch vor.

»Oma denkt, sie ist 55, und damit geht es ihr gut.«[104]

Die Enkelin ist 28 Jahre alt und an der Pflege ihrer dementen Großmutter beteiligt. Die Großmutter hat immer im Zentrum der Familie gestanden. Dass dies nun nicht mehr geht, kränkt sie. Das führt zu dem Satz: »Ich bin nur noch eine Last.«

Dieser Satz fällt in Pflegeheimen und in der familialen Pflege – ja selbst in der professionell betreuenden Versorgung – fast jedem Betroffenen aus dem Mund, solange sie oder er den Verstand beisammen hat.[105] Er ist doch wohl Ausdruck für die Tatsache, dass die Alten genau wissen, wo sie stehen. Sie sehen sich als das, was ihnen der stille Konsens nahelegt: als nutzlose Esser, Kostgänger, Parasiteure. Das ist in dieser Weise neu. Früher, als in Japan die greise Mutter von ihrem Sohn auf einen Berg getragen wurde, um dort ausgesetzt zu werden, und bei den sibirischen Jakuten der Sohn den alten Vater mit einem Speerstich durch die Zeltwand tötete (und der Vater hatte sich die Speerspitze auf die Brust gesetzt), verließen die Alten manchmal freiwillig, manchmal gezwungen die Familiengruppe, um das Überleben der Gruppe in Zeiten knapper Nahrung nicht zu gefährden.[106] Ansonsten gibt es eine lange Tradition des Respektes vor den Alten, der sich aus ihrer Erfahrungsweisheit ebenso nährte wie aus der ehrfurchtheischenden Idee, dass sie den Ahnen, die man verehrte, sehr nahe gerückt waren. Am selbstverständlichen Recht, am Leben der Gruppe, am Essen, an der schutzbietenden Wohnstatt teilzuhaben, mussten die Alten nicht zweifeln. Sie fielen vielleicht zur Last, aber ihre Existenz war gottgegeben, hatte ihre Verankerung in einem Jenseits – wie unterschiedlich dies auch immer aussehen konnte.

Das ist heute anders. Bei uns müsste niemand aus dem Leben scheiden, weil er das Überleben der Gruppe gefährdet. Aber in eine Gesellschaft, in der immer mehr Alte leben, in eine Gesellschaft, in der »das Leben« aus jeder metaphysischen Verankerung gerissen ist, schleicht sich der Maßstab der Nützlichkeit fast zwingend in die Köpfe. Wenn der Respekt vor der Würde des Alters, wenn die Abhängigkeit von der Erfahrungsweisheit der Alten, wenn die Ehrfurcht vor den schon fast Jenseitigen ausradiert ist, dann können die Alten leicht zur Last werden: zur Last für die Familie, den Gesundheitsetat, die Modernität. Die Alten haben das begriffen und verstehen sich deshalb als Last. Es gibt nichts mehr, worauf man rekurrieren könnte, was der Gesellschaft ein ethisches Korsett verleihen könnte.

Die Euthanasie an Menschen mit Demenz: Sie erwächst aus der Selbstverwerfung von Menschen, die einem Leben, das nicht mehr souverän ist, nichts zutraut und nichts abgewinnen kann. Es gibt keine gültigen religiösen oder kulturellen Argumente mehr, die gegen eine solche gewünschte Euthanasie vorgebracht werden könnten. Die Kirchen befinden sich da in einer Defensivposition, ihre Argumente will kaum noch jemand hören. Sosehr man die Wünsche und Entscheidungen der Betroffenen wird respektieren müssen, so sehr öffnet sich Zentimeter für Zentimeter die Tür in eine Lebenswelt, in der Anfang und Ende des Lebens unter die Herrschaft der Planung geraten. Der Mensch wird ein Produkt, das unter medizinischer Kontrolle hergestellt und unter medizinischer Kontrolle entsorgt wird.

Mit einem Fonds der Deutschen Bank kann man wetten, wie lange Menschen noch leben. Der Fonds nennt sich db Kompass Life 3. Die Deutsche Bank hat mit diesem Fonds 700 Millionen Euro bei Kleinanlegern eingesammelt. Normalerweise kaufen solche Fonds Lebensversicherungen auf, um im Todesfall die Versicherungssumme zu kassieren.

Beim Kompass Life 3 ging die Deutsche Bank weiter: Sie kaufte keine echten Policen mehr. Stattdessen bot sie den Anlegern eine Art Wette auf die Restlebensdauer von rund 500 Personen an, die von einer »Tracking Company« regelmäßig kontaktiert werden.

Das Produkt basiert auf komplexen versicherungsmathematischen Modellen, doch es funktioniert nach einem einfachen Prinzip: Je früher die sogenannten Referenzpersonen des Fonds sterben, desto höher ist der Gewinn für die Anleger. In einem Prospekt kann man an Balkendiagrammen und Tabellen erkennen, wie viele Männer und Frauen dabei sind und aus welchen US-Bundesstaaten sie stammen. Die Referenzgruppe stellt regelmäßig ihre Gesundheitsdaten zur Verfügung. Auf deren Basis wird ihre verbleibende Lebensdauer errechnet.[107]

Drängt sich da nicht der Gedanke an ein Joint Venture von Deutscher Bank und niederländischer NVVE auf?

# Digitale Demenz: Burn-out im Alter

»Dass ich so gesund bin, verdanke ich dem Umstand, nach meinem fünfzigsten Geburtstag kein Medikament genommen zu haben.«

*Hans-Georg Gadamer, Philosoph*
*kurz vor seinem hundertsten Geburtstag*[108]

Wollten wir unser Zeitalter auf den Punkt zu bringen versuchen, dann könnte man dazu zwei Geschichten in Erinnerung rufen: einerseits das Märchen vom »kleinen Prinzen«, das Antoine de Saint-Exupéry erzählt, und andererseits Franz Kafkas Anti-Märchen: »Der Prozess«.[109] Der kleine Prinz ist ein Protagonist tiefer Humanität, der von einem anderen Planeten kommt und auf der Erde nach Sinn sucht. Er scheitert, er stirbt, aber der Fußabdruck seiner Sinnsuche bleibt. In Kafkas Prozess werden alle unsere Ängste und Entfremdungen auf den Begriff gebracht. Ein Mann wird morgens noch vor dem Frühstück in seinem Zimmer verhaftet; er erfährt nicht, warum, und wird es nie erfahren. Kafka entfaltet das Bild eines Verwaltungsklimas, das in der endlosen Anhäufung von Papieren besteht – sinnlos, beängstigend. Die Wächter, die Josef K. verhaftet haben, gestatten ihm, zur Bank zu gehen, wo er arbeitet. Wichtig aber sei, so schärfen sie ihm ein, dass er keinen Augenblick vergesse, dass er verhaftet sei. Der verhaftete Joseph K. fragt nach vielen Verhören und Prozeduren, welchen Sinn das alles haben solle. »Sie wollen einen Sinn und führen dieses Sinnloseste auf, das es gibt.« Die Wächter antworten, sie seien niedrige Angestellte, die mit seiner Sache nichts anderes zu tun hätten, als dass sie zehn Stunden täglich bei ihm Wache halten und dafür bezahlt werden. Und sie fahren fort, es gebe darin keinen Irrtum, ihre Behörde werde von der Schuld angezogen. Es ist – so könnte man schließen – alles sinnlos, aber irrtumsfrei.[110]

Das ist eine Grunderfahrung, die die Zeitgenossen machen: Die Prozesse verlaufen perfekt organisiert, aber ihr Sinn ist fast nie erkennbar. Die Suche nach Sinn – die den kleinen Prinzen treibt – ist in der modernen Welt, die sich bei Kafka entfaltet, überflüssig geworden. Fast wird es zur Frechheit, zur Aufsässigkeit, wenn auf der Frage nach Sinn bestanden wird.

Wenn die Störungen, unter denen die Menschen leiden, so deutlich zunehmen, dann dürfte das auch zusammenhängen mit der grundsätzlichen Erfahrung, dass kein Sinn mehr ausgemacht werden kann, aber die Prozesse, in denen wir drinstecken, routiniert und reibungslos funktionieren. Wenn wir dem kleinen Prinzen folgen wollen, dann dürfen wir die Frage nach dem Sinn nicht aufgeben, niemals, auch wenn wir keine Antwort bekommen. Warum gibt es die Demenz? Was können wir in den Handlungen und Äußerungen der Menschen mit Demenz erkennen? Wenn wir diese Frage aufgeben, dann sind wir in Kafkas Prozess, dann geht es nur noch um die Optimierung von Prozessen. Versuchen wir, das an einem Beispiel deutlich zu machen:

Bis zu 71 % der sondenernährten Demenz-Patienten werden mechanisch fixiert, um zu verhindern, dass die Sonde abgerissen wird.[111] Fakt ist also, dass man im fortgeschrittenen Zustand der Demenz die Aussicht hat, nicht nur zwangsweise ernährt, sondern auch mit Gurten festgebunden zu werden. Normalerweise würde man sagen: Das ist Folter. Kein Pflegender wird sich als Folterknecht sehen, und natürlich sind sie auch keine Folterknechte. Aber wir sind in eine Situation geraten, in der uns andere Antworten nicht zur Verfügung stehen. »Lasst sie sterben, wenn sie nicht essen wollen und sich die Sonde abreißen.« Manche werden finden, dass dies die »natürliche« Reaktion wäre. Es ist in Wirklichkeit ein unlösbares Dilemma: Da wir den Umgang mit Menschen, die sich dem Lebensende nähern, immer mehr in Verfahren verlegt haben (Kafka lässt grüßen!), können wir der Person immer weniger gerecht werden. Da wir immer mehr Strukturen an die Stelle der persönlichen Verantwortung setzen, wird der letzte Lebensabschnitt der Menschen mit Demenz unter der Hand zur Todesverwaltung. Die Tätlichkeit der Menschen mit Demenz, die dem Anreichenden den Teller aus der Hand schlagen, kann gar nicht verstanden werden als die Aufforderung: »Lass mich in Ruhe!« Es gibt da geradezu ein Sprechverbot. Wir antworten mit Verfahren, zum Beispiel mit der Ernährungssonde, auf die Mitteilung: »Ich will nicht!« Es ist notwendig, diese Mitteilung zu überhören und zu ignorieren. Aber was geschieht da? Da wir moralisch völlig hilflos und verlassen sind, weil wir nicht mehr wissen können, was richtig und was falsch ist, darum retten wir uns in technische Verfahren, in denen die handelnden Menschen zu Anhängseln werden.

Darum muss Demenz eine Krankheit sein, weil sie dann Diagnosen, Verfahren, Behandlungen erfordert im Interesse des Patienten, auch wenn der etwas ganz anderes zu erkennen gibt. Redet man von Krankheit, dann sind die Verfahren gerechtfertigt und notwendig.

Es gibt eine bemerkenswerte Parallele, und zwar zwischen ADHS und Demenz: In beiden Fällen springt die gesellschaftliche Verankerung des Phänomens ins Gesicht, in beiden Fällen wird mit Vehemenz auf dem Begriff Krankheit beharrt, in beiden Fällen wird mit Pharmazeutika auf ein soziales Phänomen reagiert, weil man es nur so beruhigt an Verfahrenstechnik abgeben kann. Sonst müsste man ja darüber nachdenken, was eigentlich falsch läuft. Was kann man beobachten? Eine beunruhigende Denkstörung, die uns heute gleichzeitig in der Jugend und im Alter begegnet. Im ersten Fall heißt diese Denkstörung ADHS, im zweiten Fall Demenz. Denken bindet: Es schiebt Reize und Impulse so ineinander, »dass sie sich zu inneren beharrlichen Gestalten verbinden, statt bloß Unruhe stiftend durchs Nervensystem zu vagabundieren ... Erst die Aufmerksamkeitsgemeinschaft eröffnet diesen Raum.« So schreibt Christoph Türcke über das Phänomen ADHS (Aufmerksamkeitsdefizit-/Hyperaktivitätsstörung), das bei Kindern dramatische Ausmaße angenommen hat. Jedes sechste Kind ist hierzulande nach vorsichtigen Schätzungen betroffen.[112] Wir leben in einer Aufmerksamkeitsdefizitkultur, deren Wahrzeichen – so Türcke – die *konzentrierte Zerstreuung* ist. Milliarden winziger audiovisueller Schocks konzentrieren die menschliche Aufmerksamkeit auf etwas, was sie zermürbt. Diese Dynamik beginnt, unsere gesamte Kultur zu durchdringen. ADHS – und man darf Christoph Türcke ergänzen, indem man versuchsweise die Demenz hinzunimmt – ist nur eine Ouvertüre, ein Anfang, eine Einstimmung, Ankündigung, Vorwegnahme dessen, was kommt. »Eine technisch perfektionierte audiovisuelle Maschinerie läuft rund um die Uhr, wiederholt unablässig die Ausstrahlung ihrer aufmerksamkeitserheischenden Impulse, aber sie wiederholt nicht mehr jene Art von Bewegungsabläufen, die sich zu Ritualen und Gewohnheitsabläufen sedimentieren.«[113] Das läuft ab ohne Schmerz, ohne Müdigkeit, ohne Wunsch und ohne Ziel. Türcke vertritt die Auffassung, dass die Wiederholung, die Ritualisierung eine in der Menschheitsgeschichte früh entstandene Form der Deeskalierung, der Sedimentierung, der Beruhigung traumatischer Erlebnisse war. Ritualisierung war das Gefäß, in das die Traumata gegossen und entgiftet werden konnten. Die technische Einbildungskraft aber wendet sich nun gegen die menschliche Einbildungskraft und geht den Weg rückwärts.

Aufmerksamkeitsdefizit-/Hyperaktivitätsstörung (ADHS), das klingt – so Türcke – wie die prägnante Diagnose einer Krankheit, ist aber bloß ein Hilfswort für Unverstandenes.[114] ADHS-Studien laufen auf Hochtouren, aber es kommt kaum etwas dabei heraus. Auch das kann man exakt so über Demenz sagen. Je genauer die Experten das Phänomen unter die Lupe nehmen, je mehr es in Faktoren zerlegt wird, desto deutlicher weist es von sich weg und über sich hinaus. ADHS verweist auf eine Aufmerksamkeitsdefizitkultur, Demenz verweist auf die Kultur der Erinnerungslosigkeit, Demenz – das ist die fleischgewordene Löschtaste. Menschliche Aufmerksamkeit stellt sich als verlierbares Gut heraus – die Demenz ist die graue Variante zu ADHS. Im einen Fall wird Ritalin gegeben, im anderen ein Antidementivum, weil man sich um die Frage nach dem Warum so am bequemsten herumdrücken kann. Die Lehrenden und die Pflegenden stehen in gleicher Weise mit den ihnen Anvertrauten vor unlösbaren Problemen, auch deshalb, weil alle alten Formen – Türcke spricht von Ritualen – Traumata auffingen und sie entgifteten.

Im Blick auf ADHS werden alle möglichen Ursachen erwogen: genetische Dispositionen, Hirnstörungen, psychotische Disposition, zerrüttete Familienverhältnisse, niedriger Sozialstatus, prinzipienlose Erziehung, zu viel Fernsehen.

Die Zahl der hyperaktiven Kinder und Jugendlichen steigt, die Zahl der Dementen steigt auch. Der Hirnforscher Gerald Hüther sagt: Das Problem der ADHS-Kinder sei weder eine Aufmerksamkeitsstörung noch ein gestörter Hirnstoffwechsel, sondern eine mangelnde Sozialisationserfahrung. Hüther warnt auch vor einer Ruhigstellung der Kinder durch Pillen.[115] Wird ADHS zum Beispiel als eine Stoffwechselstörung aufgefasst, dann sind die Eltern entlastet. Dann kann es nicht an der Erziehung liegen, wenn das eigene Kind nicht funktioniert wie gewünscht. Der Kinderpsychiater Leon Eisenberg gilt als der Erfinder von ADHS, er ist 2009 gestorben. In einem letzten Interview sagte er: ADHS ist ein Paradebeispiel für eine fabrizierte Erkrankung. ADHS sei nicht genetisch bedingt, sondern sei eine konstruierte Krankheit.[116]

Es ist entlastend, wenn ADHS als genetisch bedingte oder durch eine Stoffwechselstörung hervorgerufene Krankheit definiert wird. Auf ganz ähnliche Weise ist es entlastend, wenn man die Demenz in eine aus dem Körper kommende neurologische Erkrankung entschärfen kann.

Wenn man soziale Auslöser ausschließt, dann muss man nicht mehr nach Ursache und Sinn des Phänomens fragen. Zukunftsträchtiger wäre, man würde es wagen, ADHS und Demenz zumindest auch als Antwort auf eine Drucklage zu begreifen, in der man nicht mehr anders kann, als verrückt zu werden. Ausgebrannt. Burn-out.[117]

Zwischen ADHS der Kinder und der Demenz der Alten schieben sich entsprechende Phänomene bei den Erwachsenen: Depressionen, Burn-out-Phänomene, aber auch das neue »Krankheits«-Bild COS (cognitive overflow syndrome). COS ist die Variante von ADHS bei Erwachsenen. Es findet eine Zerstörung der Aufmerksamkeit statt. Aufmerksamkeit wird in der digitalen Welt immer mehr auf eine Funktion des Konsums beschränkt.[118] In das Leben der Individuen – ob Kinder, Erwachsene oder Alte – kriecht so etwas wie eine digitale Demenz. Die Demenz bricht aus den Ghettos, in die sie gesperrt wurde, aus und wird zum allgemeinen Phänomen.

# Demenzpflege: Gehen wir in die falsche Richtung?

»John McKnight hat zu Recht ›care‹ die häßliche Maske der Liebe genannt ... Care ist zur Ware geworden. Wenn jemand sagt: Ich schulde dieser Person ›care‹, dann sagt er: Ich werde jene Ware herstellen, machen, produzieren, die auch ein ordentlicher Professioneller in diesem Fall anzubieten hätte ... Ich halte die professionelle Fürsorge für unvermeidlich entmündigend.«

*Ivan Illich*[119]

# Die Robbe PARO

»In dem Pflegeheim, von dem ich rede, ist jeder zweite Pfleger ein Ausländer und spricht kaum Deutsch. Wir haben einen schwarzen Afrikaner, so wie ich ein weißer Europäer bin. Und wir haben 90-jährige Frauen, die sollen sich intim von so einem Menschen pflegen lassen. Die haben erst mal einen Schock.«

*Barbara Scheel, Ehefrau des ehemaligen Bundespräsidenten Walter Scheel*[120]

Gerade lese ich in der Zeitung von der Robbe PARO. Man sieht einen alten Mann, der diese Robbe PARO im Arm hält. Ich lese: Die Robbe schüttelt sich, sie rüttelt sich, sie schmiegt sich an und macht ganz große Augen. PARO, die Babyrobbe, ist ein Plüsch-Roboter, der einsamen alten Menschen als Freund und Motivator angedient wird. Die Robbe reagiert auf Bewegung und kann bis zu sieben Personen an der Stimme erkennen.[121] Über die Robbe wird in der Fachzeitschrift Altenpflege berichtet: Sie nennt PARO »eine Robbe für gewisse Stunden«, spricht von dem niedlichen weißen Etwas, das die Bewohner begleitet. 57 Zentimeter lang und gut 2,5 kg schwer ist das therapeutische Tier. Es ist einem echten Robbenbaby nachempfunden und mit Funktionen ausgestattet, die dazu einladen, mit ihm in Beziehung zu treten: Die kleine Robbe wendet ihren Kopf nach Stimmen, blinkert mit den Augen, reagiert auf ihren Namen und weist aufgrund von Helligkeitssensoren einen Tag- und Nachtrhythmus auf. Dank eingebauter Sensoren bedankt sie sich für angenehmen Umgang mit freundlichem Fiepen, während sie grobe Behandlung mit leichten Unmutslauten quittiert. Damit wirkt das Kuscheltier fast wie ein echtes Lebewesen.[122]

Wir sind Zeitgenossen einer hemmungslosen Infantilisierung des Alters, die sich durchsetzen kann, weil das Eigene abgedankt hat. Vielleicht geht es ja nicht anders, vielleicht tut es den dementen Alten gut, eine Plüschrobbe im Arm zu halten, aber es ist dennoch ein Trauerspiel!

Die Robbe ist in Japan erfunden worden, in Dänemark sind bereits über 200 dieser Plüschtiere im Einsatz. In Deutschland arbeiten mehr als 30 Einrichtungen mit PARO. Eine zweistellige Zahl von Einrichtungen kommt hinzu, »die von uns im Rahmen unseres kostenpflichtigen Robbenbesuchsdienstes regelmäßig mit PARO aufgesucht werden.«[123] Besonders demenziell veränderte Menschen sind die Adressaten des »kostenpflichtigen Robbenbesuchsdienstes«. Nichts ist komischer als das Unglück, heißt es in Samuel Becketts »Endspiel«. Ist das wahr? Es scheint so. Der kostenpflichtige Robbenbesuchsdienst könnte als pure Satire durchgehen, wäre er nicht Realität …

Den Robbenroboter PARO kann man übrigens auch leasen. Die LAK-Leasing in Rellingen preist ein Komplettangebot für die »Kuschelrobbe PARO« an. »Über einen Zeitraum von 36 Monaten mieten Kunden einen Robbenroboter PARO, inkl. Zertifizierungstraining am Standort des Kunden für zwei Personen, für nur € 169,00 / Monat, zzgl. 19 % Mehrwertsteuer.«[124]

An der Fachhochschule Frankfurt ist eine Musterwohnung zu besichtigen, die barrierefreies Wohnen erlaubt und einen Weg weist, der menschliche Beziehungen weitgehend durch Automatisierung zu ersetzen erlaubt.

Zur Musterwohnung »gehören Fußmatten, die automatisch Alarm geben, wenn dort jemand stürzt, Lichtduschen, die einen Mangel an Tageslicht ausgleichen, und eben auch

Babyrobben, die einen aus großen dunklen Augen so intensiv anschauen, dass man glauben möchte, sie seien echt.«[125] Science-Fiction-Filme zeichnen ja immer wieder das Bild einer Welt, in der Maschinen die Herrschaft übernehmen: Man könnte denken, dass die Realisierung dieser Horrorphantasien bei den Alten beginnt. Sie stellen gewissermaßen das Experimentierfeld der Automatisierung von Lebensvollzügen dar, die Begegnung mit Menschen immer weniger erforderlich machen. »Arme Seelen«, hätten die Alten gesagt und für sie gebetet. Heute sprechen wir von zertifizierter Versorgung.

Vor mehr als zwanzig Jahren habe ich ein Szenario geschrieben, in dem ich das Bild einer vollautomatisierten Pflege entworfen habe, die uns droht.[126] Kaum ein Detail dieses Szenarios ist nicht inzwischen in die Wirklichkeit umgesetzt worden. Besonders viel Widerspruch hat damals die Behauptung hervorgerufen, es würde dann Waschstraßen für Pflegebedürftige geben. Jetzt lese ich:

Im Bereich der häuslichen Pflege sei – so der Präsident der DGVP – viel weniger professionelles Personal im Einsatz als im Bereich der Pflegeheime. »Das hängt auch mit der weitestgehend ehrenamtlichen Übernahme von Pflegeaufgaben durch Angehörige und Freunde zusammen.«[127] Deswegen sei es wichtig, die Pflege durch praktische Ideen zu erleichtern. (Nur nebenbei sei angemerkt: Was ist aus der Familie und der Freundschaft geworden, wenn sie hier als ehrenamtliche Tätigkeit auftaucht?) Aus dem, was Familie und Freunde einmal als selbstverständliche Aufgabe ansehen konnten, ist eine ehrenamtliche Tätigkeit geworden, die (ihrer Selbstverständlichkeit beraubt) für Professionalisierung und Ökonomisierung offen ist.

Der Präsident der DGVP, Wolfram-Arnim Candidus, erläutert: »Eins steht in jedem Fall schon für jetzt und die nahe Zukunft fest – die Ausstattung mit qualifiziertem Pflegepersonal in beiden Bereichen der Versorgung wird weiter abnehmen. Dies liegt nicht an dem bösen Willen der Gesetzgeber oder der Kranken- und Pflegekassen, sondern an der Finanznot. Durch den demografischen Wandel haben wir immer weniger Einzahler in das Sozialsystem.

Gleichzeitig steigt aber die Zahl der Personen mit Bedarf an Pflegeleistungen von derzeit ca. 2,4 Millionen Bürgern auf ca. 4 Millionen. Wir stehen also unmittelbar vor einer Mangelversorgung für die Pflegebedürftigen.«

»Als Vertreter der Bürger, der Versicherten und Patienten/Pflegebedürftigen, sieht sich die DGVP e. V. verpflichtet, auf diese Entwicklung hinzuweisen und nach Möglichkeiten zu suchen, die eine Entlastung des Mangels herstellen könnten. Dazu gehört auch die Beachtung ganz alltäglicher Probleme und die Bewertung praktischer Ideen.«[128]

Daraus entstehe die Frage, wie man das Leben der Pflegebedürftigen erleichtern und die Pflege – egal ob durch professionelle Kräfte oder Angehörige – unterstützen könne. Hier kommt der Vorschlag, der eigentlich die Waschstraße partiell realisiert …

Viele – so Candidus – seien betroffen, aber es werde nicht darüber geredet: Mit zunehmendem Alter wird der Gang zur Toilette nicht nur häufiger, sondern auch beschwerlicher.

Die Beweglichkeit der Senioren und Pflegebedürftigen ist nicht nur durch Erkrankungen, sondern durch das normale Altern eingeschränkt. Das führt dann auch dazu, dass die Reinigung des Genitalbereichs nach dem Toilettengang nur schwer oder gar nicht mehr alleine durchgeführt werden kann. In jedem Fall ist die Einhaltung einer einwandfreien Hygiene für diesen Personenkreis erschwert oder sogar unmöglich. Durch die Störungen in Beweglichkeit und Motorik kann es zu direktem Kontakt mit dem Stuhl oder Urin kommen. Kommt dann noch das Problem der unzureichenden Reinigung der Hände dazu, verbreiten sich die Keime im Haushalt des Pflegebedürftigen oder im Pflegeheim.

Um diese Problematik zu minimieren, gibt es aus den asiatischen Ländern wie Japan innovative und sinnvolle Technologien – etwa Toilettenbecken ohne Rand, die eine komplette Ausspülung der Toilette ermöglichen. Die Becken sind auf der Basis der Nanotechnologie gefertigt und verfügen über eine dauerhaft glatte Oberfläche, bei der Schmutzanhaftungen kaum eine Chance haben. Dadurch reduziert sich die Bakterienrestbelastung auf unter 10 % gegenüber herkömmlichen Toilettenbecken.

In das Toilettenbecken ist ein Stabdüsensystem zur Reinigung des Genitalbereichs mit warmem Wasser integriert. Stärke und Position des Wasserstrahls sowie die Temperatur des Wassers können über eine Fernbedienung einfach eingestellt werden. Die Düse reinigt sich nach jeder Nutzung von selbst, so dass Kontaminationen eingegrenzt werden.

»Wir sind der Überzeugung, dass der Einsatz solcher Technologien die Hygiene verbessert. Noch wichtiger ist uns die Notwendigkeit, die Pflegekräfte und Angehörigen in der Praxis zu entlasten. Für die älter werdenden Menschen wird der Tagesablauf leichter, die Lebensqualität gesteigert und die Intimsphäre und Würde des Menschen respektiert«, legt der DGVP-Präsident dar.

»Die Technologie des Toilettensystems aus Asien ist bewährt. Die Anforderungen an Hygiene sind in Japan stärker ausgeprägt als in Deutschland. Es wird deshalb auch mehr Wert auf die entsprechende Ausstattung gelegt. In jedem Fall sollten wir dem Slogan der Japaner entsprechend Rechnung tragen: Die Keime sollten auf der Toilette bleiben!«

Insofern sei eine solche Investition zu empfehlen. Die Nutzung solcher Systeme entlaste das Pflegepersonal, diene zur Verbesserung der Hygiene und zur Steigerung der Lebensqualität für den Menschen mit eingeschränkter Motorik. Angesichts der steigenden Zahl an Pflegebedürftigen und dem bestehenden Fachkräftemangel in der Pflege seien solche Ideen eine große Erleichterung gerade für Pflegebedürftige und ihre Angehörigen.

Die Argumente der DGVP sind kaum zu entkräften. Wenn man den Weg zur Automatisierung beschreitet, dann gibt es kein Zurück. Diese Toilette, richtiger diese Nano-Hightechtoilette, ist ein Teilelement der prognostizierten Waschstraße, die in den 80er Jahren des vorigen Jahrhunderts noch als Provokation und Horrorphantasie abgetan wurde.

Wie weit wollen wir gehen?

Es dürfte auch unübersehbar sein, dass das asiatische Modell, das hier propagiert wird, auf die Ausstattung einer Pflegeelite beschränkt sein wird. Keine Frage: Wer vor einer solchen Pflegeaufgabe steht, wird wahrscheinlich schnell bereit sein, nach dem japanischen Modell zu greifen. Der hygienisch perfekt versorgte Pflegefall – ist das nicht ein Ideal? Ergänzt durch die Robbe PARO für die psychosoziale Hygiene …

Wie weit wollen wir gehen?

# In den Fängen der Pflegeindustrie – Wo ist die Liebe hier im Haus?

»Die wird zwar in der Nacht auch schon mal wach, aber die käme nie auf die Idee, über das Bettgitter rüberzumachen, dafür hat sie zu viel Angst. Was ein Glück! Wenn sie jetzt keine Angst hätte, würde sie vielleicht doch mal versuchen aufzustehen.«

*Eine pflegende Schwiegertochter*[129]

Die industrialisierten Länder werden von einer wachsenden Zahl von Hochaltrigen bewohnt. Mancher möchte vielleicht im Grunde sogar sagen: heimgesucht, belastet. Allmählich greift dieses Phänomen massenhafter Hochaltrigkeit aber auch auf die sogenannten Schwellenländer über, und es wird irgendwann auch die »Entwicklungsländer« erreichen. Und im Grunde weiß niemand, wie man mit diesem Phänomen, das so häufig mit Pflegebedürftigkeit einhergeht, umgehen soll. Pflegende Angehörige sind einerseits der größte Pflegedienst in Deutschland, andererseits bläht sich daneben eine Pflegeindustrie auf, die – den Eindruck könnte man haben – den letzten bedeutenden Wachstumsmarkt in einem vergreisenden Europa darstellt.

In Deutschland sind gegenwärtig etwa 2,34 Millionen Menschen pflegebedürftig.[130] Gezählt werden dabei diejenigen, die im Sinne des Pflegeversicherungsgesetzes pflegebedürftig sind. Die stille, nicht registrierte Pflege würde die Zahl noch erheblich vergrößern. 31 Prozent der Pflegebedürftigen werden nach einer Erhebung des Statistischen Bundesamtes aus dem Jahr 2009 stationär betreut, 2009 waren das 717 000 Personen. Zwei Drittel (also etwa 1,6 Millionen Menschen) werden zu Hause gepflegt. Bei 1,07 Millionen Pflegebedürftigen sind es die Angehörigen, die sich allein kümmern, bei 555 000 sind ambulante Pflegedienste mitbeteiligt. Das heißt, genauer gesagt, in Deutschland gibt es:

- 12 026 ambulante Pflegedienste mit 1 620 000 Pflegebedürftigen und 269 000 Pflegekräften
- 11 634 Pflegeheime mit 717 000 Pflegebedürftigen und 621 000 Pflegekräften

Die Ausstattung mit qualifiziertem Pflegepersonal wird in beiden Bereichen vermutlich abnehmen, denn die Zahl der Einzahler in das Sozialsystem geht zurück, aber die Zahl der Personen mit Pflegebedarf dürfte von derzeit 2,4 Millionen auf ca. 4 Millionen steigen. Wenn man die gegenwärtigen Versorgungsmodelle fortschreibt, wird man es mit einer sich verschärfenden Mangelversorgung zu tun haben. Es ist gut, sich ein paar weitere Details vor Augen zu führen:

- Von den gut 2,3 Millionen Pflegebedürftigen sind 67 Prozent Frauen. Im Jahr 2009 waren 83 Prozent 65 Jahre und älter, 35 Prozent 85 Jahre und älter. Es sind also vor allem hochaltrige Frauen, die auf finanzielle und praktische Hilfe angewiesen sind.
- Innerhalb von zwei Jahren hat die Zahl der Pflegebedürftigen um 91 000 zugenommen (das hängt auch mit der weiteren Alterung der deutschen Gesellschaft zusammen).
- Im Vergleich zu 1999 hat die Zahl der Pflegebedürftigen um 16 Prozent zugenommen. Wenn man diese Periode ins Auge fasst, dann ist die Anzahl der vollstationär Versorgten um 27,5 Prozent gestiegen (155 000), die Zahl der von ambulanten Pflegediensten Versorgten stieg um 33,7 Prozent (140 000 Personen). »Diese langfristige Betrachtung

zeigt somit eine Verschiebung hin zur professionellen Pflege in Pflegeheimen und durch ambulante Pflegedienste.«[131]

- Schwerstpflegebedürftige werden eher im Heim betreut; in der Pflegestufe III, der höchsten Pflegestufe, finden sich 20 Prozent der Heimbewohner.
- Unter den Menschen ab 90 Jahren sind 59 Prozent pflegebedürftig.

Und schließlich noch ein paar Details zur Situation in den ambulanten Pflegediensten und in den Pflegeheimen:

- Von den 12 000 ambulanten Diensten befinden sich 62 Prozent in privater Trägerschaft. Gemeinnützige Träger wie die Caritas oder die Diakonie hatten einen Anteil von 37 Prozent. Die Mehrzahl der 269 000 in ambulanten Pflegediensten Beschäftigten war teilzeitbeschäftigt (71 Prozent) und weiblich (87 Prozent).
- Im Jahre 2009 gab es in Deutschland 11 634 voll- bzw. teilstationäre Pflegeheime, die Mehrzahl (55 Prozent) in freigemeinnütziger Trägerschaft (vor allem Diakonie und Caritas). 40 Prozent der Heime waren 2009 privat geführt. Auch hier sind mehr als die Hälfte der Beschäftigten Teilzeitkräfte, und 85 Prozent sind weiblich.
- Die monatliche Vergütung für Pflege sowie Unterkunft und Verpflegung in der Pflegestufe III beträgt rund 2866,00 Euro. Das ist allerdings nur ein Durchschnittswert, es kann auch viel teurer sein.[132]

Die Angst vor Pflegebedürftigkeit und davor, die professionelle Pflege nicht bezahlen zu können, ist groß. In einer Mischung aus finanziellen Erwägungen und Fürsorgegedanken holen manche – und manche bedeutet meist Frauen – ihre pflegebedürftigen Angehörigen aus dem Heim.

Bei Hannelore Krause zum Beispiel klingelt jeden Morgen um 8 Uhr der Pflegedienst der Caritas, der vom Pflegegeld aus der Pflegestufe III bezahlt wird. Hannelore Krause ist 61 Jahre alt. Sie hat ihre Mutter, als es ihr schlechter ging, aus dem Heim geholt und ein halbes Jahr Sonderurlaub genommen: »In der Zeit habe ich sie aufgepäppelt, ihr ging es prima. Also stellte sich überhaupt nicht die Frage, sie wieder ins Heim zu geben, und ich musste mir was überlegen.«[133]

Das Heim kostete monatlich ungefähr 4000 Euro. Für die stationäre Unterbringung zahlte die Kasse etwa 1550 Euro; die Rente der Mutter und Einnahmen aus der Vermietung von zwei Wohnungen kamen hinzu, dennoch mussten die Krauses monatlich 300 Euro dazuzahlen. »Dann haben wir alles durchgerechnet und gesagt, wenn ich jetzt aufhöre zu arbeiten, haben wir die Mieten, ihre Rente und das restliche Pflegegeld, und dann kommt das wieder hin. Das macht ungefähr das aus, was mein Gehalt war.«

Hannelore Krause ist natürlich ein Ausnahmefall: Die Mehrheit der pflegenden Angehörigen ist auf das Gehalt angewiesen und kann nicht kündigen. Die Mehrheit hat auch keine Zusatzeinkünfte. Das neue Familienpflegegesetz sieht vor, dass Arbeitnehmer zwei Jahre Teilzeit arbeiten und ihren Lohn dabei zu 75 Prozent weiterbeziehen und so die Pflege übernehmen können. Nach der Rückkehr in den Beruf arbeiten sie dann Vollzeit und bekommen das reduzierte Gehalt, bis das Konto wieder ausgeglichen ist. Arbeitgeber bekommen die Lohnvorauszahlung vom Bundesamt für Familie und zivilgesellschaftliche Aufgaben zwischenfinanziert, der neue Weg ist also für die Unternehmen kostenfrei. Der Sozialexperte Jürgen Gohde findet, dass dieses Gesetz zu kurz greift: »Das größte Problem besteht darin, dass es keinen Rechtsanspruch gibt. Und das zweite ist, viele können sich diese Auszeit nicht leisten. Wenn 2000 Euro verdient werden und sie auf 25 Prozent ihres Gehalts über zwei

Jahre verzichten müssen, können sich die meisten das finanziell überhaupt nicht erlauben. Es klappt in den Betrieben, wo dieser Betrag aufgestockt wird. Und ich könnte mir vorstellen, dass in einer breiten Vereinbarung, wenn es Rechtsansprüche gäbe, so etwas in Tarifverhandlungen durchaus ein wichtiges Thema wäre.«[134]

Eine große Rolle spielt natürlich der Graubereich, in dem Pflege durch osteuropäische Frauen realisiert wird. Über 100 000 solcher (oft polnischen oder rumänischen) Arbeitskräfte leben zeitweise in deutschen Haushalten. Sie bekommen etwa 1000 Euro im Monat, und es ist ihnen freigestellt, ob sie Beiträge zur Sozialversicherung leisten.

Wie sieht die ambulante Pflege aus? Ambulante Pflegedienste müssen sich auf die Körperpflege konzentrieren – alles andere ist nicht abrechenbar. Die geleisteten Arbeiten werden zum Teil schon während des Aufenthaltes in der Wohnung des zu Pflegenden in einen tragbaren Kleincomputer eingescannt.

Der Gesundheitsminister Daniel Bahr sagt im Jahr 2012: »Starre Minutenpflege, nach der jetzt kalkuliert wird, ich sage es zugespitzt, eine Minute für das Haarekämmen, zwei Minuten fürs Zähneputzen, das wird den Ansprüchen der Pflegebedürftigen an individueller Pflege nicht gerecht. Wir müssen wegkommen von solch starren Konzepten, sondern mehr Flexibilität in der Auswahl der Pflegeleistung geben.«[135]

Zugespitzt ist an dieser Äußerung eigentlich nichts, sondern das ist die Realität der bezahlten ambulanten Pflege heute. Und vielleicht muss man dem Begriff »Flexibilität« an diesem Punkt mit Misstrauen begegnen. Ist nicht Flexibilität im ökonomischen Bereich oft die Deckvokabel für die Verschlechterung der Verhältnisse, für mehr Hetze, mehr Druck, für das Verschwinden erträglicher Lebenslagen im Beruf? Wenn das »Starre« dem »Flexiblen« weichen soll, dann soll da von mehr Beschleunigung, von mehr Effektivität, von mehr »Peitsche« geredet werden. Was tatsächlich in der bezahlten Pflege fehlt, das ist Zeit! Die Möglichkeit, einfach da zu sein für das Gespräch mit den Einsamen und Verlassenen. Daraus wird dann im Pflegepaket die »Berücksichtigung der psychosozialen Bedürfnisse«. Und da kann man schon ahnen, wohin die Flexibilisierung führen wird, nämlich dass die psychosozialen Bedürfnisse »hochgefahren« werden, nicht ohne die körperlichen zurückzufahren. Denn das Geld für eine zusätzliche psychosoziale Pflege: Das wird es nicht geben. Nötig wäre – das fordern viele Fachleute – ein neuer Pflegebedürftigkeitsbegriff, der die psychosoziale Dimension einschließt – und damit auch neue Personenkreise, insbesondere Menschen mit Demenz, einschließt. Noch einmal Jürgen Gohde: »Es ist die Schlüsselfrage, ob wir auch die Lebenssituation von Menschen mit Demenz und demenziellen Erkrankungen, psychisch-kognitiven Einschränkungen der Alltagskompetenz entsprechend abbilden können. Denn diese Zahl nimmt zu.«[136] Bisher werden in der Pflegestatistik Menschen mit demenziellen Erkrankungen gar nicht erfasst (wenn sie nicht im klassischen Sinne körperlich pflegebedürftig sind), und auch chronisch psychisch Kranke oder Menschen mit einer geistigen Behinderung fallen aus dieser Statistik.

Jürgen Gohde hat sicher recht – was seine Analyse betrifft. Aber wer, bitte sehr, glaubt, dass die Mittel für eine psychosoziale Betreuung bereitgestellt würden? Die nachvollziehbare Forderung von Jürgen Gohde wird an den Kosten scheitern, die sie verursachen würde.

Die Forderung nach einer Diagnose und Befriedigung psychosozialer Bedürfnisse weckt aber auch Bedenken. Die Sehnsucht der Menschen nach Zuwendung kehrt wieder als kostenpflichtige professionelle Dienstleistung, die sich dann psychosoziale Betreuung nennt.

Was wäre das für eine Gesellschaft, die eine wachsende, Millionen umfassende Gruppe von Hochaltrigen zum Adressaten einer professionellen psychosozialen Betreuung machen würde? Wann dämmert da eine Gesellschaft herauf, in der die eine Hälfte der Deutschen (die Jüngeren) die andere Hälfte der Gesellschaft (die Betreuungsbedürftigen) körperlich und psychosozial versorgt?

Im Jahr 1975 erschien ein Buch in Deutschland, das Stürme der Entrüstung und der enthusiastischen Zustimmung auslöste, eine Kritik der Medikalisierung des Lebens: »Die Nemesis der Medizin«, verfasst von dem einstigen Priester und scharfsinnigen Analytiker zivilisatorischer Fehlentwicklungen Ivan Illich. Wenn man dieses Buch heute aufschlägt, kann man erkennen, wie die Entwicklungen, mit denen wir heute konfrontiert sind, bereits damals voraussehbar und kritisierbar waren. Und noch immer rennen wir weiter in diese Sackgasse hinein, die durch das Wachstum an medizinischen und pflegerischen Dienstleistungen gekennzeichnet ist, welche die Zahl der von solchen Dienstleistungen Abhängigen systematisch steigern, sie zu Unmündigen machen und immer drastischer an die Grenzen der Bezahlbarkeit stoßen. Das Buch beginnt mit dem Satz: »Die etablierte Medizin hat sich zu einer ernsten Gefahr für die Gesundheit entwickelt. Die lähmenden Folgen einer von professionellen Standesorganisationen ausgeübten Kontrolle über das Gesundheitswesen erreichen mittlerweile die Ausmaße einer Epidemie ... Die Diskussion über den krankmachenden medizinischen Fortschritt steht heute weit oben auf der Tagesordnung ärztlicher Fachtagungen; die Forschung befasst sich mit den Krankheit erzeugenden Faktoren von Diagnose und Therapie ...«[137]

Über die Alten in den USA sagt Illich 1975 das, was heute mehr denn je gilt – und zwar in allen industrialisierten Ländern, ob nun von Japan, Deutschland oder Kalifornien die

Rede ist: Die Alten »haben gelernt, Bedürfnisse als dringend zu empfinden, die kein Maß an relevanter Privilegierung je zu befriedigen mag. Je mehr Steuergelder aufgewandt werden, um ihre Hinfälligkeit zu stützen, desto schärfer wird ihnen ihr Verfall bewusst. Gleichzeitig schwindet ihre Fähigkeit, für sich selbst zu sorgen, denn die sozialen Verhältnisse, die ihnen ein autonomes Handeln ermöglichen würden, sind praktisch verschwunden.«[138]

Eine Überspezialisierung der Dienstleistungen lässt eine neue Armut entstehen – die Zahl der Alten, die durch professionelle, vor allem stationäre Pflege zu Sozialhilfeempfängern werden, ist hoch – und sie wächst weiter. In diesen Strudel können auch die unterhaltspflichtigen Kinder mit hineingerissen werden, auf deren Einkommen und Ersparnisse zur Finanzierung der Pflege der Staat dann Anspruch hat. Wie weit das geht, zeigt das Beispiel von Frau F.: Sie hat in einem Wohnblock ein lebenslanges Wohnrecht. Dann aber kommt sie ins Heim. Dann vermietet das Sozialamt die Wohnung, um die Kosten für den Heimaufenthalt zu decken.

»Da die Alten gelernt haben, Alter mit Krankheit gleichzusetzen, entwickeln sie grenzenlose ökonomische Bedürfnisse, um endlose Therapien bezahlen zu können, die in der Regel unwirksam sind, meist aber entwürdigend und schmerzhaft und nicht selten die Verwahrung in einem speziellen Milieu bedingen.«[139] Die medizinischen und pflegerischen Dienstleistungen nehmen langsamer zu, als die Nachfrage sich ausbreitet und dringender wird. Die Menschen finden in ihrer Lebenswelt und ihrer Kultur – so Illich – immer weniger Mittel, die ihnen helfen könnten, ihr Leiden zu ertragen, und sie werden darum immer abhängiger von medizinischen Dienstleistungen. Die Menschen verlieren die Fähigkeit, mit Schwäche und Schmerz zu leben, und werden abhängig »von der Behandlung jedes geringfügigen Unbehagens durch spezialisiertes Dienstleistungspersonal.«[140]

Das Elend der Pflege heute ist auch ein Elend, das aus dem Angebot erwächst. Je nachdrücklicher alle Schwierigkeiten des Alters mit einer bezahlten Dienstleistung ausgeglichen werden, desto weniger ist es möglich oder notwendig, auf Freunde, Familie oder Nachbarn zurückzugreifen. Frau K. hat jahrelang ihrer Nachbarin beim Wickeln der Beine geholfen. In dem Augenblick, in dem der bezahlte Pflegedienst auftaucht, gibt sie diese Tätigkeit auf, fühlt sich der Aufgabe auch gar nicht mehr gewachsen – und muss es ja auch nicht. Es gibt – weltweit – viele solcher Beispiele. Die Ambulanz – gestiftet von einem schwedischen Entwicklungsprojekt –, die mit Blaulicht und Sirenengeheul durch einen brasilianischen Slum jagt, radiert zugleich traditionelle Nachbarschaftshilfe aus, die nun als überflüssig erscheint.

Dass heute die Hochaltrigen zum moralischen, zum ökonomischen und zum organisatorischen Problem geworden sind, hängt mit ihrer wachsenden Zahl zusammen. Es hängt aber auch zusammen mit einer ruinierten Lebenswelt, in der die Möglichkeit, auf das Eigene zurückzugreifen (Familie, Freunde, Nachbarn), verschwunden ist. Jedes Pflegeheim, jeder ambulante Pflegedienst ist auch ein Hinweis auf die Verwüstung des Sozialen, auf den Dritte-Welt-Status des Alters bei uns. Gut versorgt, aber kulturell verarmt. Hunderttausende von Pflegerinnen im stationären und ambulanten Bereich sind gewissermaßen Entwicklungshelferinnen innerhalb einer Kultur, die das Überleben mit Schwäche oder Krankheit oder Armut zu einer Sache gemacht hat, die nicht mehr aus dem Lebenskontext gelöst werden kann. So wie die Menschen in den Supermarkt gehen müssen, um sich etwas zu essen zu besorgen, so müssen sie ins Heim, wenn sie Hilfe brauchen. So wie vor hundert Jahren noch 90 Prozent der Lebensmittel aus dem eigenen Garten oder vom lokalen Markt oder vom Nachbarn kamen, so war Hilfe in bedrängten Lebenslagen vor hundert Jahren noch eine familial-freundschaftlich-nachbarliche Sache. Der Ruin dieser subsistenten Hilfsstrukturen bei gleichzeitiger Ausweitung der Diagnose von Hilfsbedürftigkeiten hat zur gegenwärtigen Lage geführt, in der eigentlich niemand mehr weiß, wie das weitergehen soll.

Wir laufen sehenden Auges in eine Katastrophe: Die Zahl der Pflegebedürftigen wächst, die Kosten wachsen auch, dabei sinken die Einnahmen der Sozialkassen, die Familienpflege wird weniger, der Heimaufenthalt häufiger. Wie soll denn das alles gehen?

»Die weiter wachsende Zahl hoch betagter Menschen stellt unsere Gesellschaft vor eine der größten Herausforderungen. Viele von ihnen werden auch zukünftig in Pflegeheimen betreut werden. Sie alle haben ein Recht darauf, in Würde zu leben und zu sterben. Darauf müssen nicht nur die Pflegeheime reagieren, auch Selbstverwaltung, Bund, Länder und Kommunen müssen die notwendigen rechtlichen Rahmenbedingungen für die Umsetzung schaffen.« So sieht es der DHPV, der Deutsche Hospiz- und Palliativverband.[141]

Man kann Zahl auf Zahl häufen, man kann Forderungskataloge aufstellen – und sich gleichzeitig die Augen zuhalten.

- Die Altersgruppe 60plus wird bis 2050 auf 40 Prozent der Gesamtbevölkerung ansteigen.
- Der Anteil Hochbetagter (über 80) wird von jetzt 4 Millionen auf ca. 10 Millionen im Jahr 2050 steigen.
- Die Zahl der Pflegebedürftigen wächst: Rund 50 Prozent der über 80-Jährigen nehmen Pflegeleistungen in Anspruch. Die Hälfte aller über 90-jährigen pflegebedürftigen Menschen lebte 2009 in stationären Einrichtungen.
- 61 Prozent der Heimbewohner sind durch Demenz in ihrer Alltagskompetenz eingeschränkt.

- Schon 125 000 Erwerbstätige fehlten 2005 im Alten- und Pflegebereich. Die Zahl dürfte bis 2025 auf 523 000 steigen.[142]

Nur Stimmen aus anderen Kulturen können uns vielleicht noch deutlich machen, wohin wir geraten sind. Im südlichen Afrika, wo die HIV / AIDS-Epidemie Millionen Opfer zur Folge hat, wo Familienstrukturen schwer beschädigt sind, ist dennoch die große Familie immer noch das soziale Netz, das die meisten auffängt: Kranke, Alte, Waisen, Behinderte. Insbesondere die Alten sind selten auf sich allein gestellt. Die Großmütter nehmen vielmehr eine bedeutende Rolle ein in der Versorgung ihrer zu Waisen gewordenen Enkel. Der Gedanke, den Vater oder die Mutter in ein Heim zu geben, wirkt in diesen afrikanischen Kontexten geradezu absurd. Ganz abgesehen davon, dass kaum jemand 3000 Euro für einen Heimplatz bezahlen könnte und dass es solche Heime gar nicht gibt, würde es den Kindern als ein geradezu barbarischer, asozialer Akt erscheinen, jemanden auf diese Weise abzuschieben. Die räumlichen Voraussetzungen, die hierzulande oft gegen die Pflege der Eltern in der Familie sprechen, sind in Afrika im Regelfall überhaupt nicht gegeben. Doch die Familie ist eben so groß, dass immer jemand da ist, der für die anderen sorgen kann.

Dieser Hinweis soll nicht heißen: Zurück zu diesen großfamilialen Verhältnissen! Sie sind nicht mehr gegeben und nicht mehr zu rekonstruieren. Aber der Hinweis mag deutlich machen, dass die professionelle Pflege, die bei uns ihre Stelle einnimmt, eine kostspielige Notoperation ist, die nur mühsam den Blick auf unsere ruinierten Sozialverhältnisse verdeckt. Wir haben kaum noch etwas anderes als die vergeldlichte Pflege, sollten aber nicht vergessen, dass es sich um eine Notlösung handelt.

Ich wage es, eine weitere Stimme aus einer anderen Kultur

anzufügen. Sie schließt Konsequenzen ein, die ich ablehne. Sie setzt aber mit einer Beschreibung, mit einer Analyse ein, die uns nachdenklich machen könnte:

»Im Westen sind heute alle darauf erpicht, ihr Leben egal wie zu verlängern. Was nur beweist, dass man irgendwo am Leben vorbei lebt. Wann immer ein Land oder eine Kultur beginnt, darüber nachzudenken, wie man sein Leben verlängern kann, zeigt das nur, dass das Leben nicht gelebt wird. Wer sein Leben lebt, dem reicht schon ein einziger Augenblick. Ein einziger Augenblick vermag die ganze Ewigkeit aufzuwiegen. Was zählt, ist nicht die Länge, sondern die Tiefe; nicht die Quantität zählt, sondern die Qualität.«[143] So hat es »Osho« in einer Vortragsserie gesagt, der unter dem Namen Bhagwan Shree Rayneesh bekannt wurde, in Poona und Oregon Menschen um sich sammelte und wohl manches Bedenkenswerte sagte, das dann im Medienrummel untergegangen ist:

»Dies ist der Unterschied zwischen der wissenschaftlichen und der religiösen Einstellung zum Leben. Die wissenschaftliche Einstellung will herausfinden, wie man es verlängern kann. Die Sinnfrage stellt sie nicht.« Deswegen seien im Westen die Krankenhäuser voll alter Menschen, die »nur noch vor sich hin vegetieren. Sie wollen sterben, aber ihre Kultur erlaubt es ihnen nicht.«[144] Sie haben – so Osho – ihr Leben hinter sich und fallen sich selbst zur Last. Die Gesellschaft, in der sie leben, habe eine solche Angst vor dem Tod, dass sie sogar Menschen, die bereit seien zu sterben, am Sterben hindere. »In den Kliniken, den Altersheimen hängen viele nur noch herum, weil die Gesellschaft, die Kultur, das Gesetzbuch sie hindert, zu sterben.«[145]

Schwer ist es, solche Sätze abzugrenzen von Ansätzen zur Euthanasie als einer bezahlten eingeforderten Dienstleistung und vom »Medizid«, dem Tod, der wohl immer öfter auch bei uns in Deutschland von Medizinern »gemacht«

wird. Abzugrenzen auch von Nützlichkeits- und Kostenerwägungen, die sich in manchem Kopf längst etabliert haben. Es komme nicht auf die Länge des Lebens an, sondern auf die Intensität, sagt Osho. Das mag einem richtig vorkommen, aber natürlich kann eine solche Sichtweise auch den Wunsch derer bedienen, die mit dem Elend des Alters Schluss machen möchten, indem sie die Beendigung des pflegebedürftigen Lebens fordern.

Man kommt um die Einsicht nicht herum, dass die Verlängerung des Lebens, die Zunahme der Hochaltrigkeit (bisher) keine gute Antwort gefunden hat. Sie geht eben einher mit einer Verwüstung der Lebenswelt, die Hochaltrigkeit nicht vorsieht. Und sie geht einher mit einer Innenwelt, die sich immer mehr gebannt sieht von der Sucht nach einer Verlängerung des Lebens, das oft genug nur noch wie eine Parodie auf das Leben aussieht.

Das Vierte Lebensalter ist zu einem Areal allgemeiner Ratlosigkeit geworden, an dem die Moden und Fehlentwicklungen einer konsumistisch und individualistisch aufgeladenen und vereinseitigten Gesellschaft krass erkennbar werden. Das Leid der Betroffenen, die Überlastung der Angehörigen, das Engagement professioneller Helfer münden in eine Vergeldlichung des Sozialen. Nur Geld scheint die Probleme lösen zu können. Das Geld ist aber nicht da, es kann nie genug sein. Und so kippen die alt werdenden Menschen irgendwann aus der Welt des Lebenssinn vorgaukelnden Konsums und der geschwollenen Autonomie in das Chaos der Abhängigkeit und Hilflosigkeit, in der über Nacht alles ausgelöscht ist, woran zu glauben man gezwungen zu sein meinte.

Das »Vierte Lebensalter« ist ein heimliches Codewort für die dunkle Ecke der hippen, mobilen, flexiblen Gesellschaft, Markenzeichen für etwas, hinter dem sich eine Problempopulation verbirgt. Ein Bereich, in dem niemand landen will, der aber doch für viele den gefürchteten, verschwiegenen Ort darstellt, in dem das Leben schließlich abgestellt wird – wie in einer Halle, in der ausrangierte Straßenbahnen und Busse vor sich hin rosten. Das »Vierte Lebensalter« ist die Bezeichnung für die Alten, von denen wir stillschweigend annehmen, dass sie in ihrer Mehrzahl auf Hilfen angewiesen sind oder dass zumindest das Risiko besteht, »demnächst« auf Hilfe angewiesen zu sein. Das Altenteil, auf dem früher die Altbauern ihren Lebensabend verbrachten, ist nahezu verschwunden, aber es kehrt als »Viertes Lebensalter« wieder, als ein begriffliches Dach über all denen, die nicht mehr gebraucht werden. Unter diesem Dach möchte niemand wohnen, aber die meisten, so weiß man, werden dort am Ende sitzen. Manchmal könnte man denken, es sei das, was früher der abgelegene Ort für Aussätzige war. Dort sitzen nun die, die zu nichts mehr nütze sind, die auf Hilfe angewiesen sind, zu denen niemand freiwillig gehören möchte – und dennoch weiß man, dass dieser Makel, der Makel, uralt zu sein, jeden treffen kann, dass man sich aber vor diesem unausweichlichen Aussatz nicht schützen kann. In den After-Work-Bistros, auf den dreispurigen Autobahnen, in den Großraumabteilen der ICEs, in den Restaurants, in Shoppingmeilen und Flughäfen, in Thermen und Freizeitzentren wird man sie selten oder nie treffen; ihre Lebensräume sind abgetrennt von den Orten, an denen sich das abspielt, was wir unter Leben verstehen.

Zwar sind sie gar nicht alle hilfsbedürftig: Mehr als 70 Prozent der über 85-Jährigen bewältigen ihren Alltag eigenständig.[146] Tatsächlich aber sind die Hochaltrigen irgendwie unsichtbar. Wir wissen, dass Hunderttausende von ihnen in Heimen gepflegt werden, dass weitere Hunderttausende von ambulanten Pflegediensten zu Hause versorgt werden, dass noch einmal Hunderttausende von Familienangehörigen getragen werden. Doch im öffentlichen Leben tauchen sie eigentlich nicht auf. Auch wenn ihnen »nichts fehlt«, so fehlt ihnen doch ein Platz in der Gesellschaft. Der Platz, den sehr alte Menschen in der Gesellschaft hatten, war keineswegs immer gemütlich: Da konnte geehrt werden, verlacht, misshandelt, getötet, ausgesetzt. Aber nie haben die alten Menschen dieses Schicksal gehabt: zu einem Massenphänomen zu werden, als Massenphänomen sozial, ökonomisch, politisch wahrgenommen zu werden. Als Kostgänger und zugleich als Humanmaterial für eine Milliardenversorgungsindustrie. Hass und Vernichtungsbereitschaft – die man nicht selten im Hintergrund vermuten muss – bleiben verborgen, weil ja jeder damit rechnen muss, genau zu dieser Gruppe zu gehören.

Das sind die Zahlen, die uns die Dimensionen einer alternden Gesellschaft erahnen lassen:

- Der Anteil der über 60-Jährigen, der um 1900 bei 5 Prozent lag, ist heute bei knapp 24 Prozent angekommen und wird 2050 bei 40 Prozent liegen. Jeder dritte Bürger soll bis zum Jahr 2030 in Deutschland über 60 Jahre alt sein![147]
- Der Anteil der über 80-, 90- und 100-Jährigen steigt deutlich. Gegenwärtig leben in Deutschland etwa eine halbe Million über 90-Jährige und rund 10 000 Hundertjährige und Ältere. 2025 wird man es mit einer Million Menschen im Alter von 90 und mehr zu tun haben, und 44 000 werden 100 Jahre und mehr auf dem Buckel haben.
- Für 2050 wird – bei einem Bevölkerungsrückgang von 82 Millionen auf etwa 70 Millionen – mit 2 Millionen Menschen, die in ihren Neunzigern sind, und 114 700 über 100-Jährigen gerechnet.
- Die Gruppe der Hochbetagten oder Langlebigen, die der über 80-Jährigen, ist weltweit die am stärksten wachsende Bevölkerungsgruppe. [148]

Die ehemalige Familienministerin und Altersforscherin Ursula Lehr hält die übliche Einteilung zwischen den »jungen Alten« und den »alten Alten« (ab 80/85) für problematisch. Manch einer – so sagt sie – ist schon mit 55/60 ein »alter Alter«, andere sind noch mit 90 »junge Alte«. Das »functional age« sei ausschlaggebend: Es gehe um die Funktionsfähigkeit verschiedener körperlicher und seelisch-geistiger Fähigkeiten. Amerikaner sprechen deshalb – so Lehr – von den »go go's«, den »slow go's« und den »no go's«, womit sehr deutlich die körperliche Beweglichkeit unterstrichen wird.[149] Das verstärkt die Tendenz, das Vierte Lebensalter auf die Betrachtung der Körperfunktionen zu reduzieren. Zugleich wird mit dieser Einebnung die Selbstverantwortung der Individuen unterstrichen, die dafür zuständig sind, ob sie zu den go go's oder den no go's gehören. Jeder ist seines Glückes Schmied. Wenn du einen Rolator brauchst, dann bist du selber schuld. Das heißt: Es hängt in hohem Maße von dir selbst ab, ob du in den unangenehmen Bereich des Vierten Lebensalters stolperst. Beweg dich, ernähr dich richtig, mach Gehirnjogging, und das grauschimmelige Vierte Lebensalter wird dich nicht treffen. Go go's, slow go's, no go's: Irgendwie denkt man dabei an Foxtrott oder Whiskysorten – was deckt die eingängig lockere Rede eigentlich zu? Dass es so etwas wie ein Altern, das in zerstobene Lebensrhythmen eingebettet ist, nicht mehr geben kann? Dass die Alten auf einer Eisfläche herumrutschen, auf der sie sich eine Zeitlang fit halten können, um irgendwann zu stolpern und hinzufallen? Vom Rande her schauen die Angehörigen zu, die dann irgendwann das Problem am Hals haben, und die Dienstleister schauen auch und tragen die Gestürzten dann in ihre qualitätskontrollierten Betonnester davon?

Heimlich wird mit solchen Bildern der Leistungs- und Konkurrenzimperativ, der unseren Alltag ohnehin von früh bis spät prägt, auch auf das Alter übertragen, das nun ein »erfolgreiches Altern« werden soll. Am Horizont erscheinen jene facegelifteten amerikanischen Ladys, die eher wie verzweifelte Silikon-Zombies aussehen, weil sie nach der Devise leben: Es darf sich nichts vom gelebten Leben in die Gesichtszüge eingraben. Das unerreichbare, aber beherrschende Ideal ist das Aussehen der Models, die uns von einschlägigen Illustrierten oder DSDS-Wettbewerben entgegenstarren.

In einer Talkshow bin ich vor einiger Zeit einem solchen facegelifteten angealterten Schauspieler begegnet, der nicht nur penetrant sein Buch über das eigene Facelifting in die Kamera hielt, sondern auch mit Stolz ein Gesicht präsentierte, das wie eine aufgearbeitete Betonplatte wirkte: von gelebtem Leben nichts zu sehen, alle Erinnerungen weggestrafft. Man kann sich – so dachte ich – die Demenz auch ins Gesicht operieren lassen.

Wenn man zwei und zwei zusammenzählt, dann wird eines klar: Die Pflege steuert in Deutschland auf eine Situation zu, die einem Bankrott nicht unähnlich sieht. So wie wir es jetzt machen, wird es nicht gehen: eine wachsende Zahl von Pflegefällen, schrumpfende Geldmengen, sinkende Personalressourcen. Die Institutionalisierung der Pflege wird in einem Chaos enden. Es hat in den 60er und 70er Jahren des vorigen Jahrhunderts begonnen, dass die Pflege Stück für Stück aus der Familie genommen wurde. Der Familie war es recht, sie konnte sich so Stück für Stück verändern, konnte zum kleinfamilialen Erfolgs- und Konsumverein werden. Wer da angefangen hat, das kann man schlecht sagen. Hat die entstehende Pflegeindustrie auf eine verzweifelte Lage reagiert und die zunehmend unversorgten Alten gerettet, untergebracht, gepflegt? Oder hat sie der Familie die Aufgabe entzogen und so zum Zerfall der Familie beigetragen? Wahrscheinlich ist beides wahr. Heute stehen wir jedenfalls vor einem Scherbenhaufen, den wir als solchen noch gar nicht erkennen, weil ja noch alles halbwegs funktioniert. Die Pflegeindustrie leistet ein Stück Entsorgung für die Familie: Die angeschlagenen Alten finden da eine Zuflucht, oder sie werden ambulant versorgt. Und alle Beteiligten halten das für selbstverständlich. Man nimmt dieses Angebot ganz gern an, weil man so niemandem zur Last fällt. Gesunde alte Leute brechen heute rechtzeitig ihre Zelte ab und ziehen vorsorglich in Wohnformen, in denen sie dann, wenn es so weit ist, auch versorgt werden können. Auf etwas anderes als auf eine bezahlte, professionelle Dienstleistung hofft schon gar keiner mehr.

Ich selbst wurde schon mehrfach gefragt, was ich denn getan hätte, um mich auf eine Pflegesituation vorzubereiten? Im Grunde sollen die Älterwerdenden im Idealfall alle mit einer Schultüte im Arm vorbereitet und gefasst ins Vierte Lebensalter einmarschieren.

Bei alldem wird systematisch übersehen, dass die Mehrzahl der Hochaltrigen gar keine Hilfe in Anspruch nimmt. Zum Beispiel Frau Ambrosi: 94 Jahre alt, Schneiderin, nach wie vor näht sie Kleider, ändert sie, mager, faltig, lebensfroh. Auf die Frage, wie sie das gemacht habe, sagt sie: Ich habe immer wenig gegessen und wenig getrunken. Ein Schlag ins Gesicht aller Ernährungsberater und Dehydrierungsfanatiker.

Aber man kann eine Gesellschaft natürlich mit der Zwangsidee durchsäuern, Alter sei ohne professionelle Pflegedienstleistungen gar nicht möglich. Es gibt eine wachsende Zahl von Fragen, die immer schwieriger zu stellen sind, weil sie mit der Hornhaut der Selbstverständlichkeit überzogen sind.

**Was bringt die Professionalisierung der Pflege?**
Man kann sehen, dass Pflege durch Professionalisierung immer mehr eingeschränkt wird. Der Pflege werden Scheuklappen angelegt wie ehemals den Kutschpferden, die dadurch auf der Bahn bleiben sollten. Man führt die katalogisierten und durch Standards abgesicherten und bezahlten Tätigkeiten aus und schaut nicht nach rechts und nicht nach links. Der Körper und das, was an ihm verrichtet wird, rückt immer mehr in den Mittelpunkt. Das Antlitz des Menschen, gar seine Seele, verschwindet – das beklagen Pflegekräfte ja auch – im Hintergrund. Die ökonomisierten Leistungen fressen den Betroffenen und den Pflegenden, so dass es bald so aussieht, als würden sie nur noch daraus bestehen. Die 90 Prozent des Menschen, die nicht den Körperfunktionen gewidmet sind, versinken im Nichts – oder werden an andere Experten abgegeben. Der Ergotherapeut bearbeitet die Freizeit und die Motorik, die Ernährungsberaterin den Essensplan. Der Arzt verschreibt blutdrucksenkende Tabletten, die müde, unansprechbar und schließlich verwirrt machen. Die professionelle Pflege diagnostiziert die Notwendigkeit psychosozialer Hilfen. Die körperliche Pflege wird dann möglicherweise durch eine professionalisierte psychosoziale Pflege ergänzt. Und dann ist alles verloren. Dann wird nicht nur der Körper, sondern auch die Psyche zur standardisierten Bearbeitung freigegeben. Es bleibt dabei, dass der Pflegebedürftige als ein quasi geschichtsloses Wesen wahrgenommen wird, dem bestimmte pflegerische Zusatzstoffe zugeführt werden müssen, zur Not nicht nur dem Körper, sondern auch der Psyche. Der Mensch ist verschwunden, die prozessual und professionell gestaltete Bearbeitung des normierten Pflegebedürftigen wird durchgezogen. (Die Voraussetzung für diesen Schritt in die Industrialisierung der Pflege ist natürlich, dass erst einmal aus dem Leib ein Körper und aus der Seele eine Psyche wird!)

Wer erinnert sich nicht an Charlie Chaplin in »Modern Times«? Um den perfekten Arbeiter am Fließband herzustellen, ersinnt der Chef des Betriebes einen Automaten, auf dem Charlie Chaplin wie auf einem Zahnarztstuhl sitzt. Mechanische Arme sollen ihn füttern und tränken. Da endet das Ganze noch in der Katastrophe, die Maschine funktioniert nicht – aber das können wir heute besser.

## Ist das Pflegeproblem gemacht oder geworden?

Es ist klar, dass die Pflegeindustrie ein Interesse daran hat, die Lage zu dramatisieren, die Zahlen hochzutreiben, Geldforderungen zu stellen. Im Grunde ist der Blick verhängt, der es erlauben würde, die Frage zu stellen, wie viel Pflegebedürftigkeit eigentlich hergestellt wird. Ein Freund erzählt von seiner Großmutter, die ihm freudestrahlend und ein wenig ironisch berichtet hat, sie sei nun dement. Die Pflegerin habe ihr gesagt, es gäbe mehr Geld für die Pflege, wenn sie ein bisschen verwirrt sei. Sie hat das Spiel mitgespielt. Wie oft kommt das vor? Unübersehbar ist jedenfalls, dass die Vergeldlichung und Professionalisierung der Pflege dazu geführt haben, dass ein immer lauter erschallender Ruf nach »Mehr!« zu hören ist – und dabei könnten alle wissen, dass in der Realität ein »Weniger!« die Antwort sein wird.

Pflegeskandale werden unablässig aufgedeckt, hin und wieder zeigt sich, dass eine Schwester oder eine Pflegerin reihenweise Pflegebedürftige umgebracht hat. Oder dass Pflegebedürftige auf der Toilette sitzend gefüttert werden.[150] Professionell Pflegende sind zu Recht gekränkt, wenn wieder einmal ihre mühselige, schwierige Arbeit durch Medienberichte in den Schmutz gezogen wird. Dann wird auf Pflegenoten verwiesen, die man im Internet nachlesen kann, denen zufolge die Pflegeheime durchweg Noten bekommen, die zwischen sehr gut und gut schwanken.

## Wie entsteht Pflegebedürftigkeit?

Wir wissen zu wenig über Entwicklungen, die zur Pflegebedürftigkeit führen. Ein Beispiel für eine »Pflegekarriere«: Die Verweigerung der kleinen Hilfe ist es, die oft die Katastrophen heraufbeschwört. Frau S. ist 86 Jahre alt und hat Schwierigkeiten mit dem Laufen. Sie brauchte Hilfe beim Einkaufen. Eine solche Hilfe ist nicht vorgesehen. Sie hat es – wie wir alle – verlernt, die Nachbarin als eine mögliche Hilfe zu fragen. Ihre Bitte um eine Einkaufshilfe kann der Medizinische Dienst der Krankenkassen natürlich nicht erfüllen. Folge: Sie isst schlecht, sie trinkt zu wenig. Anzeichen von Verwirrung treten auf, ihr Zustand verschlechtert sich. Irgendwann bestätigt der MdK, der Medizinische Dienst der Krankenversicherung, ihre Pflegebedürftigkeit, und sie geht in ein Heim.

Es müsste endlich eine andere Devise in den Vordergrund treten: Es geht nicht darum, die Pflegeshow zu verbessern, sondern es geht darum, die Pflegeshow zu überleben – um einen Satz von Ivan Illich abzuwandeln.[151] Es reicht nicht, die Auswüchse zu beseitigen, sondern man muss vollständig die Richtung wechseln. Der Pflegesektor muss deindustrialisiert und entprofessionalisiert werden, wenn wir überleben wollen. Das kann man praktisch nur noch trotzig gegen den Mainstream zu behaupten versuchen. Der Panzer einer professionalisierten, ökonomisierten und rationalisierten Pflegeindustrie rollt, eine andere Richtung wird er sich nicht geben lassen: Man kann nur aus ihm aussteigen. Wenig spricht dafür, dass das geschieht: Alle Zeichen weisen in die Richtung, die schon lange eingeschlagen ist – und die heißt Rationalisierung, Automatisierung, Professionalisierung, Standardisierung. Damit wird der Pflegebedürftige immer mehr in die Richtung eines Pflegeproduktes geschoben, in dem er Ware und Kunde zugleich ist.

Dazu gehört auch, dass – eine Parallele zur gesellschaftlichen Entwicklung – das Thema »arm« oder »reich« im Pflegebereich sichtbarer wird. Bleiben wir bei der gegenwärtigen Entwicklungsrichtung, dann werden wir im Pflegebereich einerseits Luxusboutiquen haben und andererseits 1-Euro-Geschäfte, Pflegesupermärkte mit Kit-Charakter. Natürlich gibt es diese Unterschiede schon, aber je neoliberaler und flexibilisierter dieser Markt wird, desto drastischer werden die Unterschiede sein. Einerseits die persönlich gefärbte, hotelähnliche Pflege, die dennoch grässlich ist, weil sie für jeden Lebensvollzug Spezialisten aufbietet und den Menschen noch radikaler ausschalten wird als bisher. Andererseits die automatisierte, niedrigschwellige Massenpflege, die den Bedürftigen zu Hause oder auf Station im Minutentakt maschinell wäscht und füttert, Zähne nicht mehr einsetzt, mit praktischer Kurzhaarfrisur für alle, chemischer Ruhigstellung und notfalls auch physischer Fixierung. Alle Körperfunktionen können beim Toilettengang automatisch erfasst und ausgewertet werden, um die adäquate Zufuhr von Nahrung, Flüssigkeit oder Pharmazeutika elektronisch ausgewertet vorzugeben.

## Verbotene Fragen müssen endlich gestellt werden

Wir können uns wie Mowgli im Dschungelbuch von der Schlange, die vom Baum herabhängt, hypnotisieren und lähmen lassen: »Vertraue mir …«, dann wiegen wir uns in der Vorstellung, mit der Organisation und der Optimierung von Pflege könne es so weitergehen wie bisher. Das wird dann ein unfreiwilliger Crashtest.

Beispiel: Doris Rosenkranz hat für die Region Unterfranken eine Untersuchung durchgeführt. Die Region wird durch Geburtenrückgang und Abwanderung (besonders der jungen Erwachsenen) massiv an Einwohnern verlieren. In einzelnen Landkreisen waren schon 2009 im Vergleich zu

1998 über ein Drittel weniger Geburten zu verzeichnen. Dieser Trend wird sich verschärfen, weil die Generation der Baby-Boomer von einer neuen, quantitativ viel kleineren Elterngeneration abgelöst werden wird. Dagegen wird die Zahl der über 65-Jährigen in den kommenden 15 Jahren um mehr als 30 Prozent steigen.[152] Die naheliegende Antwort wird lauten: Ein Ausbau der professionellen und bezahlten Pflege ist dringend erforderlich. Das wird in dem vergleichsweise reichen Flächenstaat sogar noch möglich sein. Im Osten Deutschlands, wo sich regional ähnliche Prozesse abspielen – nur noch dramatischer –, sieht das schon ganz anders aus. Aber vor allem bleibt die Frage, ob das die richtige Richtung ist. Muss man nicht auf eine neue Kultur der Hilfe setzen, die heute noch unter dem vergleichsweise bieder-wilhelminischen Begriff »Ehrenamt« daherkommt und gegenwärtig keineswegs so funktioniert, wie es notwendig wäre?

Will man nach Auswegen suchen, dann muss man sich einer scharfen, kritischen Auseinandersetzung mit der Richtung stellen, in die die professionelle Pflege geht. Die Fragen wollen wir noch einmal so zusammenfassen:

1. Wie viel Pflegebedürftigkeit ist vom Apparat Pflege und von der Gesundheitsindustrie produziert?

Ivan Illich hat nachgewiesen, dass viele Krankheiten heute iatrogenen Charakter tragen: Sie sind von der Medizin und von Medizinern ausgelöste Beschädigungen.[153] Ein krank machender medizinischer Fortschritt schlägt sich längst nieder in einer krank machenden Pflege. Illich spricht von »Iatrogenesis«, hergeleitet von dem griechischen Wort für Arzt (iatros) und Ursache (genesis).

2. Es gibt einen unübersehbaren Trend, das Monopol der professionalisierten Pflege auszubauen bzw. es gegenüber der Pflege durch Angehörige oder Freunde zu etablieren.

Gibt es eine auch caregenetische Bedürftigkeit? Ich schlage vor, diesen Begriff »Caregenese« in Parallele zur Iatrogenese einzuführen, um Irrwege der Pflege ins Auge fassen zu können. Wirken krank machende Therapien zusammen mit einer schwächenden Pflege? Die Krise der Pflegewirtschaft, die an ihre Wachstumsgrenzen stößt, wird es vielleicht den Laien wieder ermöglichen, Kontrolle über die pflegerischen Erkenntnisse, ihre Theorien und ihre Entscheidungsprozesse zu gewinnen.[154] Die Pflegeindustrie selber dürfte außerstande sein, sich selber Grenzen zu setzen; sie betreibt ihre Mystifizierung, indem sie sich mit immer mehr Professionalisierung wappnet, bei der die Erfahrung und die Kompetenz derer, die Pflege machen, keine Rolle mehr spielt. Das muss immer wieder betont werden: Die Pflegenden wissen vieles, was in die technifizierten Pflegeprozesse nicht eingeht! Die Verzunftung der Pflege, ihre aufgepappte Wissenschaftlichkeit, die vor allem der Statussicherung gilt: Das alles dient nicht den Betroffenen.

3. »Die Grenzen eines auf den professionellen Experten hin zentrierten Gesundheitswesens« sind unübersehbar. Es muss die Frage gestellt werden dürfen, wie viel Gefahren von der modernen Pflegeindustrie für die Hochaltrigen ausgehen. Haben wir es nicht mit einer im Zweifelsfall fixierenden, Medikamente streuenden, körperzentrierten Maschine zu tun, die den Betroffenen zum Objekt zu machen droht?

# Demenz und Medikamente oder: Wie man sich in die Demenz frisst

»Man muss in der Krankheit, auch wenn sie durch medizinische Intervention entstellt ist, einen Protest gegen die bestehende Gesellschaftsordnung erkennen.«

*Jean-Claude Polack*[155]

Sechs, acht, zehn verschiedene Medikamente nehmen viele alte Menschen. 35 Milliarden Tagesdosen Medikamente wurden 2010 in Deutschland für 70 Millionen Versicherte verordnet.[156] Vor allem ältere Menschen werden von der Medikamentenflut überschüttet. Polypharmazie – das Einnehmen mehrerer Medikamente nebeneinander – ist vor allem ein Phänomen, das bei älteren Menschen vorkommt. »Mehr als die Hälfte des Arzneimittelumsatzes in der gesetzlichen Krankenversicherung entfällt auf Patienten jenseits der 60, obwohl sie nur gut ein Viertel der Bevölkerung ausmachen.«[157] Cholesterinsenker, Blutdruckpillen, Blutverdünner und Schmerzmittel gehören zum Seniorengrundprogramm. Ein Drittel der Älteren über 65 nimmt dauerhaft vier Wirkstoffe ein; wer über 70 ist, wirft durchschnittlich sechs Arzneimittel ein.

Das Risiko von Nebenwirkungen – Beipackzettel können einem da die Haare zu Berge stehen lassen – steigt naturgemäß, je mehr der Cocktail enthält, der da eingenommen wird. Bei sechs eingenommenen Medikamenten ist mit 15 Interaktionen zwischen den Medikamenten zu rechnen. Wer will da eigentlich noch den Überblick behalten, was heilt und was »kränkt«? Die Medikamentenflut löst neue

Krankheiten aus, daran kann kein Zweifel bestehen. Die Pharmazeutische Zeitung berichtet von einer 86-Jährigen, die von einem Mittel gegen Depressionen Halluzinationen bekam, deshalb stürzte und sich den Oberschenkelhals brach.[158] Solche Geschichten dürften gang und gäbe sein.

Bis zu 300 000 Patienten erleiden gefährliche Nebenwirkungen, bis zu fünf Prozent der Einweisungen in Krankenhäuser erfolgen, weil falsche, zu viele, zu wenige oder unverträgliche Medikamente eingenommen wurden. Nun stelle man sich obendrein noch Menschen mit Demenz vor, die im Umgang mit ihren Pillendöschen mächtige Probleme haben dürften. Im fortgeschrittenen Stadium werden ihnen die Tabletten natürlich von Pflegekräften oder Angehörigen zugeteilt, aber was ist davor? Und in welchem Maße – wir reden noch gar nicht von Antidementiva, also von Medikamenten, die die Demenz bekämpfen sollen – trägt die Medikamentenflut zur Zerrüttung des Gehirns, der Erinnerungsfähigkeit, der Stabilität bei? Wie viel Demenz ist pharmazeutisch verursacht?

Wenn man sich die Liste der Nebenwirkungen von Antidementiva, von Schmerzmitteln, von blutdrucksenkenden Medikamenten oder Rheumamitteln anschaut (und damit die für alte Menschen häufigen Verschreibungen betrachtet), dann fragt man sich, wie viel pharmazeutische Verursachungen oder Verstärkungen von Demenz es eigentlich gibt.[159]

Nur einige Beispiele, und dabei ist aus der langen Liste der »unerwünschten Wirkungen« jeweils nur ein kleiner Abschnitt ausgewählt:

**Antidementiva (zum Beispiel Exelon)**

*Sehr häufig:* Kopfschmerzen

*Häufig:* Abgeschlagenheit und Aggressivität, Angst, Benommenheit, Delirium, Depression, Dyskinesie, Erregungszustand, Halluzinationen, Krampfanfälle, Müdigkeit, Nervosität, Schlafstörungen, Schmerzen, Schwächezustand, Verwirrtheit.

*Gelegentlich* treten auch Alpträume, Demenz, Lethargie usw. auf.

Das sind die Phänomene, die im Blick auf das Nervensystem auftreten. Die Sinnesorgane sind *häufig* durch Schwindel beeinträchtigt, *sehr häufig* gibt es Abdominalschmerzen, Appetitlosigkeit, Brechreiz, Diarrhö.

*Sehr häufig* kommt es zum Therapieabbruch wegen Unverträglichkeit, vor allem wegen Übelkeit, Erbrechen, Durchfall. Dabei ist das, was hier aufgezählt wird, nur ein Teil der Nebenwirkungen.

Auch *Aricept* – wie *Exelon* ein Cholinesterasehemmer – hat eine lange Liste von Nebenwirkungen aufzuweisen (*sehr häufig:* Kopfschmerzen; *häufig:* Aggressivität, Erregungszustand, Depression).

*Reminyl* gehört zu den *Antidementiva,* die bei Morbus Alzheimer Verwendung finden sollen (symptomatische Behandlung bei leichter bis mittelschwerer Demenz): *Häufig* sind Angst und Depression, Erregungszustände, Erschöpfung, Halluzinationen, Kopfschmerzen, Schlafstörungen, Schwächezustand, Verwirrtheit.

## Schmerzmittel

Bei den rezeptfreien Schmerzmitteln hat *Ibuprofen* im Hinblick auf das Nervensystem *häufig* Kopfschmerzen, aber auch *»selten«* Demenz zur Folge. *Sehr häufig* sind wieder die Abdominalschmerzen, Brechreiz, Magen-Darm-Störungen, Übelkeit. Opioide (Schmerzmittel) führen *sehr häufig* zu Euphorie, *häufig* zu Angst, Benommenheit, Depression, Denkstörungen.

### Antirheumatika

Bei den Antirheumatika fällt wiederum auf, dass Kopfschmerzen *sehr häufig*, Schlafstörungen, Schwindel und Einschränkung des Reaktionsvermögens *häufig* vorkommen.

### Blutdruckmedikamente

Mittel zur Behandlung hohen Blutdrucks wie *Amlodypin* ziehen *häufig* Kopfschmerzen, Müdigkeit, Schmerzen und Schwindel nach sich.

Hin und wieder fällt ein Blick auch auf die Absatzstrategien der Pharmakonzerne und macht klar, dass nicht selten das Geschäftsinteresse der Tablettenverkäufer hoch über dem Wohl der Patienten rangiert. So enthüllt ein Grundsatzurteil des Bundesgerichtshofs im Juni 2012, welche Praktiken im Verhältnis von Pharmaindustrie und Hausärzten möglich sind: Eine Pharmareferentin hatte einem Hausarzt Schecks in Höhe von 18 000 Euro als Belohnung dafür überreicht, dass er die Medikamente, die sie vertrat, verschrieben hatte. Grundlage für die Zahlungen war ein Prämiensystem, das unter der Überschrift »Verordnungsmanagement« lief. Dieses Prämiensystem sieht vor, dass Ärzte für die Verordnung von Arzneimitteln des Unternehmens fünf Prozent des Abgabepreises erhalten sollten. Der Einzelfall verweist also auf eine übliche Praxis. Der Bundesgerichtshof entschied in seinem Grundsatzurteil, dass die Hausärzte sich nicht strafbar machen. Die Richter sprechen zwar ausdrücklich von »korruptivem Verhalten« bei Ärzten und Pharmavertretern, dieses korruptive Verhalten sei aber nach geltendem Recht nicht strafwürdig. »Darüber zu befinden, ob die Korruption im Gesundheitswesen strafwürdig ist und durch Schaffung entsprechender Straftatbestände eine effektive strafrechtliche Ahndung ermöglicht werden soll, ist Aufgabe des Gesetzgebers«, heißt es in der Mitteilung des Bundesgerichtshofs. Begründung: Der niedergelassene Arzt handelt weder als »Amtsträger« noch als »Beauftragter« der gesetzlichen Krankenkassen. Auch Mitarbeiter von Pharmaunternehmen, die Ärzten Vorteile gewähren, seien entsprechend nicht wegen Korruptionsdelikten bestrafbar, entschied der BGH.

Eine Flut von Medikamenten wird in den Patientenmarkt gedrückt – und die Patienten spielen oft kritiklos mit. Dass Patienten Ärztinnen und Ärzte um Verschreibungen angehen, dass sie sie bedrängen und Forderungen stellen, ist bekannt. Es bleibt im Dunkeln, wie stark reale Hilfsbedürftigkeit und Krankheit überlagert werden von Einsamkeits- und Sinnlosigkeitserfahrungen, die Menschen in die Arztpraxis treiben, wo sie sich Linderung für dieses Lebensleiden erhoffen. Dann gehen sie zurück und erhoffen sich von der Verschreibung das, was ihnen das Leben verwehrt. Dass sie sich aus ihren Schächtelchen und Röhrchen bedienen können, mag ihnen das Gefühl verleihen, dass die Welt noch da ist, dass sie die versagte Zuwendung jedenfalls in den roten, blauen, grünen plastikverschweißten Helferchen bekommen. Die präventive Abwendung jeden Übels mit Hilfe von Tabletten ersetzt geradezu das Amulett, mit dem früher die bösen Geister verscheucht werden sollten. So wie man den Wocheneinkauf bei Aldi macht und regelmäßig die Tiefkühltruhe auffüllt, so sucht man regelmäßig das Ärztezentrum auf, um den Körper mit Chemie anreichern zu können. Aus dem Essen ist ein Versorgungsmanagement geworden, aus dem Umgang mit Krankheit ein Gesundheitsmanagement.

So wie sich früher mancher um den Verstand getrunken hat (und auch das gibt es natürlich immer noch, angeblich sind 400 000 Alkoholiker unter den Seniorinnen und Senioren), so zerstören heute nicht wenige ihren Verstand medikamentös, und Apotheken und Gesundheitszentren sind da an die Stelle der Schnapsdestille getreten. Man könnte auch sagen, der Kirchgang und die heilige Messe, die gegen Krankheit und Tod wappnen sollten, wurden durch den Griff in die Pillenschublade abgelöst. Was man sich früher vom Himmel versprochen hat, das erhofft man sich jetzt von den Gaben der pharmazeutischen Industrie. Insofern geht es auch gar nicht darum, Ärzten oder Patienten die Schuld für Medikamentenmissbrauch zuzuschieben; es gilt vielmehr die Heillosigkeit der Welt, in der wir leben, anzuerkennen, die besonders die Alten nicht ertragen und die darum ihre Zuflucht bei pharmazeutischen Produkten nehmen, die trösten und vergessen lassen.

Die Pillenschluckerei hängt ja auch damit zusammen, dass die Menschen ihrem Körper nicht mehr trauen. Sie glauben den Werten, die in der ärztlichen Praxis, genauer im Labor, ermittelt werden; sie glauben nicht an das, was sie fühlen und empfinden. Da mit dem Körper nichts mehr geschieht, was man Tätigkeit nennen könnte und was Erfahrungen vermittelt (in der Arbeit, im Garten, in der sogenannten Freizeit), werden diesem Körper Fitnessmodule, Vitaminpräparate, Nahrungsergänzungsmittel, Antibiotika, Cholesterinsenker etc. zugeführt. Das Leben der Alten ist auf dem Weg zur Polypharmazie, zu der dann neben den Tabletten die Präventionsarbeit, die Fitnessarbeit am eigenen Körper und im Zweifelsfall das Gehirnjogging gehören. Der Körper wird dabei unter der Hand zu einer Managementaufgabe; er ist nicht mehr mit eigenen sinnlichen Erfahrungen ausgestattet, sondern unterliegt eigentlich einer Dauerbetäubung. Die ständig erforderliche Selbstdiagnose richtet sich nicht nach den Empfindungen, sondern nach den gemessenen Werten.

Aber warum machen die Menschen das, und warum lassen sie das mit sich machen? Tim Jackson, ein britischer Wissenschaftler, hat beschrieben, wie sich im Konsumismus die uralten Fragen der Menschen melden – und sie dürften auch auf diesen Pillenkonsumismus der Alten übertragbar sein. »Der Mensch ist ein Tier, das stirbt«, sagt Big Daddy in Tennessee Williams Theaterstück »Die Katze auf dem heißen Blechdach«. »Und wenn der Mensch Geld hat, dann kauft er und kauft und kauft. Und ich denke, dass der Grund dafür, dass er alles kauft, der ist, dass er im Hinterkopf immer die Vorstellung hat, die verrückte Hoffnung, dass irgendetwas, was er gekauft hat, ewige Dauer haben wird.«[160]

Der Massenkonsum – und speziell der Konsum pharmazeutischer Produkte – ist offenbar eine Möglichkeit, in einer Welt ohne Hoffnung Sicherheit zu finden. Der Wunsch zu konsumieren tritt an die Stelle der alten Himmelshoffnungen, er ist ein Stück Himmel auf Erden. Die Eschatologie, die Hoffnung auf ein kommendes Paradies, wird abgelöst von einer Eschatologie des Konsumismus, der uns schützen soll vor den Ängsten, den Sorgen, der Furcht vor der Endlichkeit.

Als George W. Bush nach den schrecklichen Ereignissen vom 11. September den Menschen zugerufen hat: »Leute, geht shoppen«, da hat er diese Tröstung, die aus dem Konsumismus kommen soll, auf den Punkt gebracht. Der Trost, der nicht mehr aus der Religion kommt, wird abgelöst vom Trost durch den Konsum. Tim Jackson sagt, dass man die Gefährdung des Planeten durch den Menschen nicht begreifen kann, wenn man dieses Element säkularisierter Religion nicht begreift. Und man darf sagen, dass der exzessive Konsum von Medikamenten und ärztlichen Dienstleistungen, die Frühdiagnose und das Gehirnjogging für die Alten die wichtigste Variante der tröstenden, konsumistischen Sicherung darstellen. Und dass der Ruin der Körper und der Gehirne, der dann als Demenz erscheint, auch genau in dieser Dimension seine Wurzeln hat.

Es wird mit jährlich 25 000 Todesfällen infolge von Medikamenteneinnahme in Deutschland gerechnet. Um eine Vorstellung davon zu gewinnen, was das bedeutet, kann man sagen: Man stelle sich vor, dass jede Woche ein vollbesetzter Jumbo über Deutschland abstürzt, dann erreicht man die Zahl der Todesfälle, die durch Medikamente verursacht wurden. So hat es der Kabarettist Georg Schramm bitterböse auf den Begriff gebracht.

Gefährliche Nebenwirkungen dürften in Deutschland jährlich bis zu 300 000 Patienten erleiden (Schätzung des Arzneimittelexperten Gerd Glaeske).[161] Die Umsätze im Apothekenmarkt stiegen zwischen 2001 und 2010 um 30 Prozent, 626 Millionen Mal werden pro Jahr Rezepte ausgestellt. Wie viele der Tabletten gar nicht genommen werden oder vergessen werden, darüber gibt es indessen nur Spekulationen.

Die Probleme der Arzneimittelversorgung bestehen, so schreibt Peter Schönhofer, der Herausgeber des Arzneimittel-Telegramms, vor allem in der Innovationsschwäche, der administrativen Inkompetenz und dem kriminellen Marketing. Es gebe kaum noch Innovationen im Arzneimittelbereich; das sei auch verursacht durch das Verschwinden nationaler Pharmafirmen und wurzele in der Straffreiheit bei Wissenschaftsbetrug, in der drastischen Zunahme von kriminellem Marketing und in der gesetzlich erlaubten Preiswillkür.[162]

Das bisher Gesagte führt zu der Frage: Gibt es einen Minamata-Komplex in der Demenz?

Wir werden erst in der Rückschau erkennen, was da los war. Wie sehr Demenz medikamentöse Ursachen hat, ist gegenwärtig vernebelt.

»Das Wesentliche ist für die Augen unsichtbar«, sagt der kleine Prinz. Was die Ursachen der Demenz sind, können wir nicht sehen, nur vermuten. Wir können darüber spekulieren. Wir können die Umrisse eines Alzheimer-Kartells sehen, in dem sich die Geld- und Karriereinteressen von 25 000 Alzheimerforschern, die es weltweit gibt, mit den Interessen der Pharmaindustrie verbinden, mit dem Versuch von Medizinern, das Patientenaufkommen zu erhöhen.

»Insbesondere Pflegeheime scheinen absolut beratungsresistent hinsichtlich der Zurückhaltung bei der Gabe von Psychopharmaka zu sein und zugleich ohnmächtig gegenüber den Marktinteressen der Pharmaindustrie hinsichtlich des riesigen und immer noch wachsenden Senioren-Marktes. Die vielfältig belegten gesundheitlichen Schäden gerade der Alterspflegebedürftigen und Dementen interessiert die Heime ebenso wenig wie deren deutlich erhöhte Sterblichkeit unter Psychopharmaka. Wie sollte es auch anders sein, wenn die Heimleitung nun auch offiziell betriebswirtschaftlich als Unternehmer handeln darf und die fachliche Verantwortung erst untergeordnet auf der zweiten Stufe beginnt, was dazu führt, dass die Bewohner jetzt nicht nur als Verbraucher, sondern auch selbst als Ware gehandelt werden. Für die Übersterblichkeit im Heim braucht man heute nicht mehr die hässliche Hungerkost; man kann sie jetzt viel feinsinniger und profitabler mit chemisch-therapeutischen Mitteln erzielen. Die strenge Bindung an die ärztliche Indikation war gestern.[163] Das Heim-Rahmengesetz des Bundes bezeichnet jetzt auch ganz offiziell die Heimbetreiber als »Unternehmer« und die Heimbewohner als »Verbraucher.« Das heißt: Als Hochaltriger wird man zum Kunden eines Pflegekomplexes mit industriellem Charakter und ist gleichzeitig auch die Ware, die dort bearbeitet wird.

Man kann sich fragen, ob die Demenz eines Tages als ein Minamata-Phänomen erkennbar gemacht werden kann. Im Nachhinein natürlich. Die Älteren erinnern sich vielleicht noch an die große Chemiekatastrophe in Minamata, die in

Japan in den 50er Jahren des vorigen Jahrhunderts auftrat. Eugene Smith und seine Frau Aileen, die in Minamata lebten, haben den Skandal aufgedeckt, der sich in dem Fischerdorf ereignete. Er beobachtete zunächst, dass Katzen auf der Straße »tanzten«, zusammenbrachen und starben. Freunde fingen an, unkontrolliert zu schreien. Es war der Beginn einer der großen Umweltkatastrophen – der ganze Ort wurde vergiftet. Die Firma Chisso hatte über Jahrzehnte eine Quecksilberverbindung in die Bucht von Minamata geleitet. Dieses Gift wurde von den Fischen aufgenommen und gelangte so auf den Tisch der Fischer von Minamata. Tausende starben oder litten qualvoll an der Minamata-Krankheit.

Wir wissen heute nicht, ob Demenz ein Ausdruck von Umweltschädigungen, von Vergiftungen oder von dramatisch falschen Lebensstilen sein könnte – oder ob eben auch Nebenwirkungen von Medikamenten eine größere Rolle spielen. Das Fachmagazin Lancet Neurology veröffentlichte eine Untersuchung, der zufolge sich der Hälfte aller Alzheimerfälle sieben Risikofaktoren zuordnen lassen, darunter Rauchen, Bluthochdruck und Diabetes.[164] Und man muss sich fragen, ob lebensweltliche Faktoren neben diesen »harten« Faktoren eine Rolle spielen, die man vielleicht als mediale Vergiftung bezeichnen müsste:

Werbung sei das am weitesten verbreitete und stärkste aller mentalen Umweltgifte; der Konsumkapitalismus, die Gesellschaft des Spektakels, könne eine heimtückischere Form der sozialen Kontrolle annehmen als der Kommunismus. Der Kommunismus sei ein Amoklauf der Bevormundung, plump und offensichtlich, wie ein Schlag mit einer Holzlatte. Die kapitalistische Konsumkultur hingegen kannibalisiere den Geist im Lauf der Zeit. Sie setze die Bürger als gehorsame »Sklavenkomponente« des Systems ein, ohne dass sie sich selbst darüber klarwerden. Seit den 1950er Jahren habe uns das Spektakel immer mehr verschluckt. Wir wüssten schon gar nicht mehr, wie sich Wut anfühle. Wir hören auf den ultrakonservativen Teil unseres Gehirns, der sagt: Reiß dich zusammen, sei vernünftig, es ist doch alles gar nicht so schlimm.[165]

Es vergeht kaum ein Tag, an dem nicht eine neue medizinische Erklärung für das Phänomen Alzheimer auf den Markt kommt. Wer weiß schon, wer kann schon beurteilen, was da der Profilsucht, was dem Geschäftsinteresse, was aufrichtigen und solide begründeten Interessen entspringt und dient? Eine inzwischen ganz gut begründete neue Vermutung führt in die Richtung, dass es sich bei der Demenz in der Tat um ein kulturelles, ein gesellschaftliches Phänomen handelt. Man könnte auch sagen: Es findet sich ein Gesellschaftsgift. Die Zeitschrift New Scientist fasst die Erkenntnisse in der Überschrift zusammen: *Food for thought: Eat your way to dementia.* Man könnte übersetzen: Friss dich in die Demenz.[166] Es gibt offenbar Hinweise darauf, dass es sich bei Alzheimer um ein ernährungsbedingtes Stoffwechselleiden handelt. Manche Wissenschaftler sehen Alzheimer im Zusammenhang mit Diabetes und sprechen von einem »Typ-3-Diabetes«. Bisher wurden Typ 1 und 2 bei der Zuckerkrankheit unterschieden, nun könnte ein dritter Typ hinzutreten. Klar ist: Der ständige Überkonsum an Zucker, der mit modernen Essgewohnheiten einhergeht, führt beim Typ 2 dazu, dass ein ständiges Überangebot des im Körper produzierten Insulins ausgelöst wird, das dann wiederum dazu führt, dass die Zellen aufhören zu reagieren. Sekundäre Folge: Auch Nervenzellen im Gehirn reagieren nicht mehr und gehen zugrunde. Insulin vermittelt Signale zwischen den Nervenzellen und beeinflusst deren Größe, Funktionalität und Überleben. Und darin könnte ein umweltbedingter

Zerstörungsprozess eingelagert sein. Ein Zusammenhang zwischen Typ-2-Diabetes und Alzheimer ist schon länger nachgewiesen. Typ-2-Diabetiker haben im Vergleich zur Restbevölkerung ein bis zu dreimal so hohes Risiko, an dieser Form der Demenz zu erkranken. Auch ein Zusammenhang zwischen Fettleibigkeit und Alzheimer ist unübersehbar.[167] Eine Reihe von medizinischen Untersuchungen hat zu der Erkenntnis geführt, dass die Gehirne von Alzheimerpatienten zuckerkrank sind. »Bestätigen sich die gegenwärtigen Annahmen aber, handelt es sich bei Alzheimer um eine weitere katastrophale Folgeerscheinung der Junkfood-Industrie – und zwar um die bislang schlimmste.«[168] Übermäßiger Fett- und Zuckerkonsum führt zu verschiedenen gesundheitlichen Schädigungen, das ist klar. Regierungen in Europa beschränken sich auf Appelle an Verbraucher und schieben ihnen die Verantwortung für richtige Ernährung zu, die aber angesichts entfesselter undurchschaubarer Werbung und irreführender Kennzeichnung bei gesundheitsschädlichen Produkten nur schwer wahrzunehmen ist. Nahrungsmittelprodukte werden mit immer mehr Fett, Salz, Zucker und Maissirup vollgepumpt. Nahrungsmittel werden so manipuliert, dass das Gehirn keine Sättigungssignale mehr erkennen kann. Noch lässt sich nicht mit Sicherheit sagen, dass unser schlechter werdendes Essen der Hauptgrund für die Zunahme von Alzheimerbetroffenen ist. Doch man kann sicher sein, dass die Vorsorge, das heißt die kritische Prüfung der Nahrungsmittel, die wir zu uns nehmen, für unseren Leib und unsere Seele generell hilfreich ist. Und man muss Widerstand einüben gegen jene, die ihre industriell vergifteten Nahrungsmittel auf den Markt werfen. Sollte sich herausstellen, dass die Ernährungsthese stimmt, dass Demenz mit falscher Ernährung verbunden ist, dann hätte man es in der Tat mit einem Minimata-Komplex im Demenzbereich zu tun. (Ebenso wie nach allem, was wir jetzt wissen, im Phänomen ADHS bei Kindern die Ernährung mit industriell vergifteten Nahrungsmitteln eine Rolle spielen könnte.) Dann könnte man tatsächlich von »Demenz*kranken*« sprechen, hätte damit aber nur kaschiert, dass ein gesellschaftliches Phänomen – die rücksichtslose Vergiftung der Menschen durch heruntergekommene Nahrungsmittel – die wahre Ursache des Phänomens »Verwirrung« ist.

Die Diagnose »verblödet durch Essen« ist, so kann man sagen, auf jeden Fall richtig. Betroffen von ernährungsbedingter Verblödung sind in den westlichen Gesellschaften mittlerweile alle Schichten und Bereiche, die mit der Nahrungsmittelproduktion zusammenhängen – schreibt Kathrin Zinkant.[169]

Es sind keineswegs nur die armen Schlucker, die sich in Supermärkten mit Nahrungsmitteln versorgen, die durch immer mehr industriell gefertigte Zutaten eine Gefahr für die Gesundheit darstellen. Diese Nahrungsbomben bestehen aus den immer gleichen Grundstoffen: »Gewonnen werden diese Grundstoffe aus den drei Monokulturen Soja, Mais und Weizen. Ergänzt werden sie durch Produkte aus der Mono-Mästerei von Schwein, Huhn und Rind sowie aus den Großmolkerei- und Legefabriken. Vielfalt entsteht nur noch durch mehr als 300 Zusatzstoffe, von denen selbst in Bioprodukten gut 50 erlaubt sind.«[170] Die Grundfaktoren für Verblödung werden – schaut man auf die Zutatenliste – durch Zuckersirup aus Mais, Pflanzenfett, Milcheiweiß, Trockenei, modifizierte Stärke und diverse Emulgatoren zu blendend aussehenden menschlichen Futtermitteln verarbeitet, die eine scheinbare Vielfalt vortäuschen, aber doch immer dieselbe chemische Grundmelodie vorspielen. Die bequeme breite Straße industrieller Nahrungsverfremdung führt offenbar – wie das Beispiel Alzheimer vielleicht bald endgültig nachweisen wird – in die Degeneration.

Die Menschen werden auf ihre Pflicht zu gesunder Ernährung hingewiesen: Doch es wird immer schwerer, sie zu erfüllen. Selbstbestimmung wird da unter der Hand zu einer manchmal geradezu zynischen Devise. Und das nicht nur im Blick auf das Essen.

Es gehört zu den keineswegs zufälligen Paradoxien dieser Gesellschaft, dass sie den Wert der »Selbstbestimmung« auf den höchsten Thron hebt. Wir dürfen wählen, wir müssen wählen, wir können selbst bestimmen, ob es nun die Automarke, der Stromanbieter, die Versicherung, die Zahl der Kinder, der Partner, die Partnerin, der Wohnort, die Ausbildung usw. ist.

Ulrike Baureithel weist auf die Absurditäten, ja den Schrecken dieser Selbstbestimmungspflicht hin. In England haben sich Frauen vorsorglich die Brust abnehmen lassen, weil sie angeblich Trägerinnen des Brustkrebsgens waren und das Risiko, irgendwann einmal an Brustkrebs zu erkranken, nicht eingehen wollten. »Eine furchtbare Vorstellung, aber unbedingt eine Entscheidung unter dem Vorzeichen der Selbstbestimmung.«[171] Die Präventionspolitik, das hat Anfang der 1980er Jahre Robert Castel herausgestellt, nimmt nicht mehr die persönlichen Gefährdungen in den Blick, sondern statistische Korrelationen und Bevölkerungsgruppen, die nach Risikoprofilen begutachtet werden. Damit wird dem Menschen ein »soziales Schicksal« zugewiesen, das zu steuern ihm selbst überlassen wird. So sitzen heute Paare in der Entscheidungsfalle, die in der humangenetischen Beratung aufgefordert sind, sich in völliger Freiheit für diesen oder jenen Embryo zu entscheiden.[172]

Der deutsche Ethikrat hat eine Stellungnahme veröffentlicht, die den provozierenden Titel »Demenz und Selbstbestimmung« trägt. Der Titel bringt die Ängste der modernen Menschen auf den Punkt, die in der Selbstbestimmung das höchste Gut sehen und gleichzeitig eine Zunahme der Demenz beobachten, die genau diese Selbstbestimmung beschädigt. Bedeutet das, dass man Vorsorge für diesen Zustand treffen muss, in dem die Demenz die Selbstbestimmungsmöglichkeit unterminiert? Der Ethikrat spricht von assistierter Selbstbestimmung, weil ja auch bei fortschreitender Demenz Restpotenziale der Selbstbestimmung erkennbar seien. Der deutsche Pflegealltag steht in einem eklatanten Widerspruch zu einer solchen Bewahrung der Reste von Selbstbestimmung. Zu oft werden alte Menschen, besonders die von einer Demenz betroffenen, eingeschränkt, stillgestellt, »weggeräumt«. Der Qualitätsbericht Pflege aus dem Jahr 2012 stellt fest: Rund 20 Prozent der Heimbewohner sind in ihrer Freiheit eingeschränkt, etwa durch Bettgitter oder Befestigungen an Rollstühlen. Dabei seien solche Maßnahmen oft einfach zu umgehen, erklärte Jürgen Brüggemann vom MDS. So könnten zum Beispiel niedrige Betten die Sturzgefahr genauso gut verringern.[173]

Laut Berechnung für die »Welt am Sonntag« werden knapp 240 000 Demenzkranke in Heimen oder in ambulanter Pflege mit Medikamenten behandelt, um sie ruhigzustellen. »In diesen Fällen werden die Medikamente nicht verschrieben, um die Leiden der Patienten zu lindern, sondern um Personal einzusparen und somit den Heimbetreibern höhere Gewinne zu bescheren«, sagt der renommierte Bremer Sozialforscher Professor Gerd Glaeske.[174]

Nach seiner Berechnung werden von den bundesweit 1,1 Millionen Demenzpatienten knapp 360 000 mit Neuroleptika behandelt. Britische Studien ergaben, dass in zwei von drei Fällen die starken, verschreibungspflichtigen Medikamente zu Unrecht verordnet wurden und sich durch eine bessere Betreuung der Betroffenen hätten vermeiden lassen. Glaeske meint, das sei auch auf Deutschland übertragbar.

Der Eintritt in ein Heim – laut Klaus Dörner – ist mit einer

Fülle von lebensbedrohlichen Risiken verbunden. Wolf Wolfensberger spricht von einem neuen Genozid an Benachteiligten, Alten und Behinderten, der sich vor allem bei Krankenhausaufenthalten realisiere: In den USA – so behauptet er – würden jedes Jahr fast genauso viele Menschen durch »death-making« umkommen, wie dies für Nazi-Deutschland gegolten habe. Dabei versteht er unter »deathmaking« (Totmachen) ein indirektes tödliches Teamwork von Institutionen. Es gehe nicht um ein einzelnen Personen zuzuordnendes direktes Töten, sondern um die Folgen eines Zusammenwirkens von Personen, das tödliche Folgen habe.[175] »Nun pfeifen es die Spatzen von den Dächern, dass demographischer Wandel und steter medizinischer Fortschritt gewisse Leistungsbeschränkungen in solidarisch finanzierten Gesundheitssystemen auf Dauer unumgänglich machen«, schreibt eine Medizinethikerin.[176] An dieser Feststellung kann man kaum zweifeln, aber es wird dabei völlig übersehen, dass eine Abhängigkeit von medizinischen und pharmazeutischen Dienstleistungen systematisch geschaffen worden ist, die nun unter dem Schlagwort »Priorisierung« das Elend der Abhängigen bewirtschaftet und die Drogen zuteilt, die zuvor großzügig verteilt wurden.

Dörner weist darauf hin, dass Heime nicht besser werden, wenn sie größer sind – das entspreche der Industrie-Logik –, sondern dass kleine Heime zumindest die Chance bieten, zwischenmenschlicher, persönlicher und strukturell weniger schädigend zu sein.

Es gibt Experten, die der Meinung sind, dass es auch langfristig keine wirksamen Demenzmedikamente geben wird. Die Arzneien, die momentan zur Verfügung stehen, versuchen vor allem, den fortschreitenden Verlust von Nervenzellen zu stoppen. »Medikamente wie Donepezil oder Galantamin zögern zwar bei manchen Betroffenen das Absterben der Neuronen etwas hinaus. Doch keine Arznei kann verhindern, dass die Krankheit immer weitere Teile des Gehirns zerstört. Die Patienten haben weder eine bessere Lebensqualität noch eine längere Lebensdauer.«[177]

Es gibt Hinweise darauf, dass Demenz in den Bereich »DMP« (Disease-Management-Programm) aufgenommen werden soll. Das gibt es bereits für Diabetes und andere chronische Krankheiten. Es würde die Einnahmemöglichkeiten erhöhen und zur Ausweitung der Diagnose Demenz führen, weil da eben eine gute Einnahmequelle lockt.

Hören wir uns eine Geschichte an, in der dieses Gemisch von Fürsorge, Wirkung von Medikamenten, Überlastung der Angehörigen, Heimaufenthalt zutage tritt und uns ratlos zurücklässt.

## Risiken kontinuierlicher Therapie mit einem Cholinesterasehemmer

»Meine Frau kennt mich nicht mehr, und wenn ich sie mit dem Rollstuhl in die Wohnung bringe, schläft sie fast die ganze Zeit.«

*Aus dem Brief eines Ehemanns*

Im April 2012 erreicht mich dieser Brief eines alten Herrn, der mich um einen Rat bittet. Seine Frau E. – so schreibt Helmut K. – sei 1922 geboren. »*Meine Frau wurde 1997 nach einem Sturz an der Halswirbelsäule operiert. Danach zeigten sich die ersten Anzeichen einer Demenz. 1999 war meine Frau Patientin beim Nervenarzt Herrn Dr. N. in K. Am 2. 7. 2002 stellte er beiliegendes Attest aus.*«

Im diesem Attest heißt es: »*Frau K. steht wegen einer Alzheimer-Erkrankung in meiner nervenärztlichen Behandlung. Trotz kontinuierlicher Therapie mit einem Cholinesterasehemmer ist die Erkrankung im Verlauf der letzten Jahre erheblich fortgeschritten. Aktuell erreicht die Patientin im Mini-Mental-Status-Test 15 Punkte, was einer mittelschweren Demenz entspricht. Da sie immer mehr Hilfestellung bei alltäglichen Verrichtungen braucht, habe ich dem Ehemann geraten, Antrag auf Leistungen der Pflegeversicherung zu stellen.*«

Im Jahr 2009 wird über eine Untersuchung kanadischer Wissenschaftler von der Queen's University über Patienten berichtet, die Cholinesterasehemmer eingenommen haben. Diese Patienten mussten doppelt so häufig ins Krankenhaus eingeliefert werden wie Patienten mit den gleichen Krankheiten, die jedoch nicht diese Medikamente eingenommen hatten. Zusätzlich erhöhen diese Medikamente noch zwei weitere Risiken: Die Patienten hatten ein um 49 Prozent höheres Risiko, einen Herzschrittmacher implantiert zu bekommen, und ein um 18 Prozent höheres, eine Hüftfraktur zu erleiden. Dabei ist bekannt, dass Knochenbrüche in diesem Alter schwer und nur langsam heilen. Sie führen oft zu Invalidität und sogar zum Tod.[178]

Man braucht sich ja ohnehin nur einmal über die sogenannten »unerwünschten Wirkungen« der Antidementiva (s. o.) zu informieren, um zu wissen, wie riskant diese Mittel sind.

In dem Brief heißt es weiter: *»Ich pflegte meine Frau bis zum Oktober 2004 in unserer Wohnung.«* Dann wird Frau K. in der Pflegeabteilung eines Seniorenheims aufgenommen. *»Die Krankheit hat dazu geführt, dass meine Frau überwiegend im Bett oder Rollstuhl war. Nach einem Sturz aus dem Bett war sie rechtsseitig gelähmt und musste ins Krankenhaus nach K. überführt werden. In dieser Zeit hat sie die Sprache vollständig verloren und konnte selbst nicht mehr essen und trinken.«*

In welchem Ausmaß die Gabe von Medikamenten Nebenwirkungen hervorgerufen hat, die zu Sturz und Sprachverlust geführt haben, wird niemand mehr ergründen können. Herr K. schreibt weiter:

*»Seit dieser Zeit sind bis heute acht Jahre vergangen, und es hat sich nichts geändert. Ich besuchte meine Frau fast jeden Tag, um ihr mittags und abends das Essen einzugeben. Seit zwei Jahren bin ich nur noch abends zur Esseneingabe gegangen. Meine Frau kennt mich nicht mehr, und wenn ich sie mit dem Rollstuhl in die Wohnung bringe, schläft sie fast die ganze Zeit.*

*Ich kann diesen Zustand nach fast acht Jahren Vollpflege*

*nicht mehr ertragen. Ich bin 88 Jahre alt und möchte noch einige Jahre ohne diese Belastung leben. In der Zeitung las ich beiliegende Notiz. Ich komme zu dem Schluss, dass es für meine Frau und für mich nur gut wäre, wenn sie in Ruhe und Frieden einschlafen könnte. Ich bitte Sie um Ihren Rat.«*

Die beigelegte Notiz (ohne Ort und Jahr, aber es handelt sich um ein Urteil vom April 2012) berichtet über ein Urteil: Medizinern dürfe nicht generell von der Ärztekammer verboten werden, Patienten tödliche Substanzen für einen Suizid zu überlassen. Es sei nicht mit den Grundrechten vereinbar, ärztliche Beihilfe zum Suizid auch dann zu verbieten, wenn der Arzt den Patienten lange kenne und dieser eine Selbsttötung wünsche, da es keine alternativen Mittel zur Leidensbegrenzung gibt.

Es ist eine lange Leidensgeschichte, und dass sich Herr K. eine Befreiung aus seiner Verzweiflung wünscht, kann man nachvollziehen. Die Entfremdung zwischen den beiden ist ja spürbar. Ist es ein Zufall, dass er, der von seiner Frau nicht mehr erkannt wird, »sie« schreibt – als wäre »sie« eine Fremde? Aber es ist auch eine merkwürdige Einseitigkeit in diesem Brief. »Uns geht es besser, wenn sie tot wäre«, sagt er. Dabei ist der Pflegeaufwand, den er betreiben muss, nicht groß, er beschränkt sich auf das abendliche Essen, das er ihr »eingibt«. Und wie ist der Hinweis auf diesen Artikel, dieses Urteil, zu verstehen? Eine Selbsttötung, von der im Urteil die Rede ist, kommt ja angesichts des Zustands der Frau gar nicht in Frage. Möchte er die Medikamente bekommen, um sie seiner Frau zu geben? Soll der Arzt es tun?

# Es geht darum, ins Bett zu pflegen

»Es ist bekannt, dass es bei uns mit der Pflegeversicherung so eingerichtet ist, dass die Leute ins Bett gepflegt werden. Weil es einfach mehr Geld bringt. 32 Betten, eine Nachtschwester, das ist normal.«

*Eine Krankenschwester im Interview*

Ich hatte mich ein wenig hastig an einen Tisch gesetzt, der im Freien vor dem Restaurant stand. Es waren nur noch ein paar Minuten bis zum Beginn meines Vortrags, den ich in dieser kleinen Bodenseestadt über »Demenz in der Kommune« halten sollte. Ich bestellte etwas, was schnell gehen sollte.

Plötzlich ein Getümmel. Eine Gruppe von älteren Herren und Damen näherte sich dem Restaurant; man griff sich umstandslos Tisch und Stühle, um sie nach eigenem Bedürfnis zusammenzustellen. Eine junge Kellnerin, etwas fassungslos, kam herbei, fragte, ob sie helfen könne. Ärger lag in ihrer Stimme, aber die bunt gekleidete, grauhaarige Schar bemerkte davon nichts, stattdessen rissen sie sich eilig die Speisekarten von anderen Tischen unter den Nagel; bald reckten sie die Arme hoch und winkten so die Bedienung herbei, um Jägerschnitzel und Bier zu bestellen. Die Szene perfektionierte den Eindruck, den der Gang durch die Stadt in mir hinterlassen hatte: eine Stadt, die sich offenbar im Wesentlichen als Einkaufsmeile und Fressgasse präsentiert. Die aufwendig restaurierten alten Häuser schienen das Geschenkpapier zu sein, in das die Konsumangebote eingewickelt und in dem sie ansprechend dargeboten werden. Die

Baugeschichte als Dekoration für das aktuelle Angebot. Eine Stadt der Senioren, die durch die Gassen schlendern, während die Jungen auf eben diese Kundschaft warten – als Kellner, als Verkäuferinnen.

Man hat den Eindruck, dass das Generationenthema in diesem Städtchen abschließend gelöst ist: Die Jungen bedienen in zahllosen Bars, Restaurants, Bistros, Kneipen. Die Alten dagegen, in Jacken von Jack Wolfskin gewandet, lassen sich bedienen. Rüstige Rentner sind das nicht, sondern fitte Kunden: Man ahnt, dass sie alle eifrige Leser der »Apotheken-Rundschau« sind, sich mit der Erhaltung ihrer Gesundheit befassen und gewillt sind, den Ruhestand zu genießen. Das Verhältnis zwischen den Alten und den Jungen, das einmal als Generationenkonflikt daherkam, ist auf ein ökonomisches Verhältnis reduziert, nämlich auf das der Kundschaft. Das Jack-Wolfskin-Rudel, das sich da an den Tischen und Stühlen zu schaffen macht, weiß noch nicht oder verdrängt erfolgreich, dass dieses Kundschaftsverhältnis schon bald dramatischer aussehen kann, wenn es nämlich zum Kunden eines Pflegeteams geworden ist, das dann zum Essen auch noch die Windeln bringt.

Von Würde oder von gegenseitigem Respekt kann in diesem Kundschaftsverhältnis nicht mehr die Rede sein. Zwar wird in Prospekten der Seniorenbetreuungsindustrie gern von Würde gesprochen, die den Alten zuteil werde: Das verbirgt aber nur, dass dieser inflationär gebrauchte Begriff »Würde« tatsächlich das Werbelogo für etwas ist, das in Wirklichkeit ein Geschäftsverhältnis meint. Je mehr heute von würdigem Altern und sogar würdigem Sterben die Rede ist, desto genauer weiß man, dass Würde tatsächlich längst unmöglich geworden ist.

Meine Großmutter hat ihren Vater noch mit »Er« angesprochen (»kann Er mir den Käse reichen, bitte«), gesiezt also hat sie die Eltern. Der Respekt vor dem Alter, der in

Afrika heute noch vielfach den Alten entgegengebracht wird, ist begründet in der gefühlten und erfahrenen Bedeutung der Alten: Sie wissen vieles, was die Jungen wissen müssen, und können deshalb »weise« sein, können als Wissende respektiert werden. Sie sind zudem auch diejenigen, denen man die eigene physische Existenz verdankt.

Das Verhältnis zwischen den Generationen hat sich vor unseren Augen auf ein ökonomisches reduziert, bei dem die Langlebigen als Trumpf ihre Geldscheine auf den Tisch knallen können, während die Jungen ruhig lauernd den Trumpf der vielen Jahre, die sie noch vor sich haben, in der Hand halten. Respekt? Zum Totlachen! Aus der Solidargemeinschaft ist ein Tanz der Vampire geworden.

Ich sitze im Restaurant und warte auf meinen Wurstsalat. Plötzlich fängt es heftig an zu regnen. Die Wolfskinner sind blitzschnell im Trockenen, besetzen dort in Windeseile alle Tische. Die Kellnerin stellt draußen im Regen die Tische wieder an ihre Plätze und räumt die Decken ab, während von drinnen schon ungeduldig nach der Bedienung gerufen wird.

Meine Jack-Wolfskin-Jacke hatte ich im Auto liegen lassen, und so laufe ich durch den Regen zum Theatersaal, in dem mein Vortrag stattfindet. Ein riesiger Saal, auf der Bühne ein Rednerpult und zu meiner Überraschung sieben alte Damen mit jeweils einem Xylophon vor sich. Am elektrischen Klavier ein älterer Herr, der mit den Damen übt. Er sieht aus, wie Musiklehrer vor fünfzig Jahren ausgesehen haben: graue Mähne, mager, gestaltgewordene Musikleidenschaft. Mein Musiklehrer, den wir Fridolin nannten, sah genauso aus, und er war eigentlich der Beste von allen Lehrern, weil er die Musik liebte und uns damit ansteckte. Die Damen sitzen hier, wohl weit über achtzig Jahre, mit einer Mischung aus Stolz und Beklommenheit. Hoch oben auf der Bühne! Im Licht der Scheinwerfer! Mit äußerster und dennoch schütterer Konzentration schauen sie auf den Dirigenten und lassen einzelne Töne am Xylophon zaghaft erklingen. Ich werde den Blick der Dame am Rand rechts sicher nicht vergessen: Sie gibt alles. Die Augen unter der graubraunen Strickmütze, die eine kleine Strickrose an der Seite trägt, fixieren den Dirigenten. Der Eindruck zwingt sich geradezu auf, dass sie sich auf die Schulbank zurückversetzt fühlt. Vorn der Lehrer, alles an ihr ist Disziplin. Bloß nicht versagen, und alles ihm zuliebe.

Im Saal sitzen jetzt ein paar Interessierte, es bleibt eine kleine Schar in dem riesigen Theater, die Atmosphäre ist nicht eben inspirierend. Zu Beginn nun also der Auftritt der Xylophonistinnen. Sie spielen ein Lied, das den Bodensee besingt und das Glück, das ihnen im Stift, das sie beherbergt, begegnet. »Der Bodensee ist schön, der Bodensee ist schön, der Bodensee ist wunderschön, da kann man so viel Schönes seh'n, der Bodensee ist schön.«

Ich schaue auf dieses Schauspiel und weiß nicht, was ich denken soll. Ist das nun wunderbar, dass sich da ein Musiklehrer, der sicher Besseres gewohnt ist, auf das schlichteste Niveau einlässt, die Damen aktiviert und ihnen einen wenn auch bescheidenen Auftritt ermöglicht? Noch mal dabei sein … (abgesehen davon, dass sich die alte Rollenteilung: ein dirigierender Mann, viele mittuende Frauen, hier noch einmal reproduziert).

Oder ist das, was ich da auf der Bühne sehe, eine lächerliche Entwürdigung dieser Frauen, die wie Erstklässler nach dem Empfang der Schultüte dasitzen, »Ping« machen und mit einem absolut kindischen Text ihr Leben schönsingen?

Ich weiß es nicht und muss es Gott sei Dank auch nicht wissen und entscheiden. Aber mir graut es vor einer solchen vierten Lebensphase. Dass die Dinge am Ende des Lebens »schlicht« und »einfach« werden, das könnte sogar eine schöne Aussicht sein. Aber müssen sie auch kindisch werden? Vielleicht.

Oliver S., der mit Menschen malt, die an Demenz leiden, eröffnet den Alten eine ungeahnte Welt. Die Bilder zeugen von atemberaubender Lebendigkeit, von schon fast verschütteten Möglichkeiten, sich auszudrücken, von Trauer, Witz und ungebändigten Gefühlen. Aber hier auf dieser Bühne drängt sich mir doch der Eindruck auf, es handle sich um eine Beschäftigung, die nichts hervorruft aus den Alten, sondern sie noch einmal auf ihre Bereitschaft zur kindischen Disziplinierung festlegt.

Nach Ende meines Vortrags spricht mich am Saalausgang eine der Frauen an, die nach ihrem musikalischen Intermezzo alle in den Saal hinuntergeleitet worden waren. Sehr langsam die Worte setzend, fragt sie mich: »Demenz – das ist, wenn man den Verstand verliert, nicht wahr?« Sie wiederholt die Frage dreimal. Was soll ich sagen? Was will sie eigentlich mitteilen? Was will sie *mir* mitteilen? Ich spüre meine Ohnmacht, und vielleicht ist es das Wichtigste, diese Ohnmacht anzuerkennen.

## Das Elend der Qualitätskontrolle – die Vision der Milieutherapie

Wenn es tatsächlich 1,2 Millionen Menschen mit Demenz in Deutschland gibt, dann ist ein beträchtlicher Teil von ihnen Objekt der Qualitätskontrolle und des Qualitätsmanagements. Eine Parallele drängt sich auf: Je schlechter die Nahrungsmittel sind, die wir zu essen bekommen, desto höher werden die Standards der Qualitätskontrolle. Das Toastbrot, das aus degeneriertem Mehl besteht, das mit unendlich viel Pestiziden, Herbiziden und weiteren chemischen Mitteln sowie unter Aufwendung von unvertretbar viel Wasser und Erdöl hergestellt wird, gerade dieses Toastbrot geht durch mancherlei Qualitätskontrollen, trägt Zertifikate aller

Art, die ja nicht gelogen sind, sondern das Elend der Nahrungsmittelproduktion ganz offiziell zudecken.

Was verbirgt sich – jenseits des Toastbrots – hinter der Qualitätskontrolle? Hilft sie den Betroffenen, oder dient sie gerade dem Gegenteil?

Sehen wir uns an, was sich »Qualitätsmanagementsystem IQM-Demenz« nennt. IQM heißt »Integriertes Qualitätsmanagement« und kommt aus Kanada.[179] Was für ein Wortmonstrum: *Qualitätsmanagementsystem Integriertes Qualitätsmanagementsystem-Demenz.* Bei mir weckt das Misstrauen. Es klingt irgendwie hohl. Das Ding ist ein Dienstleistungsinstrument, das in der Milieutherapie eingesetzt wird. Und was ist das?

»Demenz hat zur Folge, nicht mehr lernen, sich nicht mehr anpassen zu können. Ursache ist eine schwere degenerative Erkrankung. Die Fähigkeit des Lernens nimmt ab, und Zellstrukturen werden zerstört. Die Folgen sind bekannt: Gedächtnis- und Orientierungsstörungen, Verlust der Handlungsmuster und Leben im Moment mit den Erklärungsmustern der Vergangenheit. Die Demenz sorgt für das unmittelbare Leben im Hier und Jetzt. Das ›Dort‹ verblasst vollständig, und das ›Damals‹ ist die einzige Hilfe, die Probleme des Alltags zu meistern.«[180]

Die Milieutherapie leitet aus einer solchen Diagnose ihr Konzept ab:

»Unter Milieutherapie wird bewusstes therapeutisches Handeln zur Anpassung der materiellen und sozialen Umwelt an die krankheitsbedingten Veränderungen der Wahrnehmung, des Empfindens, des Erlebens und der Kompetenzen der Demenzkranken verstanden. Die Milieutherapie soll den Demenzkranken trotz der zunehmenden Adaptionsstörungen an die Umwelt ein menschenwürdiges, ihrer persönlichen Lebensgeschichte angepasstes und möglichst spannungs- und stressfreies Leben ermöglichen.«[181]

Niemand wird bestreiten, dass dieses Konzept von guten Absichten getragen ist und versucht, angesichts knapper Ressourcen das Beste für die Menschen mit Demenz herauszuholen. Doch Fragen müssen erlaubt sein.

Zunächst stelle ich eine Frage an den Satz: »Demenz hat zur Folge, nicht mehr lernen, sich nicht mehr anpassen zu können.« Im Kontext einer Gesellschaft, die »lebenslanges Lernen« zu ihrem wichtigsten Glaubensartikel gemacht hat, bedeutet dies eigentlich nichts anderes, als dass die Dementen nicht zur Gesellschaft gehören. Sie sind per definitionem draußen. Eingeschlossen in diese Definition ist auch ein besonderes Verständnis von Alter: Die Würde des Alters ist einmal darin begründet gewesen, dass alte Menschen etwas zu geben hatten – Kenntnisse, Erfahrungen, Weisheiten. Es war nicht Sache der Alten, zu lernen oder sich anzupassen. Erst wenn eine Gesellschaft in den Zustand der Dauererregung und Dauerbeschleunigung geraten ist, kommen die Alten als demente Trottel in den Blick, die nicht mehr lernfähig sind. Was noch einmal die Vermutung bestätigt: Nicht die Dementen entfernen sich von der Gesellschaft, sondern die Gesellschaft entfernt sich mit rasender Geschwindigkeit von den Dementen.

Dass Menschen mit Demenz nicht mehr lernen können, das bestreiten manche, zum Beispiel diejenigen, die sich Zeit nehmen, mit dementen Menschen zu malen, künstlerisch tätig zu sein, zu tanzen oder zu musizieren. Aber der Verdacht besteht, dass das milieutherapeutische Laboratorium nur funktioniert, wenn es ein menschliches Wesen voraussetzt, das selber stumpf ist. Es kann zwar noch kratzen, beißen, schlagen, wenn es mit der Körperpflege nicht einverstanden ist, aber ansonsten ist es unfähig, zu lernen oder sich anzupassen – ein rein reaktives Geschöpf.

Es ist ein Entwurf, der jede Überraschung ausschließt. Aber: Wir wissen ja noch nicht einmal, ob unser eigener Tod nicht Überraschungen bereithält, von denen wir jetzt nichts ahnen.[182] Welch ein Akt, den Menschen mit Demenz die Möglichkeit der Überraschung abzusprechen. Selbst bei einem Menschen im Endstadium der Demenz würde ich es nicht wagen zu behaupten, dass dieser Mensch nicht in ein ihn veränderndes wortloses Gespräch mit seiner Umwelt eintreten kann. Und was ist mit den Geschichten von Menschen mit Demenz, die am Ende, im Angesicht des Todes, noch einmal in eine Klarheit zurückkehren, die niemand mehr erwartet hat?

Die Milieutherapie, der ich die humanitäre Absicht selbstverständlich nicht abspreche, muss sich fragen lassen, wie dicht sie an verhaltenstherapeutische Konzepte wie die von Frederic B. Skinner (Futurum II) gerät.[183] Der hatte in einem Buch, das den bemerkenswerten Titel »Jenseits von Freiheit und Würde« trägt, Mensch und Gesellschaft als ein Laboratorium beschrieben, in dem das Verhalten durch ein entsprechendes Milieu gesteuert wird. Die Menschen verhalten sich darin rein reaktiv. Die richtig konstruierte Umwelt führt nach Skinner zur Entstehung eines automatisch guten Verhaltens. Seelenregungen sind dabei überflüssig und als Relikt vergangener Zeiten nicht in Betracht zu ziehen. Darum heißt das Buch auch: »Jenseits von Freiheit und Würde«, denn das sind beides vormoderne Konzepte.

»Der Demenzkranke braucht einen konsequent positiven, kompensatorischen und schützenden Kontext, der ihm eine Nische bietet, in der Begrenzungen, Handicaps, Defizite und Behinderungen nicht schmerzhaft erfahren werden.«[184] Ist das ein Laboratorium? Ein Wattteknast? Eine Variation des Wachkomas? Was wird aus einem Menschen, der nicht mehr über den Schmerz mit der Welt verbunden ist? Sind die Menschen mit Demenz gewissermaßen das Experimentierfeld für einen Post-Menschen, der ohnehin auf dem Weg zum empathieunfähigen Monster ist? Wird da ausprobiert, was wir alle zu werden im Begriffe sind?[185] Der Verdacht, dass die Menschen mit Demenz heimlich und unbewusst als die Avantgarde einer Gesellschaft angesehen werden, die endlich perfekt milieugesteuert funktionieren wird, dieser Verdacht wird von der Milieutherapie genährt. Denn sie möchte »zum Zukunftsentwurf für soziale Einrichtungen« werden, nicht nur für das demenzfreundliche Krankenhaus oder die demenzfreundliche Kommune: »Auch die Schule, die Familie und die Arbeitswelt könnten sich dahin entwickeln.«[186] Milieutherapie will konsequente Kontextgestaltung und Beispiel für eine Vision sein.

Die Milieutherapie bietet sich als ein Modell für kostengünstige soziale Steuerung an, das an den Dementen ausprobiert werden kann. »Dialektisch betrachtet, besteht hier ein besonderer ›Charme‹ für unsere (alternde) Gesellschaft. Gute Heime arbeiten jetzt schon milieutherapeutisch mit den knappsten Ressourcen der Pflegeversicherung. Damit geht der große Feldversuch auf: Hohe Lebensqualität und beste ganzheitliche Versorgung im Heim auf schmaler finanzieller Grundlage, denn die Pflegestufen werden nur anhand des pflegerischen und hauswirtschaftlichen Bedarfs berechnet.«[187]

Wenn ich den Begriff »dialektisch« hier richtig verstehe, dann soll er an dieser Stelle sagen: Die Milieutherapie bietet die Möglichkeit der kostengünstigen sozialen Steuerung, die sich angenehmerweise auch noch als human definieren und verstehen darf. Eigentlich war der Begriff »Dialektik« so nicht gemeint, dass er nämlich skandalöse Formen der Unterfinanzierung sprachlich zu verdecken erlaubt …

Man wird den Verdacht nicht los, dass sich die Milieutherapie als ein verhaltenstherapeutisch inspiriertes Konzept anbietet, das den Vorteil hat, auch mit knappsten Ressourcen durchsetzbar zu sein. (Das kann man ja auch im Alltag der Therapie sehen, wo sich die Verhaltenstherapie als die vergleichsweise kostengünstigste Variante der Behandlung anpreist.)

Am Umgang mit der Demenz, an den neuesten Entwicklungen in der Versorgung der Menschen mit Demenz wird die schleichende, präziser gesagt: die galoppierende Ökonomisierung im Gesundheitswesen deutlich. Auch hier kann man wieder die Demenz als Avantgarde sehen für das, was sich im Gesundheitssektor abspielt. Die Einführung der Pflegestufe 0, die Debatten um eine Änderung der Pflegeversicherung im Blick auf die Demenzkranken entspringen der schieren Notwendigkeit, das Problem zu entschärfen. Die Entschärfung wird umgesetzt, indem die Medikalisierung, die Quantifizierung und das Qualitätsmanagement der Demenz ausgebaut werden. Damit lässt sich die Demenz vielleicht besser in den Griff bekommen, aber die Profiteure dürften die medizinischen Spezialisten und die pflegerischen Großakteure sein. Ob damit das Problem wirklich entschärft wird, darf bezweifelt werden. Die Medikalisierung wird dazu führen, dass durch Frühdiagnose die Zahl der als dement Ausgewiesenen wächst, und die Stärkung der großen Pflegeplayer wird dazu führen, dass standardisierte Billigangebote an Raum gewinnen. Niemand sollte sich der Illusion hingeben, dass die Ökonomisierung des Gesundheitswesens an den Menschen mit Demenz vorbeigeht. Sie ist eine Folge der Globalisierung der Wirtschaft, die vor nichts haltmacht, natürlich auch nicht vor dem Gesundheitswesen. Es empfiehlt sich, diese Ökonomisierung, die auch die dementen Menschen betrifft, genauer anzuschauen.

Die Ökonomisierung wird zunächst darin manifest, dass die Instrumente der Warenproduktion im Gesundheitswesen zur Anwendung gebracht werden.[188]

- Taylorisierung der therapeutischen und pflegerischen Berufe (Zerhacken von Arbeitsprozessen, Einengung von

Zuständigkeiten, Entwertung von Tätigkeiten, Hierarchisierung)

- Effizienz (maximale Einsparung von Zeit und Geld: nicht die gute Versorgung von Menschen, sondern die bei der Versorgung einzusparende geldwerte Zeit ist das Ziel)
- Qualitätskontrollen (nicht die inhaltliche »Güte«, sondern die formalen Prozessabläufe werden kontrolliert)
- Standardisierung und Normierung (wie sie zum Beispiel in der Fallpauschalenregelung und ähnlichen Konzepten erkennbar werden: DRG – »Diagnosis Related Groups«, DMP – »Disease Management Programs«, EBM – »Evidence Based Medicine«)

Eine solche, an Gewinnkriterien ausgerichtete, ökonomisierte Gesundheitsversorgung hat die Standardisierung und Normierung von Patientinnen und Patienten, von Krankheiten, von Therapien und von Pflege zur Folge. Nicht mehr das individuelle, reale Krankheits- und Gesundheitserleben der Menschen oder sozialer Zusammenhänge steht im Zentrum des Handelns, sondern die Anwendung statistisch ermittelter Durchschnittstherapien auf statistisch hergestellte Durchschnittsmenschen. (Auch deswegen muss die Demenz unbedingt eine Krankheit sein, weil dieses Phänomen sonst der Erfassbarkeit entgleitet.)

In einem solchen ökonomisierten Gesundheitssystem werden kranke Menschen mit ihrem Leiden, ihren Nöten und ihren Vorstellungen zunehmend als Störfaktor wahrgenommen, ebenso wie das individuelle Wissen und die Erfahrungen all derer, die als Therapeutinnen und Therapeuten oder Pflegende darin arbeiten. Sie sind angehalten, ihre Erfahrungen und Kenntnisse zu ignorieren und den standardisierten Verfahren den Vorrang zu geben.

In diesem ökonomisch definierten Gesundheitssystem werden Patientinnen und Patienten tagtäglich mit widersprüchlichen »Zumutungen« konfrontiert: Einerseits sollen sie als »Kundinnen« und »Kunden« auf dem gewinnorientierten Gesundheitsmarkt möglichst viel (auch Unnötiges und Überflüssiges) konsumieren, andererseits werden ihnen als Versicherten sinnvolle Leistungen vorenthalten, um Ausgaben im Gesundheitswesen bzw. im durchschnittlichen Budget des Arztes oder Krankenhauses einzusparen.

»In einem solchen System bestimmen zunehmend Manager, Ökonomen, Statistiker und Bürokraten der beteiligten Interessensgruppen (Krankenkassen, Ärzteverbände, Krankenhausgesellschaften, Regierungsbehörden) das ärztliche, therapeutische und pflegerische Handeln, und zwar vom Mutterleib bis zum Lebensende. Im Gesundheitswesen werden jedoch – mit Ausnahme von Medikamenten, medizinischen Produkten und Geräten – keine Waren hergestellt. Dort geht es vielmehr um eine Tätigkeit des Sorgens, bei der Menschen Menschen versorgen, bezahlt und unbezahlt. Dort geht es um die Beziehung zwischen Subjekten. Diese Sorge- und Versorgungstätigkeit lässt sich nicht mit der Subjekt-Objekt-Beziehung der Warenproduktion gleichsetzen. Sorgfältige Diagnostik, Therapie und Pflege sind eben nicht beliebig effektivierbar und beschleunigbar wie die Herstellung von Industriegütern. Man kann nicht beliebig schneller oder kürzer reden, zuhören, untersuchen, behandeln, waschen, füttern, pflegen etc., ohne dass der Sinn und die Qualität (›Güte‹) verlorengehen.

Das ist eine Gemeinsamkeit von Bildungs-, Sozial- und Gesundheitswesen.

Das bedeutet aber: Ab einem bestimmten Punkt sind Einsparungen nur durch eine Verschlechterung der Versorgung, Lohnsenkungen, Automatisierung und Auslagerung in den unbezahlten, zumeist weiblichen Sektor möglich.

Diese Entwicklung wurde vor allem auf Kosten der gesetzlich versicherten PatientInnen durchgesetzt, aber auch auf Kosten all derer, die es ernst meinen mit einer Gesundheits- und Pflegeversorgung, welche die Menschen respektiert und achtet, ob nun als Patientinnen und Patienten oder als in diesem Bereich Tätige.«[189]

Qualitätsmanagement kommt im Alltag der ambulanten und stationären Einrichtungen dem Bau Potemkinscher Dörfer gleich und läuft auf die Erkenntnis hinaus: »Je mehr Qualitätsmanagement, desto weniger Qualität.«[190] Qualitätsmanagement etabliert in den Einrichtungen der Altenhilfe (und anderswo) eine institutionelle Schizophrenie, wie das Andrè Gorz formuliert hat: »Es entstehen zwei parallele Diskurse: ein erster ›linientreuer‹ Diskurs mit dem verordneten orwellschen QM-Neusprech und ein zweiter Diskurs daneben, der diesen ersten dementiert. Das erinnert stark an die politische Erfahrung aus DDR-Zeiten, in der es immer eine offizielle Parteisprache gab und eine private Sprache daneben. Es gehörte zur DDR-Sozialisation unbedingt dazu, zu wissen, wann welche Sprache angebracht war.«

»Krankenhausorganisation beruht weitgehend auf Handbetrieb. Das ist völlig antiquiert«, betonte der Gesundheitsunternehmer Prof. Heinz Lohmann bei der Vorstellung von Programmhöhepunkten des 8. Gesundheitswirtschaftskongresses, der am 29. und 30. August 2012 in Hamburg stattgefunden hat. Was sei das kürzlich für ein Gelächter gewesen, als bekannt wurde, dass die Verantwortlichen für den neuen Flughafen Berlin-Brandenburg allen Ernstes erwogen hätten, das noch nicht funktionierende Brandschutzsystem vorübergehend von 700 Mitarbeitern im Dreischichtbetrieb durch händisches Öffnen und Schließen der Automatiktüren erledigen zu lassen. Prof. Lohmann wörtlich: »Krankenhäuser arbeiten so landauf, landab noch immer ganz selbstverständlich im Normalbetrieb.« Gesundheitsanbieter verzichteten bei der Organisation ihrer Medizinprozesse weitgehend auf einen digitalen Workflow mit schwerwiegenden Folgen für die Wirtschaftlichkeit und die Patientenorientierung. Zudem seien viele Mitarbeiter über das ständige Improvisieren und Dokumentieren am Ende auch noch tief frustriert. Das müsse sich schleunigst ändern.

## Das Elend der Gehirnjogger

»I am losing my memory, but that is somehow relaxing« (Ich verliere allmählich mein Gedächtnis, aber irgendwie ist das auch entspannend), sagt Stella Shipurwa aus Namibia. Eine ältere Frau, die eine ganze Schar von Kindern versorgt: eigene, verwandte und auch solche, mit denen sie eigentlich nichts zu tun hat. Eine Minirente (50 Euro) hat sie nur, aber sie bringt die kleinen und halbwüchsigen Mitbewohner dennoch irgendwie durch. Auf dem Boden dieser Menschlichkeit wachsen viele Sorgen. Diese Lasten auf ihren Schultern macht Stella mit einem Hauch von Selbstironie leichter: »Irgendwie ist das ja auch entspannend, wenn man die Sorgen vergessen kann.« Sie kündigt damit sicher nicht an, dass sie ihre einfache alltägliche Humanität einzustellen beginnt. Sie sorgt für sich, indem sie sich selbst nicht so wichtig nimmt – obwohl sie wichtig ist für diese Kinder. Sie macht sowieso weiter.

Bei uns löst diese Wahrnehmung von Gedächtnislücken Alarm aus: Muss ich zum Arzt? Muss ich mich testen lassen? Bekomme ich Alzheimer? Hilft jetzt noch Gehirnjogging?

Man kann den Eindruck haben, dass diese Gesellschaft zunehmend von einer Demenzhysterie besessen ist. Ich sehe immer öfter Businessmänner im Anzug und mit Lederköfferchen, die im Flugzeug oder in der Bahn mit Gehirnjogging beschäftigt sind. Ich stelle mir vor, dass sie vor dem Frühstück ihre Laufeinheit absolviert haben und nun, da sie zum Sitzen gezwungen sind, meinen, etwas für das graue

Organ mit den vielen Zellen tun zu müssen. Sie denken wahrscheinlich auch über Hirndoping nach.

Ich gehe davon aus, dass Gehirnjogging der beste Weg in die Verblödung ist, weil sich der Mensch nicht so verstehen lässt, als wäre er ein System mit Zufuhrbedürfnissen – Vitamine, Bildungseinheiten, Prävention, Anti-Aging-Tabletten, Bewegungsmodule – und auch Trainingselementen für das Gehirn. Wer sich wie eine Kawasaki versteht, die geputzt, geschmiert und vor Rost geschützt werden muss, missversteht sich als Maschine.

Da hat sich eine millionenschwere Industrie des Gehirnjoggings entwickelt. Die Programme werden angepriesen mit dem Versprechen, die Nutzer würden dadurch allgemein intelligenter. Werbespots nähren den Eindruck, dass die Effekte wissenschaftlich nachgewiesen wären.

Dr. Kawashimas Gehirnjogging zum Beispiel preist sich an als ein »Fitnessprogramm für das Gehirn«. Dr. Bernd Fakesch, der General Manager von Nintendo Deutschland, sagt: »In jahrelanger Forschungsarbeit hat der renommierte japanische Neurowissenschaftler Dr. Ryuta Kawashima eine Übungsserie entwickelt, die dem Gehirn hilft, länger fit zu bleiben. Das Training ist umso wirkungsvoller, je mehr Hirnareale aktiviert werden.« Angepriesen wird dazu eine Nintendo-Spielkonsole; die Übungen sind – so heißt es – simpel und für jeden zu bewältigen; mal geht es um leichte mathematische Aufgaben, mal eher darum, sich Wörter oder Zahlenfolgen zu merken. Zunächst misst Dr. Kawashimas Gehirnjogging: »Wie fit ist ihr Gehirn?« Aufgrund seiner Leistungen beim Lösen dieser Aufgaben erhält der Nutzer einen Punktestand in Form des »Gehirnalters«. Ein tägliches Training von 5 bis 10 Minuten verbessert – so wird versprochen – die mathematischen, kognitiven und verbalen Fähigkeiten. »Auf einem integrierten Kalender werden die täglichen Fortschritte festgehalten.«[191]

Eine groß angelegte Online-Untersuchung hat deutlich gemacht, dass diese Versprechungen kaum haltbar sind: Über 11 000 Versuchspersonen nahmen sechs Wochen an der Untersuchung teil, in der die Behauptungen der Gehirnjogging-Industrie auf den Prüfstand kamen: Adrian Owen von der Cambridge University und seine Kollegen ermittelten zu Beginn die Denkfähigkeiten jedes Teilnehmers mit verschiedenen neuropsychologischen Tests. Danach teilten sie die Versuchspersonen zufällig einer von drei Gruppen zu: Die erste erhielt Trainingsaufgaben zum Schlussfolgern, Planen und Problemlösen; die zweite eine an Gehirnjoggingprogramme angelehnte Auswahl an Aufgaben für Gedächtnis, Aufmerksamkeit, räumliche Wahrnehmung und mathematisches Verständnis; die dritte musste nur belanglose Fragen beantworten.

»Die Auswertung der Ergebnisse förderte einen ernüchternden Befund zutage – zwar verbesserten sich die ersten beiden Gruppen im Gegensatz zur dritten in jenen Tests, die sie geübt hatten. Dies übertrug sich jedoch nicht auf die generelle geistige Leistungsfähigkeit.«[192]

Aber das bleibt vordergründig: Es geht gar nicht um die Frage, ob sich die Rechengeschwindigkeit verbessert. Es geht um den inhumanen Weg, den Menschen zu suggerieren, sie seien eine Maschine, ein System.

# Arme Seelen – Menschen zwischen Leben und Tod

»Wie ist die Welt so stille
Und in der Dämm'rung Hülle
So traulich und so hold,
Als eine stille Kammer,
Wo ihr des Tages Jammer
Verschlafen und vergessen sollt.«

*Matthias Claudius*

Wissen Sie, was eine Pflegeoase ist?

Das Konzept »Pflegeoase« zielt auf eine Betreuung von Menschen mit Demenz, die in einer kleinen Wohngruppe zusammengefasst werden. Ein zentraler, gemeinsam zu nutzender Raum – eben die Oase – bietet mehreren Menschen eine gemeinsame Unterbringung; dabei handelt es sich meist um solche, die im letzten Stadium der Demenz angelangt sind. Die Befürworter der Pflegeoase gehen davon aus, dass eine solche gemeinsame Unterbringung von acht bis zehn Schwerstpflegebedürftigen angstmindernd wirkt. Die Angst vor dem Alleinsein sei bei Menschen in diesem Stadium ausgesprochen groß. Zudem könne Pflege besser organisiert werden. Kritiker der Pflegeoase sehen Gefahren in der Abschaffung des individuellen Raums, des Einzelzimmers. Man müsse hier den Anfang einer Entwicklung befürchten, die auf eine Rückkehr des Vielbettzimmers aus Kostengründen hinauslaufe.

Es ist eine bekannte Tatsache, dass ca. 60 Prozent der Bewohner von Pflegeheimen an einer Demenz leiden. Es ist auch eine bekannte Tatsache, dass immer mehr Menschen die letzte Lebensphase im Stadium schwerer Demenz verbringen. Das ist ein Zustand, in dem für die Sorgenden, sei es die Familie, seien es Freunde oder Experten, unklar ist, was die betroffene Person empfindet, was sie hört, was sie sieht, welche Schmerzen oder Ängste sie spürt, ob sie Freude oder Leid, Trauer oder Heiterkeit erfährt. Es sind Menschen, die meistens ernährt und gewindelt werden müssen und die im Allgemeinen dauernd bettlägerig sind. Es hat fast alles aufgehört, was eine »normale« Kommunikation zwischen Menschen ausmacht. Sie sind komatösen Patienten nicht unähnlich. Vor allem solche Menschen werden bisweilen als »leere Hüllen«[193] bezeichnet, als »human vegetable«. Von den »armen Seelen« spricht die katholische Dogmatik, die im Fegefeuer auf die himmlische Erlösung warten und für die die Lebenden beten – besonders an »Allerseelen«. Eine entchristlichte Gegenwart hat es schwer, diese Menschen, die zwischen dem Leben und dem Tod schweben, zu ertragen. Es fehlt ihnen alles, was an ein handlungsfähiges, autonomes, genussfähiges Ich erinnert – weshalb es naheliegt, von einer leeren Hülle zu sprechen, und damit ist natürlich latent die Tür geöffnet zu einer »Entsorgung« dieser Menschen, die gewissermaßen in den tiefen Schacht ihres Ich hineingefallen sind: Aus ihnen schallt uns nicht einmal mehr ein Echo ihrer früheren Persönlichkeit entgegen. Man kann (und muss) die Rede von der »leeren Hülle« oder vom »menschlichen Gemüse« unterdrücken, das wird aber nichts daran ändern, dass viele Menschen im Angesicht solcher Existenzen am Rande des Lebens an Entsorgung, Erlösung oder Abschalten denken.

Familien und Freunde sind mit der Pflege von Menschen am Ende des Demenzweges fast immer überfordert. So führt das Endstadium zunehmend häufiger in eine versorgende Einrichtung. Das ist uns mittlerweile selbstverständlich geworden, aber es muss daran erinnert werden, dass dies ein historisch einmaliger Vorgang ist: Hochaltrigkeit in spätindustriellen Gesellschaften ist mit einer deutlichen Wahrscheinlichkeit verbunden, nicht in der Familie, sondern in einer Institution das Leben zu beenden. Insofern ist nicht zu leugnen, dass Pflegeheime eine Art Flüchtlingslager inmitten der reichen Moderne sind. Sie sind (unter anderem) auch Ausdruck für überlastete Familienverhältnisse, für den Prozess der Individualisierung, der insbesondere im Alter zu einem unfreiwilligen Singledasein führen kann, in dem Einsamkeit zum bestimmenden Muster des Lebens wird.

Pflegeoasen sind ein Versuch, die gesellschaftliche Krise aufzufangen, die sich in der Verlassenheit der schwer an Demenz Leidenden ausdrückt. Sie sind aber – gerade deshalb – auch der Ausdruck eines gesellschaftlichen Scheiterns: Die radikal Unbrauchbaren werden räumlich zusammengefasst, um sie, die Ausgegrenzten, so gut wie möglich zu versorgen. Pflegeoasen sind eine gegenwärtig offenbar notwendige, wenn auch erschütternde Antwort auf das Phänomen Demenz.

Der Eindruck eines Besuchs in einer Pflegeoase lässt sich für mich so zusammenfassen: Die meisten Menschen in Deutschland würden wahrscheinlich, wenn ihnen die Lage dieser Menschen bekannt wäre, für sich und zu sich sagen, dass sie so nicht leben wollen. Die Pflegeoase ist einerseits ein beeindruckendes Signal für die Humanität dieser Gesellschaft, dass sie viel Geld, viel Zeit, viel Phantasie aufwendet, um solche Menschen am Leben zu erhalten – obwohl diese Menschen dem Lebensmodell des *Homo consumens* direkt ins Gesicht schlagen. Die sind doch alles, was wir nicht sein wollen. Es ist andererseits genau das, was man von dieser Gesellschaft erwarten und befürchten muss – dass sie die Betroffenen in eine Situation bringt, wo diese ihr Leben als Verbraucher von Dienstleistungen abschließen. Dazu werden sie an einen Ort verlegt werden, der außerhalb der Gesellschaft errichtet ist.

Man trifft in dieser Pflegeoase, irgendwo in Rheinland-Pfalz, auf sieben Frauen, die – sichtlich gut gepflegt und versorgt – vor sich hindämmern. Es wird hier versucht, aus den letzten Lebensregungen noch etwas zu machen. Da flimmert ein Laserbild an der Decke über dem Kopf, da hängen Erinnerungsfotos, und das gesamte Arrangement folgt – so wird erklärt – den Prinzipien des Feng-Shui. Und dennoch kann sich der Besucher des Empfindens der Trauer und der Anmutung von Sinnlosigkeit nicht entziehen. Die Trostlosigkeit liegt selbstredend nicht im Arrangement oder in der Pflege, sondern in der Situation der Menschen.

Die Zusammenlegung der Menschen in einem großen Raum hat nachvollziehbare pflegerische Vorteile, die hier sichtlich genutzt werden. Die Isolation im Einzelzimmer dürfte demgegenüber kein Vorzug sein. Sicher: Die Gefahr ist kaum zu übersehen, dass das Modell Pflegeoase einem künftigen Missbrauch gegenüber offen ist, wenn die Zusammenlegung (unter veränderten gesellschaftlichen Bedingungen) eines Tages einer verbilligten Versorgung dienen würde. Doch so weit ist es noch nicht!

Fast alles, was im Kontext dieser extremen Pflegesituation gesagt werden kann, ist heikel und ambivalent – das versteht sich von selbst. Ich spreche da von meinen subjektiven Einschätzungen und Wahrnehmungen. Die geschmackvoll und warm eingerichtete Pflegeoase kann doch einen Hauch von Sterilität nicht verbergen. Vermutlich ist dafür das hohe Maß an Professionalität und Sicherheit ausschlaggebend, die hier vorherrschen. Mit Blick auf die Zukunft (mehr schwere Demenzfälle, weniger Geld, Kurzzeitausbildungen etc.) stellt sich die Frage, ob es eine zivilgesellschaftliche Belebung solcher Orte geben könnte. Man müsste – um es salopp zu sagen – das Risiko einer zivilgesellschaftlichen »Verschmutzung« eingehen. Ehrenamtliche, Freiwillige, die möglicherweise nicht immer auf hohem professionellem Niveau agieren, Risiken einschleppen und stören, aber doch ein Stück Normalität in diese extreme Situation bringen könnten.

Das Kissen, aus dem die jeweils eigene Musik erschallt, auf dem der Kopf der Patientinnen gebettet ist, kann als ein Fortschritt gesehen werden. Es kann aber auch als Schritt zur endgültigen Isolierung inmitten des Scheins der Gemeinsamkeit, den die Pflegeoase bieten will, betrachtet werden: Die Pflegeoase kann zum Ort perfekter isolierter Versorgung bei gleichzeitiger virtueller Gemeinsamkeit werden. Im Grunde wiederholt sich dann in der Pflegeoase noch einmal die gesellschaftliche Tendenz, die man in dem joggenden Single, der die iPod-Stöpsel im Ohr hat, zu Gesichte bekommt. Mir drängte sich während des Besuchs das Bild eines Warteraums im Flughafen auf, wo ja auch nichtkommunizierende Menschen nebeneinander mit ihrem Telefon, ihrer Musik, ihrem iPad oder ihrer Zeitung das Aufhören von Gemeinsamkeit versinnbildlichen.

Die Pflegeoase – so könnte man sagen – bringt die gesamtgesellschaftliche Entwicklung auf den Punkt: die vollkommene Isolation bei gleichzeitiger scheinbarer Gemeinschaftlichkeit (die sich inzwischen überall finden lässt – von der Struktur des Großraumbüros bis in den ICE-Wagen).

Die Frage nach der Würde der Menschen in der Pflegeoase ist darum eine, die aus der Mitte der Gesellschaft in die Oase hineinwächst: Die Menschen in der Pflegeoase leben in radikalisierter Weise das nach, was ohnehin schon zuvor das heimliche Grundmuster der Menschen geworden ist. Die Pflegeoase post-figuriert den gesellschaftlichen Mainstream. Es ist bemerkenswert, dass die Frage nach der Würde dieses allerorten zu findenden Gesellschaftsmodells vor allem dort – in der Oase – auftaucht. Sie ist im Alltag weitgehend verschwunden, und es ist wohl ein gutes Omen, dass sie hier – in der Pflegeoase, unter der Bedingung von schwerer Demenz – noch einmal auftauchen kann.

Pflegeoasen sind Flüchtlingslager, so haben wir gesagt. Sie sind natürlich auch Bollwerke. Die Menschen mit Demenz sind die Kontrafiguren einer Gesellschaft der Flexiblen, der Autonomen, der Erfolgreichen und Fitten. Das muss zu der Vermutung führen, die oben schon angedeutet wurde, dass sie auch Gefährdete sind: Man kann nicht ausschließen, dass die Versorgung der Menschen mit Demenz in Krisenlagen einer schleichenden Verschlechterung ausgesetzt sein könnte. Insofern sind Pflegeoasen ambivalente Orte: Gedacht als Modelle für eine verbesserte Versorgung von Menschen mit schwerer Demenz, sind sie – würden die Vorzeichen umgekehrt – eben auch als Figurationen einer Billigversorgung zu missbrauchen.[194]

## Langlebigkeit nach dem Tode

In einer sehr radikalen Rede, die an eine Gemeinschaft benediktinischer Nonnen gerichtet war, hat Ivan Illich 1989 über etwas gesprochen, das er »Langlebigkeit nach dem Tode« nennt. Er spricht von Untoten, die den Bereich unserer normalen Barmherzigkeit (»ordinary forms of charity«) verlassen haben.[195] Er erzählt von einer Freundin, die irgendwann am Beginn des 20. Jahrhunderts in einer Mittelklassefamilie geboren wurde. Sie verließ ihre spießbürgerliche Familie, wollte der nationalsozialistischen Krankheit entkommen und wohnte fortan in den Wäldern Skandinaviens. Da lebte sie in dickköpfiger, einsamer Unabhängigkeit. Sie lebte vom Spinnen und Weben sowie von ihrem Verdienst als Lehrerin an einer Handelsschule. Sie webte Kunstobjekte, die bisweilen internationale Aufmerksamkeit genossen.

»Als sie empfand, dass ihre Zeit zu sterben gekommen war, sah sie mich an«, so erzählt Ivan Illich. Sie sagte, dass sie in einigen Monaten ans Meer gehen, sich unter einen

Baum setzen, aus einer Schnapsflasche trinken und im Schnee einschlafen werde.

Illich erzählt weiter: Im November bemerkte ich an ihr eine ungewohnte, wenn auch etwas brüchige Heiterkeit. Ich verstand, dass sie bereit war für diesen Schritt, und ich wusste, dass dieser Augenblick sehr kostbar und heikel ist. Das skandinavische Wohlfahrtssystem ist sehr effektiv und aggressiv. Die »Kunst des Sterbens« würde nur einen kurzen Augenblick im Bereich ihrer Möglichkeiten bleiben. Ich sah ihre lebenslange selbstbestimmte Widerständigkeit erschlaffen und die Funken in ihrem Herzen verglühen. *Timeo deum transeuntem* – ich fürchte den Gott, der vorübergeht – lautet eine antike Maxime. Und das war es, was geschah.

Bald darauf bekam sie eine Lungenentzündung, die im 19. Jahrhundert noch der »Freund des alten Mannes« hieß. Sie schloss sich in ihrem Haus ein. Aber der fürsorgende Staat ließ sie nicht in Ruhe. Das Schloss wurde rechtzeitig aufgebrochen, und man behandelte sie mit Antibiotika. Von da ab war es zu spät. Fürsorge und Medizin hatten sie zerbrochen und verwirrt und sie zu einem Insassen werden lassen. Nun machte sie sich unablässig Sorgen, ob in der Klinik, in der sie sich befand, abends wieder ein Bett für sie frei sein würde.

Sie hatte die Stunde ihres Todes versäumt.

Die Stunde war vorübergegangen, und sie hatte die Sehnsucht eines herbstlichen Augenblickes, in dem sie gehen wollte, verloren. Mehr als sechzig Jahre hatte sie ihr eigenes Leben geschmiedet, sie hatte ihre Spuren auf allem, was sie berührte, hinterlassen, und diese Spuren hatten sie ihrerseits geprägt. Die Gesellschaft hatte sie ihres Lebens beraubt, als sie sie im Augenblick tödlicher Gefahr einfing. Nun war sie der Möglichkeit beraubt, sich zu befreien. Statt in die Arme der »Lady Armut« zu sinken, von der Franz von Assisi gesprochen hat, wurde sie nun von professionellen Aufsehern umarmt. Diese sorgten dafür, dass es ihr nicht möglich war, ihre »Gewänder« eigenhändig abzustreifen. Für den persönlichen Akt des Sterbens war es zu spät. »Sterben« – daran ist zu erinnern – ist ein intransitives Verb, ein Verb wie »gehen«, »essen«. Sterben bezeichnet also etwas, was unverwechselbar mit der eigenen Person verbunden ist und von ihr ausgeht.

Damit war es nun vorbei. Aus der Frau, die dickköpfig und eigenständig in den Wäldern gelebt hatte, war eine verängstigte Frau geworden, die sich dem Tod zu entziehen versuchte. Mit 80 war sie in die Gruppe der sogenannten Alten hineinsozialisiert worden. Und irgendwann würde der Arzt auf ihre Krankenakte schreiben: »Keine Wiederbelebungsmaßnahmen mehr.«

Die Geschichte ist nicht als eine Aufforderung zur Selbsttötung zu lesen. Sie erzählt vielmehr die Geschichte vom eigenen Sterben, das viele Gesichter und Gestalten haben kann, das aber immer mehr von einer einschlägigen Dienstleistungsindustrie unmöglich gemacht wird. Eine Versorgungsmaschine, die von zahlreichen Menschen guten Willens betrieben wird, die sich immer neue Möglichkeiten ausdenken, um mit alten oder sterbenden Menschen umzugehen, um sie zu aktivieren und zu beschäftigen; aber gerade damit laufen sie Gefahr, der Infantilisierung des Alters, der Enteignung des Sterbens und der Industrialisierung des Todes Vorschub zu leisten.

Die Geschichte von der Weberin aus den Wäldern Skandinaviens ist – das betont der Erzähler Ivan Illich – selbstredend kein Plädoyer für Euthanasie, für professionelle Assistenz beim Selbstmord. Auch kein Plädoyer für Medizid, bei dem ein Ethikkomitee darüber befindet, ob lebensverlängernde Maschinen abgestellt werden sollen. Illich möchte vielmehr an den Respekt für diese Freundin erinnern, die den Zeitpunkt gekommen sah, an dem sie zwischen zwei Möglichkeiten wählen wollte und konnte: jetzt zu sterben oder später abgeschaltet zu werden. Diese Frau hatte nicht im Sinn, sich zu töten, sondern sie wollte sterben, bevor es zu spät sein würde, um ihrem Ende zustimmen zu können. Sie wollte nicht für das neue Grenzgebiet des Lebens rekrutiert werden, in dem heute Millionen dahinvegetieren, die weder zum Bereich der Lebenden noch der Toten gehören. Wenn du heute ein Bewohner der Ersten Welt bist, so Illich, dann gehst du ein hohes Risiko ein, in diesen Zustand zu geraten, in dem du im Angesicht des Todes impotent gemacht wirst, wenn du nicht die Entscheidung fällst, dich nicht kriegen zu lassen – sei es tot oder lebendig. Menschen werden da gemacht, die sich infolge moderner Technologien irgendwo am Rand zwischen Leben und Tod in der Schwebe befinden.

Es ist ja nicht die Rede von den Alten oder Altersschwachen, die es immer gegeben hat. Die Rede ist auch nicht von denen, die das »atrium mortis« betreten haben, wie Hippokrates es genannt hat: das Vorzimmer auf dem Weg zum Reich der Schatten. Es war in der griechisch-arabischen Tradition die Aufgabe des Arztes, die einzigartige Balance der Säfte im Körper wiederherzustellen; er hat sich nicht als Person verstanden, die den Tod bekämpft. Wenn die Zeichen des Todes auf dem Antlitz des Patienten sichtbar wurden und man erkennen konnte, dass die Säfte unwiderruflich aus dem Gleichgewicht gebracht waren, dann hatte der Arzt seinen Lohn zurückzugeben und den Raum zu verlassen, der nicht mehr der Raum eines Kranken war. Heute gilt: »Neun von zehn Amerikanern, die nicht von Autos, Gewehrkugeln oder einem schweren Schlaganfall dahingerafft werden, werden zunächst Patienten für palliative Versorgung und damit Objekte eines medizinischen Managements, das ihnen die Möglichkeit zu sterben endgültig nimmt: Intensivmedizin hat den Todeskampf, den die mittelalterliche Ars moriendi, die Kunst des Sterbens, so oft dargestellt hat, ersetzt.«[196]

Illich, der sich an benediktinische Nonnen wandte, sprach von einem neuen Limbus, einem Zwischenort im Nirgendwo (nicht wie das Fegefeuer, das zwischen Himmel und Hölle gedacht wurde), der da entstanden sei. Was ist zu tun, wenn der Augenblick für das eigene Sterben verpasst wurde? Das eigene Sterben wird in der modernen medizinisch imprägnierten Gesellschaft immer seltener überhaupt möglich sein. Die alte Kirche hat für die »armen Seelen« gebetet, die im Fegefeuer leiden. Sie hat im Ave-Maria immer wieder gefleht: »Bitte für uns Sünder jetzt und in der Stunde unseres Todes.«

Der moderne Mensch, der sich das Ave-Maria von Pavarotti singen lässt, scheint nichts anderes mehr zu haben als die Optimierung der Versorgung. Das macht die Pflegeoase zu einem Ort, an dem die Verzweiflung der Moderne endgültig offenbar wird. Dort tut sie das Einzige, das sie kann: Sie richtet eine Dienstleistungszentrale ein, in der das Leben draußen imitiert wird.

## PS: Eine Zeitungsmeldung

»Virtuelle Zugfahrt: Berner Alterszentrum baut Eisenbahnabteil für Bewohner nach«: Das Berner Altenzentrum Bethlehem-Acker hat für seine Bewohner mit Demenz ein Eisenbahnabteil nachgebaut: Das Fenster ist ein Bildschirm, auf dem die Eisenbahnfahrt Bern-Brig mit Originalton läuft. Die Idee des Heims ist unter Experten umstritten. Heimleiter Studer entgegnet: »Die Emotionen, die unsere Bewohner im Zugabteil erleben, sind real.« Sie würden das Abteil mit einem zufriedenen Lächeln verlassen.[197]

# Verwaltung des Lebensendes oder Kunst des Sterbens? Wie der Tod in die Hände von Experten gerät

»Die Moribundenklinik in der Schwanenallee war ein sechzig Stockwerke hoher primelgelber Kachelturm ... An der Aufzugtür gab ihm der diensthabende Portier die verlangte Auskunft, worauf er in die siebzehnte Etage zu Saal 81 hinabfuhr, in die Abteilung für galoppierende Senilität (wie der Portier erklärt hatte). Es war ein großer Raum, strahlend von Sonnenschein und gelber Tünche, mit zwanzig Betten, alle belegt. Filine starb in Gesellschaft und mit allem Komfort.«

*Aldous Huxley, Brave New World*

Diese Sterbeklinik hat Aldous Huxley 1932 in seinem Roman »Schöne neue Welt« beschrieben. Die Luft – so heißt es – ist da voll munterer synthetischer Weisen, am Fuß jedes Bettes steht ein Fernsehapparat, der wie ein aufgedrehter Wasserhahn von morgens bis abends läuft. Alle Viertelstunde ändert sich automatisch der im Saal vorherrschende Duft. Kinder werden regelmäßig durch diesen primelgelben Kachelturm geführt und dabei mit Schokoladentorte gefüttert: »Die Kleinen werden aufs Sterben genormt, an den Anblick des Todes gewöhnt«, erklärt das Personal der Moribundenklinik. Auf den Gesichtern der Sterbenden liegt währenddessen eine verblödete Seligkeit, eine kindische Zufriedenheit.

Führt unser Weg dahin? Oder sind wir da schon angekommen?

Die Zahl der Moribundenkliniken in Deutschland wächst rasant. Sie heißen *Hospiz* oder *Palliativabteilung*. Sie sprießen wie Pilze aus dem Boden. 179 Hospize und 231 Palliativstationen werden gegenwärtig gezählt. Tendenz steigend. Die stationären Einrichtungen werden ergänzt durch 1500 ambulante Hospizdienste, jetzt kommen die »SAPV« dazu, das sind Spezialisierte Ambulante Palliative Dienste, die flächendeckend werden möchten: Sie bringen die Moribundenklinik ins Haus.

Die Professionalisierung der Sterbebegleitung in stationärer oder ambulanter Form macht atemberaubende Fortschritte. Von der drohenden *Verknastung* des Sterbens hat Ivan Illich in den 1970er Jahren gesprochen. Ist es das, was vor unseren Augen geschieht? Kritik an dieser Entwicklung gibt es nicht: Die Versorgung Sterbender ist so mit der Aura des Gutmenschentums verwoben, dass eine Kritik an dieser Wachstumsbranche kaum möglich erscheint. Sie hat die Zustimmung gepachtet. Sie wird durch Gesetze zur Förderung und Finanzierung von Hospizen und palliativmedizinischen Diensten gestützt (§ 39 a, § 37 b Sozialgesetzbuch), es kommt Geld aus verschiedenen Töpfen – aus der Sicht der Betreiber natürlich nie genug. Aber auch Spendengelder fließen reichlich – besonders die Planung eines Kinderhospizes öffnet die Schleusen.

Aber es gibt keine Wachstumsbranche ohne Kampf um Marktanteile: Wer kriegt die Sterbenden, und wer kriegt das Geld, das sie bringen? Die Onkologie? Die Schmerzspezialisten? Die Intensivmediziner? Die Hospizarbeit? Die Claims werden gerade abgesteckt, der Palliativboom wird Verlierer und Gewinner hervorbringen. Da schaut aber keiner so genau hin, weil das Engagement für Sterbende erst einmal das wohlwollende Kopfnicken von Landräten, Bürgermeistern, Abgeordneten, Ministern und Bischöfen erntet. Endlich wird da was getan! Palliativmediziner beschreiben sich gern als marginalisiert, schlecht ausgestattet, nicht richtig wahrgenommen und anerkannt. Tatsächlich sind sie Wellenreiter in der gegenwärtigen medizinischen Landschaft und räumen ab. Nicht der Tod ist heute das Tabu, sondern die um Marktanteile kämpfende Palliativmedizin, die sich in einer kritikfreien Zone ausbreitet. Palliativmedizin wird in die Studiengänge eingebaut, Universitäten bemühen sich um die Einrichtung von palliativmedizinischen Lehrstühlen. Die Pharmaindustrie gibt gern die Anschubfinanzierung – vielleicht ist das Schmerzthema deshalb in der neuen Fachdisziplin so zentral? Ob Mediziner so besser mit den Sterbenden umgehen können – die Frage verschwindet hinter der Entwicklung neuer medizinischer und pflegerischer Techniken, neuer Curricula, neuer Medikamente, neuer Abteilungen. Wenn das Sterben zum medizinischen Prüfungsthema wird – führt das zu mehr Einfühlung oder zu mehr normierter Abwicklung?

Da die Aura des Wohlwollens den Blick auf das Geschehen vernebelt, wird gar nicht erkannt, dass unter der Hand das Sterben des Einzelnen zur Ware wird. »Der sterbende Mensch mit besonderen Problemen« – so wird er in den Hinweisen zur SAPV genannt. Der sterbende Mensch auf dem Weg zum Produkt, das vermessen, dokumentiert, statistisch erfasst und finanziert werden muss. »8 körperliche, 2 besondere pflegerische, 4 psychische und 2 soziale organisatorische Probleme« sollen für die SAPV erfragt werden, um den Behandlungsbedarf zu erfassen. Das ist die Sprache, die auch bei der Inspektion in meiner Autowerkstatt gesprochen wird.

Kritische Einwände, die angesichts des Palliativbooms naheliegen, werden vom Tisch gewischt: »Wollen Sie etwa, dass die Menschen unter unerträglichen Schmerzen sterben?« »Totschlagargument« – das Wort kommt hier endlich einmal zu seinem Recht. Rückfragen werden in der Regel nicht beantwortet: Wie viele der unerträglichen Schmerzen, die heute palliativ behandelt werden, sind eigentlich die Folge medizinischer Eingriffe? Sie müssen, sie sollen behandelt werden, ja, aber die Frage nach den Ursachen ist tabuisiert. Genaue Auskünfte darüber, wie viele Menschen eigentlich »terminal sediert« werden, sind nicht zu bekommen. So viel steht fest: Mehr als die Hälfte der Menschen, die in Krankenhäusern sterben, erleben ihren Tod nicht, sondern verschlafen ihn. Das wollen die Menschen so, heißt es. Das dürfte stimmen, aber über diese Modernisierung des Sterbens wird nicht gesprochen, sie geschieht einfach. Die Tendenz zur Verleugnung des Todes erreicht in der terminalen Sedierung ihren zeitgemäßen Höhepunkt.

Was da geschieht? Es handelt sich um eine *Industrialisierung des Sterbens.* Palliative Versorgung bringt uns auf den qualitätskontrollierten und standardisierten Weg, den wir im Kindergarten, in der Schule, in der Justizvollzugsanstalt schon gehen. Inszeniert wird das *qualitätskontrollierte Sterben.* Ein deutliches Signal dafür ist die Tatsache, dass immer mehr Hospize zertifiziert sind und mit der Zertifizierung werben. Wann kommt das erste Hospizranking für Deutschland? Wenn Hospize sich zertifizieren lassen, dann geschieht das auf der Basis der DIN ISO 9001, und das ist eine Norm, die aus der Geschichte der industriellen Normierung kommt. Ziel war dabei die zeitliche und kostenmäßige Optimierung von Arbeitsabläufen. Diese Produktnorm geht nun in die Versorgung von sterbenden Menschen ein. Damit legt sich der Zwang zur Standardisierung, zur Dokumentation und zur Qualitätskontrolle über den letzten Lebensabschnitt.

Wie ist es zu dieser Entwicklung gekommen?

Um das Jahr 1980 gibt es in Deutschland einen folgenreichen sozialen Aufbruch, der vor allem von Frauen vorangebracht wird: Die Hospizbewegung ist eine Bürgerinnenbewegung, die den Umgang mit Sterben und Tod fundamental verändert. Angestoßen vom englischen Beispiel der Cicely Saunders (St. Christopher's Hospice in London) gründen sich Hospizgruppen. Es ist eine Graswurzelbewegung, die an vielen Stellen zugleich beginnt. Die Ursachen? Es häufen sich Berichte über Menschen, die in Abstellkammern und auf den Fluren der Krankenhäuser sterben, denn die Krankenhäuser sind mit der Entwicklung, die das Sterben ins Krankenhaus verlagert, überfordert. Die Familie, die bis dahin der selbstverständliche (wenn auch keineswegs immer gelungene) Ort für das Lebensende war, zerbröselt oder wird in alle Winde zerstreut. Frauen sind häufiger berufstätig und deshalb nicht mehr selbstverständlich die Pflegenden. Und die religiöse und kulturelle Klammer, die den Tod bis dahin verhäuslicht hatte, bricht auf. Wohin also mit den Sterbenden?

Ambulante Hospizgruppen und stationäre Hospize versuchen, eine Antwort auf die neue Verlassenheit der Menschen am Lebensende zu finden. Es wird eine Erfolgsgeschichte – von 80 000 freiwilligen Hospizhelferinnen und -helfern ist die Rede, die gegenwärtig in Hospizgruppen engagiert sind. Sie bekommen nach anfänglichen Widerständen immer mehr Resonanz, erhalten staatliche und öffentliche Unterstützung. Aus der Initiative wird Schritt für Schritt eine Institution, die sich Fortbildungsprogramme gibt, sich bundesweit organisiert – und sich heute im DHPV (Deutscher Hospiz- und Palliativverband) als eine Lobby für die Sterbenden versteht.

Gerade die vielen älteren Frauen sind mit der Entwicklung, die da stattfindet, nicht mehr einverstanden. Die Konkurrenz mit der Palliativmedizin und die wachsende Abhängigkeit von Geld, dessen Verwendung die Geber kontrollieren, führen zur Bürokratisierung der Hospizarbeit. Aus dem ehrenamtlichen Engagement wird Schritt für

Schritt eine ökonomisierte Dienstleistung – neben dem Pflegesektor entsteht eine Versorgungsstruktur für Sterbende, die den Sicherheitsbedürfnissen der Menschen entgegenkommt, aber der Initiative den Garaus bereitet. Der Versuch, eine neue Art des Umgangs mit dem Lebensende unter modernen Bedingungen zu schaffen, droht administrativ zu ersticken. Der Druck wächst, in die Hospizarbeit Qualitätskriterien einzuführen, die sie mit der Palliativmedizin konkurrenzfähig sein lässt, aber das ist ein aussichtsloser Wettlauf. Die Konkurrenz wird schöngeredet, indem sie Kooperation genannt wird. Tatsächlich erleben wir, dass die weiblich getragene Hospizarbeit zunehmend von einer männlich dominierten Palliativmedizin kolonisiert wird. In der SAPV kommt die Hospizarbeit schon nicht mehr wirklich vor. Hospizler(innen) werden an den Rand gedrängt, die Leitung von Hospizen übernehmen immer häufiger Mediziner. Sind wir mit der Hospizidee auf einem Wege, der in den USA dazu geführt hat, dass Hospizketten inzwischen börsennotiert sind?

Nun könnte man sagen: Ja, der Erfolg der Hospizarbeit ist unübersehbar. Die Hospizler(innen) haben eine neue Kultur des Umgangs mit dem Lebensende auf den Weg gebracht, nun können sie das weitere Wachstum der palliativen Dienstleistung in Ruhe beobachten und allmählich ihre Tätigkeit einstellen.

Aus zwei Gründen ist das falsch:

1. In die alternde Gesellschaft, in der wir leben, wird gerade das neue Bedürfnis nach flächendeckender palliativer Versorgung implantiert. Wenn es flächendeckend angenommen wird und wenn die Menschen begriffen haben, was sie lernen sollen, nämlich dass sie ohne professionelle Begleitung gar nicht mehr sterben können, dann wird sich zeigen, dass die Kosten *gedeckelt* werden müssen, weil

sie nicht mehr bezahlbar sind. Doch das wird Geschrei geben, weil der Weg zurück vergessen ist. Es könnte das die Stunde sein, in der die an den Rand gedrängte Hospizarbeit wieder lebendig wird, weil sie das Lebensende wieder dahin zurückholt, wohin es gehört: in die Hände, in die Arme und in die Warmherzigkeit von Menschen, die sich nicht zuerst als Profis, sondern als Begleiter verstehen und die in erster Linie mit Erfahrung und nicht mit Dokumentationsbögen wirken.

2. Mehr und mehr wird das Lebensende bei vielen Menschen von Demenz überschattet sein. Das verleitet dazu, die Betroffenen perfekt medizinisch-pflegerisch zu versorgen – die Hospizarbeit könnte in dieser auch für sie neuen Lage neue kommunikative Zugänge entdecken, die nur mit viel Zeit und Einfühlungsvermögen zu verwirklichen sind. Die professionelle medizinisch-pflegerische Arbeit steht unter Zeit- und Taktungsdruck und wird die Freiräume nicht haben, um »da zu sein« für die Menschen mit Demenz.

Kevin ist jung an Krebs gestorben, im Alter von 28 Jahren. Im Hospiz. Sein letzter Wunsch: Er möchte im Trikot von Borussia Dortmund begraben werden, die Fanfahne in der Hand. Sollen wir das machen, fragt die katholische Leiterin des Hospizes? Und natürlich wird das gemacht, warum auch nicht?

Diese Geschichte eröffnet den Blick auf einen Tod, aus dem die alten Rituale endgültig verschwunden sind. Es tritt eine Beliebigkeit an die Stelle, die von der Asche, die ins Meer gestreut wird, bis zur anonymen Discountbeerdigung reicht. Das Familiengrab wird zum Sonderfall. In all dem erkennt man einen Hinweis darauf, dass Kirche und Familie auch hier – am Rande des Lebens – ihren Einfluss verloren haben. Alles ist möglich, sogar die e-Bestattung im Internet.

Was ist wichtig am Lebensende? Gibt es so etwas wie eine Kunst des Sterbens unter den Bedingungen, die das Lebensende allmählich zu einem technisch-medizinischen Abwicklungsprojekt machen? Können wir dem Sterben und dem Tod unter diesen Bedingungen noch oder wieder einen Platz in unserem Leben geben?

Die neue palliative Dienstleistungsindustrie vollendet die Auslagerung des Sterbens in ein Ghetto – selbst wenn dieses Ghetto die eigene Wohnung ist. Man kann sich fragen, warum das Lebensende überhaupt zu einem technisch-pflegerisch-medizinischen Projekt geworden ist. Zu vermuten ist, dass die hippe, mobile, flexible Erfolgs- und Beschleunigungsgesellschaft einerseits das Thema loswerden will und sich andererseits ein Rundum-sorglos-Paket für diesen letzten Lebensabschnitt wünscht. Vielleicht steckt hinter diesem ganzen Projekt die verzweifelte, schreiende Angst vor dem Chaos des Todes, für den sich die Modernen keine Tröstung mehr erlauben. Vielleicht geht es gar nicht zuerst um die Menschen am Lebensende, sondern um uns, die wir dort noch nicht angekommen sind. Nach dem Motto von Bazon Brock: »Der Tod muss abgeschafft werden, diese verdammte Schweinerei muss aufhören. Wer ein Wort des Trostes spricht, ist ein Verräter.«

Der inflationäre Gebrauch des Wortes »Würde« in diesen palliativen Zusammenhängen wirkt wie ein Versuch, die Ratlosigkeit und Hilflosigkeit zu verdecken. Wenn von würdigem Sterben, das man ermöglichen wolle, die Rede ist, ist Misstrauen gegen dieses zur Plastikvokabel gewordene Wort angesagt. Die »Würde« ist die Verpackung für eine zur Ware verkommene Sterbebegleitung. Den Tod, den die Hospizbewegung in das Leben zurückholen wollte, haben wir radikaler denn je aus dem Leben vertrieben, indem wir ihn zu einem Projekt gemacht haben.

Ist also die »Kunst des Sterbens« endgültig verloren? Und

taugt die Behauptung, der Tod sei gegenwärtig in unserem Leben, nur noch zur Floskel?

In unserer erinnerungsfeindlichen, im Kern dementen Gesellschaft scheint die Frage nach der Kunst des Sterbens endgültig verschüttet. Wer will das denn wirklich hören – der Tod sei im Leben gegenwärtig?

Die modernen Menschen scheinen zu diesen Fragen leichter einen Zugang zu bekommen, wenn sie sich an fernöstlicher Philosophie orientieren. Zur christlichen Religion, die im Grunde ähnliche Erwägungen zu bieten hätte, ist der Weg offenbar verschüttet. Vielleicht muss man abwarten, ob da etwas wiederkehren kann.

Im Buddhismus kann daran erinnert werden, dass sich in jedem Einatmen die Geburt und der erste Atemzug wiederholen und in jedem Ausatmen der Tod, der letzte Atemzug, vorweggenommen wird. So kann auch jeder Tageslauf verstanden werden als eine Abschattung des ganzen Lebens von der Geburt bis zum Tod. Wer so schaut, sieht dem Sterben anders entgegen und wartet vielleicht auf das Sterben als auf eine Lebensphase, die Überraschung und Erkenntnis mit sich bringen könnte.

Was ist wichtig am Lebensende? Martin Luther hat gesagt: »Es gibt nur zwei Fragen, die am Ende des Lebens wichtig sind: Wen muss ich noch um Verzeihung bitten, und wem will ich noch etwas verzeihen?« Heute sagen die Deutschen auf die Frage, was ist wichtig am Lebensende: Erstens Schmerzfreiheit und zweitens: Ich will mein Ende nicht mitbekommen. Ist der Verweis auf Luther eine romantisierende Erinnerung an vergangene Zeiten, oder wird da Verschüttetes freigelegt? Palliative Care – darunter werden heute oft Palliativmedizin und Hospizarbeit vereint – redet mehr und mehr von spiritueller Begleitung, die notwendig sei. Hoffentlich ist da nicht nur die Rede von einem religiösen Ersatzstoff, der die alten Tröstungen auswringt, um an irgendeine Möglichkeit der psychosozialen Stabilisierung heranzukommen, auch wenn das im Wesentlichen nichts anderes als Leichenfledderei an religiösen Beständen ist.

Das Ganze weckt einen Verdacht: Nachdem man sein ganzes Leben hat arbeiten müssen – an seinen Beziehungen, an seiner Berufsbiographie, an seiner Freizeit –, lassen die spirituellen Experten einen auch am Ende noch nicht zufrieden, sondern verlangen, dass man nun auch noch »gut« sterben solle und am eigenen Sterben mitwirken müsse. Man wird noch zum Unternehmer seines eigenen Sterbevorgangs; der assistierende Care-Manager managt die vielen Experten, die um das Bett herumstehen, und dann bringt der spirituelle Experte auch noch sein Köfferchen mit psychosozialen Wärmepflastern.

Sterben – das gerät in Vergessenheit – ist keine Krankheit. Es gibt Krankheiten, die zum Sterben führen. Die Hospizbewegung ist nicht als eine neue Fachdisziplin für das Sterben auf den Weg gekommen, sondern als ein Kulturimpuls für einen neuen Umgang mit Sterben und Tod. Frank Ostaseski, der an der Zen-Philosophie orientierte Leiter eines kalifornischen Hospizes, hat das nach langer Erfahrung so in Worte gefasst: »Wenn man sich wirklich auf die Betreuung von sterbenden Menschen einlässt, dann wird man, wenn man ehrlich ist, irgendwann Momente allergrößter Hilflosigkeit erleben. Und das sind die kostbarsten Momente, weil da die Begegnung mit den sterbenden Menschen auf Augenhöhe, auf gleicher Ebene, stattfindet. Und mein ganzes Caregivertum und Expertentum ist dann zum Teufel.« Den medikalisierten Sterbeexperten mit ihren spirituellen Accessoires, die ihre eigene Trostlosigkeit in der Expertise zu verstecken versuchen, droht diese Gefahr: Sie reden, damit der andere, der Sterbende, nicht zu Wort kommt. Sie verfallen in sinnlosen Aktivismus. Sie weichen wichtigen Fragen aus. Jemanden beim Sterben zu begleiten, sagt Ostaseski, das ist ein dynamischer Prozess, ein kontinuierliches Wagnis, bei dem wir ständig neues Territorium betreten. Das bedeutet, wir haben keine Ahnung, wie es ausgeht. Das erfordert Flexibilität und Mut, weil es dazugehört, dass wir in einem Moment etwas Richtiges tun und im anderen Moment etwas Falsches.

Thile Kerkovius leitet seit vielen Jahren ein Hospiz im Schwarzwald. Seine Erfahrungen resümiert er so: Medizinisch-pflegerische Fragen treten am Ende in den Hintergrund. Die Frage nach Sinn und Trost steht im Vordergrund. Begleiten heißt bereit sein für diese Fragen. Es ist wichtig, dass der Mensch am Lebensende weiß, dass wir keine übermäßige Angst vor der Wucht seiner Fragen haben. Wir müssen diese Fragen aushalten, wir müssen keine Antworten haben. Die können wir nicht haben. Woher auch? Solche Fragen heißen: Wo komme ich her? Was kommt vielleicht danach? Was hat mein Leben für einen Sinn, für eine Bedeutung? Ist die Krankheit ein Defekt des Körpers oder mehr? Es sind nicht Fragen, die man stellt, sondern die man jemandem anvertraut! Es gilt, für diese Fragen einen beseelten Raum zu schaffen. Sterbende und Trauernde erwarten – so Kerkovius – keine flotten Trostformeln und auch keine ernsthaften Trostworte, die das Problem lösen. Sie erhoffen Anteilnahme, Dasein und Dableiben. »Wir kommen als Betreuer mit leeren Händen und sitzen da am Bett und haben eigentlich nichts, weder tolle Techniken noch tolle Kenntnisse, noch sonst was.«

Das können sich unsere Zeitgenossen oft nicht zumuten. Deshalb erleben wir einen Kulturkampf zwischen der Machermentalität am Bett des Sterbenden, die ein Projekt abwickelt – der Betroffene darf mitmachen –, und der hospizlichen Suchbewegung, die offen ist für überraschende Erfahrungen im Umgang mit Menschen am Lebensende. Sie weiß, wie einsam und trostlos viele Menschen am Lebensende sind, dass für viele das Dach der Familie eingebrochen ist und die religiöse Hoffnung verdorrt. Sie weiß, dass das, was die Begleitung zu bieten hat, vor allem darin besteht: da zu sein, zuzuhören, mitzulachen, mitzuweinen. Im Hospiz in San Francisco gelten diese Sätze für die Sterbebegleitung:

1. Heiße alles willkommen, schiebe nichts weg.
2. Versuche mitten im Geschehen einen Platz zu finden, an dem du ruhig sein kannst.
3. Warte nicht.
4. Bring dich ganz ein in die Erfahrung.
5. Kultiviere eine Haltung des »Ich weiß nicht«.

Wir lassen uns von unserer jüdisch-christlichen Erfahrung ja nichts mehr sagen, deshalb erinnern wir uns nicht mehr an die Geschichte von Hiob. Zu dem leidenden Hiob kommen seine Freunde und schweigen sieben Tage mit ihm. Weiß professionelle Sterbebegleitung davon etwas?

Vielleicht hilft uns in der großen Ratlosigkeit im Umgang mit dem Sterben, wo heute die Experten die Macht ergreifen und die Hospizfrauen an den Rand gedrängt werden, ein Satz des weisen Shunryu Suzuki weiter: »In beginner's mind we have many possibilities, but in expert's mind there is not much possibility« (als Anfänger haben wir viele Möglichkeiten, doch sind wir erst einmal Experten, dann gibt es kaum noch Möglichkeiten).

Am besten lassen wir uns von Sterbenden und Toten belehren. Thile Kerkovius fragt den aidskranken Hospizbewohner Joseph: »Wie wär' das, du würdest morgen aufwachen und merken, das alles war ein böser Alptraum?« Joseph überlegt eine Weile, fängt an zu lachen und antwortet: »Das wär' ja ganz schrecklich. Dann hätte es viele Erlebnisse und Erfahrungen, die mich geprägt haben und die ihren Sinn nur aufgrund meiner Krankheit hatten, nicht gegeben.«

# Notwendig und schön: Eine neue Gastfreundschaft für Menschen mit und ohne Demenz

»Ärztliche Ethik meint Verantwortung vor der irreversiblen Geschichte eines jeden menschlichen Lebens.«

*Thure von Uexküll und Wolfgang Wesiack*[198]

# »Ich hab ja kein Leben mehr«

»Ist es möglich, dass alle diese Menschen eine Vergangenheit, die nie gewesen ist, ganz genau kennen? Ist es möglich, dass alle Wirklichkeiten nichts sind für sie; dass ihr Leben abläuft mit nichts verknüpft, wie eine Uhr in einem leeren Zimmer?«

*Rainer Maria Rilke*[199]

Frau S. ist eine Angehörige. Eine von den vielen Frauen, die einen Menschen mit Demenz pflegen. In ihrem Fall ist es die Mutter. Frau S. ist im öffentlichen Dienst tätig und konnte sich deshalb für die Pflege freistellen lassen. Sie ist alleinstehend, hat keine Kinder. Sie hatte kein gutes Verhältnis zu ihrer Mutter gehabt, sagt sie, aber die Mutter sei jetzt alt, und deshalb sei es ihre Pflicht, die Pflege zu übernehmen.

Sie macht das nun schon seit 2007. Einmal im Monat kommt der Pflegedienst zum Baden. Einmal in der Woche kann sie die Mutter zu einer Betreuungsgruppe der Alzheimergesellschaft bringen. In den vier Stunden kann sie nicht viel machen, sie muss ja rechtzeitig zurück sein. »Meine Mutter lebt in ihrer Welt, sie spricht den ganzen Tag so gut wie überhaupt nichts, steht zum Essen auf, abends zum Fernsehen, und das ist für mich natürlich so gut wie unerträglich geworden.«

Der Bruder und seine Familie wohnen zwar nebenan, aber da gibt es nur Unverständnis, keine Unterstützung: Warum spricht die Mutter nicht mehr?

»Ich bin gefangen in mir selbst, ich habe keine andere

Wahl mehr; es gibt nur noch die Möglichkeit, meine Mutter in ein Heim zu geben – was mir unglaublich schwerfällt. Ich bin noch nicht so weit, dass ich das hinkriege. Vielleicht wenn sie irgendwann einmal … sie kennt mich nicht mehr.« Wenn die Mutter sie nicht mehr erkennt, dann vielleicht, aber die Mutter will nicht ins Heim. Dabei ist das einzige Interesse, das die Mutter hat: liegen, essen, liegen und fernsehen.

Freunde und Nachbarn haben sich zurückgezogen, »die sozialen Kontakte reißen ab, man lebt eigentlich außerhalb der Gesellschaft. So ist das!«

Frau S. hat das Gefühl, dass die Pflege sie in eine totale Isolation geführt hat. Und so sagt sie: »Manchmal möchte ich mich einfach ins Auto setzen und wegfahren.«

So sieht der Alltag von Frau S. aus: »Es ist jeder Tag gleich. Ich stehe zwischen acht und neun Uhr auf. Dann trinke ich einen Kaffee, um diesen kurzen Zeitraum für mich zu haben. Dann hole ich die Mutter aus dem Bett.« Die beiden frühstücken, anschließend waschen und anziehen. Die Mutter legt sich dann hin, Frau S. kauft ein und kocht. »Und dann bin ich eigentlich schon das erste Mal erschöpft.« Um achtzehn Uhr steht die Mutter auf, dann gibt es Abendbrot, danach schaut die Mutter Fernsehen. Der Lebensmut sei bei der Mutter immer noch da, ihr gefällt das: das Liegen und das Nichtstun. Doch die Mutter mache bei nichts mit, sie habe absolut keine Interessen mehr. Sie, Frau S., kann sich Krankheit nicht leisten, denn wer sollte dann die Pflege übernehmen? So wünscht sie sich nur noch, dass sie »das hier« durchsteht. Und »ich weiß heute erst zu schätzen, wie frei ich war. Also, ich fühle mich total einsam, einsam und verlassen. Und das bringt mich richtig auf den Boden. Aber dann muss ich wieder aufstehen, denn wenn ich nicht wieder aufstehe, dann ist sie hilflos.« Sie ist bei einer psychologischen Beratung gewesen. Das sagt einem jeder: Sie werden das nicht durchhalten, Sie haben Ihr eigenes Leben, wie können Sie das machen? Sie solle die Mutter ins Heim geben. Aber das – so sagt sie – schaffe sie aus moralischen Gründen nicht. Die Kontakte zu anderen Menschen brechen ab. »Manchmal habe ich nicht mal mehr Lust, mich zu waschen.«[200]

Was erzählt diese Geschichte? Dass das Leiden an der Demenz oft die pflegenden Angehörigen stärker trifft als die Betroffenen.

Die Geschichte ist alltäglich, denn so oder ähnlich können Hunderttausende pflegende Angehörige erzählen. Zugleich gibt sie viele Rätsel auf. Tut die Mutter, die nur auf dem Bett oder Sofa liegt und fernsieht, sich waschen und bekochen lässt, endlich das, was sie schon immer tun wollte? Nämlich nichts? Tut sie das, was eigentlich viele wollen: endlich faul sein? Oder vollendet sich da ein Stumpfsinn, der in ihrem Leben schon lange angelegt war? Erschöpfung, Bosheit, Gelassenheit oder Rachsucht: Was geht da vor sich? Rächt sie sich für das schlechte Verhältnis, das zwischen ihr und der Tochter geherrscht hat?

Und auf der Seite der Tochter: Warum gibt sie die Mutter nicht ins Heim? Ist die Erfüllung einer Pflicht aus der Familientradition erwachsen, trifft man da auf Nachwirkungen des Gebots christlicher Nächstenliebe? Fügt sie sich in die Rolle der unverheirateten und kinderlosen Frau, der solche Aufgaben schon immer zugefallen sind?

Auf alle diese Fragen gibt es keine sicheren und klaren Antworten. Doch man kann sehen, dass Frau S. mit der Pflege der Mutter von ihrer Umgebung im Stich gelassen wird. Die Familie, die Kommune, die Gesellschaft – es gibt kaum Unterstützung. Allerdings scheint sie auch keine große Begabung zu haben, sich da etwas zu holen. Hat sie keine Erfahrung damit, andere um Hilfe zu bitten? Kein

Zutrauen? Es stellen sich Fragen, die nicht anmaßend sein wollen. Die Angehörigen sind es, denen wir zuhören müssen. Denn wenn es besser werden soll, wenn es Entlastung geben soll, dann muss gemeinsam nach Wegen gesucht werden. Dazu können Fragen wichtig sein: zum Beispiel die Frage, was denn so unerträglich daran ist, dass die Mutter nicht spricht. Was möchte sie mit ihr besprechen, worüber möchte sie mit ihr reden? Was hat die Tochter, die klagt, das sei kein Leben mehr, vorher gemacht, was sie nun vermisst? Was reizt sie daran, dass die Mutter nur liegt, isst und fernsieht? Ist es Enttäuschung über die passiv gewordene Mutter, die ihre Tochter im Stich lässt? Gehört es sich nicht, dass die Mutter ganz offensichtlich alle Zuständigkeit für irgendetwas ablehnt? Vielleicht lehnt sie es gar nicht ab, sondern sie zieht sich nur Stück für Stück aus dem Leben zurück, lässt es entgleiten? So wie einem ein Buch aus der Hand fällt, wenn man einschläft?

Letztlich ist dies wohl die quälende und in gelungenen Augenblicken hilfreiche Frage: Ist das alles, was da geschieht, ohne Sinn? Einfach nur noch Chaos? Oder stößt man im Umgang mit Dementen, auch da, wo sie Unverständliches tun, immer noch auf Signale, die Bedeutung haben, selbst wenn wir sie nicht unbedingt verstehen? Oder läuft ihr Leben ab – wie Rilke sagt – »mit nichts verknüpft, wie eine Uhr in einem leeren Zimmer«?

# Das zerpflegte Alter

»Einem Menschen begegnen heißt von einem Rätsel wachgehalten werden.«

*Emmanuel Levinas*[201]

Frau D. ist mit ihrem Sohn ins Hospiz gekommen und hat eine Spende abgeliefert, die sie anlässlich ihres Geburtstags für das Haus gesammelt hat. Der Tag, an dem sie kam, war ihr 100. Geburtstag. Sie lebt allein in ihrer eigenen Wohnung, gut betreut von ihren Angehörigen. Auf die Frage, ob sie den Haushalt noch selbst versorge, hat sie geantwortet, nein, das könne sie nicht mehr, alle vierzehn Tage käme für zwei Stunden eine Putzfrau. Ansonsten sei sie noch sehr aktiv und besuche regelmäßig alte Leute im örtlichen Pflegeheim. Eine Bewohnerin dieses Heimes, bei der sie regelmäßig ist, sage immer, sie sei wie eine Mutter für sie.[202]

Das Vierte Lebensalter: Da denkt man an Pflege, Hinfälligkeit, zahnlose Gesichter, faltige Haut, Unselbständigkeit. Manchmal kann es offenbar auch die Zeit der Weisheit, der vorsichtigen Hingabe an andere sein, zumindest die Zeit, in der man keineswegs nur auf sich und seine »Bedürfnisse« reduziert ist. So etwas ist in den Worten von Ilse Helbich spürbar. Mit einem Schlag sei sie sehr alt geworden, sagt sie, und sei in einer Verfassung, die ihren Lebensjahren – sie ist 87 – entspreche.

Dieser Zustand sei faszinierend. Sie könne plötzlich nur mit großer Mühe gehen. Die Beine würden nicht gehorchen, es sei, als wäre in der Hüftgegend eine Art Sperre, die Schmerzen aussendet, wenn sie durch stärkeren Krafteinsatz überwunden werden soll. Diese Hemmung zwinge die beiden voneinander wie isolierten Beine in auseinandergehende Richtungen. Eine Art Watschelgang muss von ihr gewaltsam unterdrückt werden, ebenso das Dahinschlurfen der Schuhe. Die Augenschwäche verhindere schon lange, Entgegenkommende – auch aus nächster Nähe – zu erkennen. Wo früher ein Gesicht war, sei jetzt ein Oval mit zerfließenden Konturen. Es komme vor, dass die entgegenkommende Figur jäh anhalte und sie beim Namen nenne; inzwischen tue sie nicht mehr so, als wäre sie unaufmerksam dahingewandert, versunken in ihre Spinnereien, sondern sie verkünde jetzt fröhlich, dass sie kaum mehr sehe. Aber das sei eine Lüge. Sie sieht ja noch, wie sie selbst feststellt. Daheim erkenne sie die Gestalten der Hügel, die jetzt beredter sind, als sie es je waren. Und die Himmel sind zum Wunder geworden. Wolkengebirge türmen sich, haben manchmal goldene Ränder, als strahle von drüben eine andere, in Gold getauchte Welt her.[203]

Ilse Helbichs Bericht ist der Bericht einer furchtlosen Reisenden aus dem unbekannten Land des hohen Alters. Sie spricht von dem täglichen Tag, der aus lauter Missgeschicken besteht, die sich meist folgenlos auflösen. Vor der Abreise den Herd nicht abgedreht, Ilse Helbich merkt es zum Glück, weil sie den Zug verpasst hat und unversehens wieder in der Küche steht. Als sie zu Hause die Straßenbahnfahrkarte herauszieht, ist die überstempelt. Sie ist – wieder einmal – eine unfreiwillige Schwarzfahrerin. Und die Wohnungstür hat sie auch nicht abgeschlossen. Sie kann die Uhr nicht mehr erkennen, darum fährt sie aufs Geratewohl zur Verabredung mit einer Freundin; sie kommt pünktlich, sagt die Jüngere, aber sie hatte sich den Zeitpunkt falsch eingeprägt. Da muss sie lachen.

»Ich lache auch«, so sagt sie, »wenn ich wieder einmal gestürzt bin«, und nach der Minute des atemlosen Schocks und dann im Daliegen, bei der Kontrolle der noch wie gelähmten Gliedmaßen und in der Erkenntnis, dass es vielerorts schmerzt, aber wahrscheinlich nichts gebrochen ist, müsse sie lachen und weiter lachen. Vielleicht – so sagt sie – ist es ein Triumph über ihre vitale Unüberwindlichkeit. Vielleicht auch der Spaß an der Situation, wie sie da mitten in ihrem Zimmer wie ein Frosch platt am Teppichboden klebt.[204]

Als prädement und pflegebedürftig dürfte die Verfasserin beschrieben werden, wenn sie in die Hände der Diagnostik geraten würde. Sie lässt sich aber offenbar ihre eigene Erfahrung nicht aus der Hand nehmen – sie sieht sich nicht als reparaturanfällige Maschine. Unsere Art zu denken und zu sprechen verrät dagegen häufig die Entfremdung, die uns selbstverständlich geworden ist. »Herr Doktor, ich *habe* ein Problem« sagen wir. Und sagen nicht: »Ich bin besorgt.« Die subjektive Erfahrung wird ausgeschlossen und damit nach außen in die Hände des Experten gelegt. Das *Ich*, das die Erfahrung macht, wird ersetzt durch das Es, das man besitzt, hat Erich Fromm in seinem Buch »Haben oder Sein« gesagt.[205]

Menschen wie Ilse Helbich erinnern uns daran, dass die Kunst des Alterns heute fast nur noch im Widerspruch zum überbordenden Gesundheitssystem zu realisieren ist – und in Opposition zu den Zumutungen eines konsumistisch tätowierten Alters. Alter ist immer weniger ein existenzielles Geschehen, sondern wird immer mehr zum vermeidbaren Übel erklärt. Wenn man seiner Pflicht zum Konsum von medizinischen Dienstleistungen, zum gesunden Leben etc. nachkommt, dann darf man darauf hoffen, zu den leistungsfähigen, fitten Alten gezählt zu werden. Verfall und Krankheit werden mehr oder weniger versteckt als schuldhaft angesehen. Wer aus dem Wellness-Alter herausfällt, wem die Anti-Aging-Programme nicht mehr helfen oder wer sie nicht bezahlen kann, der muss mit oft unterschwellig ausgeübten Diskriminierungen im Gesundheits- und Sozialwesen rechnen. Das hat das Centre for Policy on Ageing in London in einer Untersuchung herausgestellt.[206] Man muss sich fragen, ob die multimorbiden, pflegebedürftigen Alten, die dem Ideal des fitten Alten nicht mehr entsprechen, die Zeche für die Konsumeuphorie zahlen, die dem voranging? Wird der Hochaltrige am Ende doch heimlich dafür bestraft, dass er den Erwartungen an die seniore Leistungsfähigkeit nicht entspricht? Und außerdem noch allen Jüngeren ein Bild des Verfalls vor Augen hält, das unerträglich ist? Sosehr sich die Pflegeindustrie bemüht, die multimorbiden Alten zu versorgen und zu pflegen, so wenig kommen die Betroffenen doch als Zuwendungsbedürftige vor. Alte Menschen zum Beispiel, die an einer Depression leiden, werden im Regelfall nicht psychotherapeutisch behandelt, sondern mit Psychopharmaka ruhiggestellt (jeder Vierte, der älter als 70 Jahre ist, bekommt Psychopharmaka verschrieben).[207] Die Hochaltrigen, so scheint es, werden oft nicht behandelt, sondern abgehandelt. Medizin-ökonomische Vorgaben und Fallpauschalen machen Ärzten und Kliniken deutlich, welche Patientinnen und Patienten sich »lohnen« und welche nicht. Multimorbide werden da schnell zu Kostenausreißern, die man möglichst in andere Institutionen abzuschieben versucht.

Dass psychosomatische Leiden zunehmen, wird an den Jüngeren wahrgenommen. Bei Älteren werden solche Phänomene – und dafür ist die Demenz ein krasses Beispiel – in die rein somatische Ecke geschoben. Man könnte sagen: Wer in der Demenz nach psychosomatischen Ursachen fragen wollte, gilt selbst als verrückt. Eine psychosomatische Betrachtung lohnt sich bei Alten – so scheint es – nicht, ist auch zu teuer. Dabei sind viele Krankheitsphänomene wohl doch der somatische Ausdruck einer existenziellen Verarmung, die wir täglich erfahren oder verdrängen, sagt der Psychoanalytiker Balthasar Staehelin. Seiner Meinung nach habe die Psychoanalyse nicht die Aufgabe, gegen die angeblichen Illusionen der Religion zu Felde zu ziehen, sondern es seien die Illusionen der Industrie- und Überflussgesellschaften, die auf die Couch gehörten.[208] In einer sinnentleerten Verbrauchergesellschaft bleibt den Alten – so kommt es einem vor – gar nichts anderes, als verrückt zu werden. Sie dürfen nicht mehr Leib sein, sondern sie »haben« einen Körper. Die medizinische Diagnose, die sich zunehmend in bildgebenden Verfahren niederschlägt, präsentiert mir meinen Körper wie den Körper eines Fremden. Das Desinteresse, ja die Verachtung vieler Mediziner für psychosomatische Betrachtungsweisen schlägt den Hochaltrigen mit Vehemenz entgegen, und fast alle beugen sich der Apparatemedizin oder pharmazeutischen Ruhigstellung.

Das Vierte Lebensalter braucht – so absurd es klingt – Befreiung. Befreiung von einem Gespinst aus scheinbar unvermeidlicher Abhängigkeit von Versorgung, Befreiung von kränkender Diagnose. Es ist, als hätte man sich in einen lange nicht betretenen Keller begeben, in dem man sich erst mal durch Spinnweben, die von der Decke herabhängen, hindurchkämpfen muss. Wenn man sich durchgekämpft hat, erinnert man sich vielleicht daran, dass die Vier, die im Begriff des »Vierten Lebensalters« bei uns die Aura des Letzten, des Grauens, des Kranken angenommen hat, in der abendländischen Tradition die Zahl ist, die die irdische Vollkommenheit beschreibt und die Schönheit der Schöpfung preist. *Vier* Flüsse, die dem Paradies entspringen, *vier* Windrichtungen, *vier* Jahreszeiten. *Vier* Elemente (Feuer, Wasser, Luft und Erde) lassen *vier* Temperamente entstehen. *Vier* Kardinaltugenden (Tapferkeit, Klugheit, Gerechtigkeit, Mäßigung) begründen die Ethik, und die »*Vier*ung« in mittelalterlichen Kirchen war die Basis, auf der die Kuppel ruhte: Die Vierung bildete das Irdische, die Kuppel darüber das Himmlische ab.

Heute ist die Vier in Verruf geraten, weil sie die Schwächephase im menschlichen Leben beschreibt. Von Vollendung würde keiner zu reden wagen. Doch die Spinnweben bestehen heute vor allem in Begriffen, die uns einspinnen, die so selbstverständlich geworden sind, dass wir ihre biokratische (lebensbeherrschende) Gewalt kaum noch bemerken. Man versteht das, was mit dem späten Alter geschieht, am besten, wenn man sich an drei Schlüsselwörtern orientiert, die ebenso selbstverständlich wie verhexend sind. Diese drei Begriffe sind

1. das Modewort »Lebensqualität«, dem man die Lebenskunst gegenüberstellen kann,
2. die technisch-ökonomisch gewordene »Gesundheit«, die das Wohlbefinden verdrängt hat, und
3. die »Pflegebedürftigkeit«, die dem Zuhause den Garaus macht.[209]

Lebensqualität ist ein Wort, das aus dem Amerikanischen stammt. In Zeiten der Ölkrise in den 1970er Jahren wurde »quality of life« ein linguistisches Aspirin: Wenn schon kein Wachstum mehr sein darf (»Grenzen des Wachstums«), dann wenigstens Lebensqualität. Sehr schnell ist sie dann zu einem Produkt geworden, das gemessen, standardisiert, zugeteilt und verwaltet werden kann. Im Begriff Lebensqualität werden Krankentage und Ferienflüge, Schulbänke und Toilettenanlagen, Wasserkläranlagen und Kaiserschnitte zusammengerechnet. Lebensqualität ist – so Ivan Illich – das Sammelsurium für Selbstdefinition, Selbstbewertung und Selbstbefriedigung von Dienstleistungsbehörden. Was einer der sich ständig weiter verästelnden Dienstleistungsveranstalter für gut und wichtig befindet, das wird dann als Lebensqualität eingeführt, ja gewissermaßen durch eine Ernährungssonde in das System eingespeist, dem Lebensqualität zugeteilt werden soll. Sobald »Gesundheit« in diese zugeführte Sauce eingekocht wird, »misst sie nur mehr die Pflegebedürftigkeit. Als Teil der Lebensqualität ist also ›Gesundheit‹ – und das ist paradox – ein Maß für den Grad, in dem eine Gesellschaft sich unwohl fühlt und von der Pflege durch Experten abhängig geworden ist.«[210]

Der Pflegebedürftigkeit steht die Lebenskunst gegenüber, die von der Kunst des Leidens und des Genießens spricht. Lebenskunst, Kunst des Leidens, Wohlbefinden – das sind alte Wörter der deutschen Sprache. Scheinbar gehören sie zu der großen Schar von Wörtern, die in das verwaltende zeitgenössische Gerede nicht mehr passen. Wer es allerdings wagt, von der Kunst des Leidens zu sprechen, kann sich sicher sein, sofort der Inhumanität verdächtigt zu werden. Soll das etwa heißen, dass Menschen, die unter Schmerzen leiden, nicht mit Schmerzmitteln versorgt werden sollten? Das soll es natürlich nicht heißen. Von der Kunst des Leidens sprechen heißt vielmehr die Erinnerung daran wachrufen, dass Schmerz (sei es der Liebesschmerz, sei es der somatische Schmerz) zum Leben gehört – ebenso wie der Tod. Die Kunst des Leidens ist ebenso ausradiert wie die Kunst des Genießens, die im Säurebad der Eventkultur aufgelöst ist. Ein Alter, das die Kunst des Leidens verwirft und durch die Behandlung von Experten ersetzt, ist ebenso armselig wie ein Alter, in dem die Kunst des Genießens durch die Freizeitindustrie abgelöst ist. »Pflege will das Leiden erübrigen, die Leidenskunst zum Musealgegenstand machen und subjektives Wohl- und Unwohlsein durch objektive Gesundheit und Krankheit ersetzen.« Die zum Produkt gewordene Pflege ist eine Leistung des Gesundheitswesens, nicht wie das Leiden und die Freude am Heilen ein Ergebnis der Lebenskunst. Pflege verwandelt selbst die grammatische Funktion des Verbs »heilen«. Nicht mehr ich heile, nein, ich werde zum Patienten, dem Patienten des Arztes, zu dem – wörtlich –, der an seinen medizinischen Betreuern leidet, und an mir wird herumgeheilt (Patient kommt von »patiens«, leidend, R. G.). Kränkende Diagnostik, lebenszerwaltende Therapie und hygienische Pädagogik und Planung sind nur Teilaspekte dieser Produktion von unleidlicher Pflege.[211]

Ivan Illich spricht nicht nur von der kränkenden Diagnostik, sondern auch vom kränkenden Raum, der mit Krankenhaus und Pflegeheim geschaffen wird. Die Sache wird dadurch noch komplizierter, dass die Schlüsselwörter Lebensqualität, Gesundheit und Pflegebedürftigkeit heute zugleich dazu dienen, Sparprogramme und Leistungseinschränkungen durchzusetzen.

Es geht darum, mit weniger Geld den Lebensraum von möglichst mehr Menschen zu zerpflegen. Das, was einmal Lebensraum war, wird mit Hilfe der Plastikwörter Lebensqualität, Gesundheit und Pflege systematisch zerstört, denn Lebensraum ist das, was im Deutschen »Gemeinheit« heißt. Gemein entspricht dem lateinischen »communis« und stammt aus der indogermanischen Wurzel »mei = tauschen, wechseln«. Es bezeichnet, was mehreren vielseitig zukommt, was ihnen, jedem nach seiner Art und Stunde, zum Leben dient. Gemeinheit ist also das Gegenteil der Anstalt. Beide sind Räume für viele, aber Gemeinheit ist Ort für vielseitiges Leben, Anstalt der Ort für Pflege – ob die nun einseitig oder multidisziplinär ist, macht keinen Unterschied. Der Gegensatz zwischen der Gemeinheit und der öffentlichen Anstalt ist inzwischen ganz verwischt worden. Diesen Unterschied wieder ins Gedächtnis zu rufen, das ist – so Ivan Illich – die gegenwärtige Aufgabe. Dabei gewinnen Wohnungen selbst immer mehr einen Anstaltscharakter; sie entstehen nicht durch das Leben, das in ihnen gelebt wird, sondern sind heute Garagen, in denen Arbeitskraft über Nacht untergestellt, bekocht, über Fernsehen informiert und beschlafen wird.

»Gemeine« Räume sind porös, veranstaltete Räume sind ausgrenzend und haben eine Tendenz zur Monopolisierung. Die Vielfalt, die uns die Kulturgeschichte im Umgang mit dem Alter zeigt, weicht einer evakuierenden Monopolstruktur: Wer es nicht allein schafft oder wer von der Familie nicht versorgt wird, dem bleibt nur noch der veranstaltete Raum, das Pflegeheim, das Hospiz, das Krankenhaus. Und diese Räume wirken wie soziale Staubsauger: Sie reißen die nicht mehr gebrauchten Sozialpartikel vom Gesellschaftsteppich und machen die Verschmutzung des fröhlich-flexiblen Leistungsalltags durch Gerontostaub unsichtbar.

Die zunehmende Gewöhnung an das alltägliche Existieren in veranstalteten Räumen macht die Gesellschaft Tag und Nacht pflegebedürftig und den Raum zur Mangelware. In einer alternden Gesellschaft wird die Zahl der zu Evakuierenden ständig größer, und der Wegfall alter Sozialstrukturen tut das Übrige dazu. Es fällt uns gar nichts anderes mehr ein, als die Alten-Flüchtlingslager auszubauen. Die notwendige Folge: Die Nachfrage wächst, aber die Kosten wachsen auch. Die Produzenten der veranstalteten Räume antworten darauf in zweierlei Weise: Erstens versuchen sie, Krankenhaus und Pflegeheim zu dezentralisieren. Unter dem Stichwort »ambulant« dringen die Angebote der Medizin und der Pflege in den Wohnraum ein und gestalten ihn zu semiprofessionellen Anstalten um. Zweitens – vorläufig nur am Horizont erkennbar, aber mit deutlichen Zukunftsaussichten – wird nach Freiwilligkeit und Zivilgesellschaft gerufen. Professionalisierte Laien sollen unter medizinischer oder pflegerischer Aufsicht die Kosten – weil gehaltlos – minimieren. Damit kann man zwei Fliegen mit einer

Klappe schlagen: Zum einen wird Geld gespart, zum anderen wird die Expertenkontrolle ausgeweitet und in den Privatbereich der Menschen vorangetrieben.

Der Pflegebereich wird zwar ab und an von Skandalen erschüttert, aber die Verschlechterung der Arbeitsbedingungen der Pflegenden wird von den Betroffenen mehr oder weniger schweigend hingenommen. Sie klagen über schlechte Bezahlung und unzumutbare Arbeitsbedingungen, die vor allem darin gesehen werden, dass es außer der Abarbeitung von Pflegemodulen keine Zuwendung zu den Patientinnen und Patienten gibt. Keiner kann sich noch eine andere Antwort vorstellen, als die Versorgungsstruktur aufzubauen und zu perfektionieren.

Es bleibt abzuwarten, ob es irgendwann eine Bürgerbewegung gibt, die sich an den falschen Orientierungen entzündet. Handlungsfähige Betroffene (Pflegepersonal, betroffene Angehörige, mobile Bewohner) gäbe es genug. Werden sich diese Gruppen gegenüber dem medizinischen und pflegerischen Gesundheitssystem irgendwann so benehmen, wie sie sich Atomkraftwerken und Flugplätzen gegenüber benehmen? Man muss auf Auseinandersetzungen mit den »Veranstaltern« um den Lebensraum hoffen, der zurückzuerobern wäre. Das Pflegethema gibt sich »alternativlos«. Aber war »alternativlos« nicht das Unwort des Jahres 2010?

# Als es noch keine Fußgängerzonen gab

»Die Erinnerungen verschönern das Leben, aber das Vergessen allein macht es erträglich.«

*Honoré de Balzac*

Ich erinnere mich an die Jahre nach dem Zweiten Weltkrieg. In den Städten, die noch keine Fußgängerzonen hatten, gab es Männer, die auf Rollbrettern saßen. Sie umklammerten mit ihren Händen zwei Klötze und bewegten sich damit vorwärts. Männer, die ihre Beine im Krieg verloren hatten. Sie waren erwachsene Männer, aber doch kleiner als Kinder und rollten mühsam über den Boden dahin. Das war für uns Kinder ein faszinierender Anblick. Zwerge gab es also wirklich. Manche von ihnen bettelten, manche schienen unterwegs zu sein zu einem (jedenfalls mir) unbekannten Ort. Sie erhielten als Kriegsversehrte wahrscheinlich eine kleine Rente. Wie viel Verbitterung in ihnen fraß oder wie viel Überlebenswille sie trieb, weiß ich nicht. Es interessierte wahrscheinlich auch keinen, es sei denn ihre Familie, wenn da noch jemand war. Kriegsversehrte gehörten zum Alltag ebenso wie Frauen mit einem Buckel, zahnlose alte Männer, Idioten, Verrückte oder Säufer. Viele waren es nicht mehr, weil die Nationalsozialisten ja in ihrem Rassenwahn vernichtet hatten, was sie als nicht »gesund« eingestuft hatten: behinderte Kinder, Hochaltrige, Bewohner psychiatrischer Anstalten, ja sogar Soldaten, die vom Krieg schwerbeschädigt waren.

Als ein entfernter Onkel mit SS-Hintergrund – seine Orden hatten in einem Glaskasten im Wohnzimmer Platz gefunden – Großvater wurde, brach für ihn alles zusammen; das Enkelchen war ein mongoloides Kind, so sagte man damals. »So was«, raunte man in der Familie, »sollte eigentlich nicht am Leben bleiben.« Wir Kinder wollten dieses Wesen natürlich unbedingt sehen; unser Interesse war getrieben von einer Mischung aus Schauder und Neugier. Bei Kaffee und Kuchen, beim Familienplausch anlässlich der nicht abreißenden Serien von Geburtstagsfeiern fragte man sich, warum »es« Onkel Karl getroffen habe. Mancher meinte, die Hand Gottes darin zu sehen, aber beliebter war die Rede vom »Schicksalsschlag«.

Wenn ich mich recht erinnere, dann galt das Mitleid, wenn denn da so etwas war, dem schwer getroffenen Großvater, weniger dem Kind, vielleicht noch restweise der Mutter.

Dem Schwachen wurden, wenn ich mich richtig erinnere, nicht viele Gefühle entgegengebracht. Teils griffen da immer noch nationalsozialistische Phrasen, teils sprach da eine kleinbürgerlich-familiale Ideologie, in der über »oben« und »unten« nicht viel diskutiert werden musste. Waisenkinder kamen ins Waisenhaus, Verrückte in die Irrenanstalt, Kranke ins Krankenhaus – und das war's. Der große Dienstleistungsbereich, der heute vor allem für alte Menschen alle möglichen ambulanten und stationären Einrichtungen bietet, existierte noch nicht. Ins Haus kam allenfalls die Gemeindeschwester, verband Wunden und sprach ein Gebet. Wenn ich mir meine Großeltern im Angesicht der heutigen Angebotspalette für Senioren vorstelle, wird der drastische Wandel deutlich. Mein Großvater, der ein bisschen aussah wie Kaiser Wilhelm I., beim Seniorentanz? Undenkbar. Meine Großmutter in der Seniorenmalgruppe oder mit einem Gymnastikball? Sie hätte solch ein Angebot als Kriegserklärung aufgefasst. Es hätte sich mit ihrer vermutlich vagen Idee von der Würde des Alters eindeutig nicht vertragen.

Wenn man sich vor Augen führt, wie vielfältig heute das stationäre und ambulante Angebot ist, wie viele Konzepte und Dienstleistungen allein den Alten gelten, sieht man sich einem dramatischen Wandel gegenüber: Millionen Menschen leben von der pflegerischen und medizinischen Versorgung der Alten, sie forschen, therapieren, rehabilitieren, tanzen, schwimmen, massieren, turnen, singen, malen mit den Alten.

Das hat natürlich einerseits seinen Grund in der großen Zahl der Alten, die mit uns leben, aber man könnte auch eine gigantische, vielleicht verzweifelte Anstrengung darin sehen, den verlorenen Zusammenhalt der Gesellschaft wiederherzustellen. Alles, was selbstverständlich war, ist verloren; deshalb steht die 82-jährige Gertraud S. nun im Schwimmbecken, macht die Übungen der Wassertherapeutin nach oder klopft auf das Xylophon oder müht sich mit Malstiften. Ich möchte das Kohäsionsindustrie nennen: In einer umfassenden Anstrengung versuchen Aktive und Passive, Versorger und Versorgte, »Gesellschaft« wieder zu erfinden.

Es geht aber nicht darum, die alten Zeiten zu vergolden oder sie zurückzuholen. Es geht vielmehr darum, an die Unterschiede zu erinnern. Es war das »Zeitalter des Brotes«, in dem die Menschen lebten.[212] Die Notwendigkeiten des Lebens und des Überlebens standen im Vordergrund, mit denen kämpften die Menschen, auch die Alten. Unsere Gesellschaft hat sich in eine konsumistische verwandelt, und so ist für die Alten aus dem Zeitalter des Brotes ein Zeitalter der Dienstleistungen geworden.

Mein Großvater lebte nach dem Ende des Krieges in einer Einrichtung, die man als eine Vorstufe des Altenheims betrachten konnte. Ein kahles Zimmer, ein Ofen, ein Bett, ein Stuhl. Dunkel. Eine Toilette auf dem Gang. Ich brachte ihm in einem Soldatenblechgeschirr das Essen, das meine Mutter für ihn gekocht hatte. Sie hatte von ihm Verachtung und Demütigung erfahren, aber die Verpflichtung, ihn zu versorgen, stand für sie nicht zur Debatte. Seine Wohnung war durch Bomben zerstört, sein Vermögen und sein Geschäft waren verloren; der einzige ambulante Pflegedienst, den es gab, war ich.

Was unterscheidet diese vergangenen Zeiten von den unseren?

Ich denke, es ist die Blickrichtung. Es ging in dieser Nachkriegszeit ums Überleben, noch lange nicht um das gute Leben. Die Familie musste wieder zusammengesammelt werden – Flucht, Vertreibung, Gefangenschaft hatten die Menschen auseinandergerissen. Das Dach über dem Kopf musste rekonstruiert, der Hunger bewältigt, der kalte Winter überstanden werden. Die Nachbarn hatten Fische in der Badewanne, denn der Mann war Kapitän auf einem Kutter. Die Frau mit dem unehelichen Kind im Haus tat sich schwer gegenüber den Familienmüttern. Fräulein Linse, die alte Jungfer im zweiten Stock, hatte ebenfalls keinen leichten Stand, denn »sie hatte keinen abbekommen«. Sie versuchte, sich beliebt zu machen: Da sie als Fürsorgerin über Lebertran verfügte, fütterte sie die Kinder löffelweise damit. Das sollte die kränklichen, mageren Kinder stärken. Dass diese Lebertranprozedur bei den Kindern nur Grauen auslöste und Fräulein Linse keineswegs beliebt war, wird ihr egal gewesen sein.

Das soziale Geflecht in diesen frühen Nachkriegszeiten – so kommt es mir vor – war pragmatisch, von Klatsch, Missgunst und gelegentlicher Hilfsbereitschaft gekennzeichnet. Man beklagte, dass die Solidarität und Nachbarschaftshilfe der Bombennächte, die man gemeinsam im Kohlenkeller verbracht hatte, verschwunden waren. Eine Zeitlang zog man noch mit Wäschekörben, die Kuchen und Kaffeegeschirr enthielten, in den Keller, um sich dort an die durchstandenen Schreckenszeiten zu erinnern, zu feiern und das intensive Gemeinschaftsgefühl wiederzuerwecken. Doch das verebbte alles schnell. Differenzen traten in den Vordergrund: das neue Kleid, die neuen Töpfe, das Sonntagsgeschirr.

Ich beschreibe das, weil ich da einen tiefen Wandel der Gefühlswelt zu sehen meine. Nicht nur, dass heute die Beinlosen im Rollstuhl sitzen und mit abgesenkten Bürgersteigen rechnen können. Wenn ich Menschen treffe, die als Angehörige oder als professionell Pflegende mit dementen Menschen umgehen, dann ist ihnen fast immer ein deutlicher Wille anzumerken, sich in die Welt der Betroffenen hineinzuversetzen, ihre Lebensumstände gut zu gestalten, alles, was möglich ist, für sie zu tun. Dass das nicht immer gelingt, ist unübersehbar. Davon zeugen Berichte von überflüssigen Fixierungen, Vernachlässigungen usw.

Allerdings ist der gesellschaftliche Konsens gegenüber der Nachkriegszeit ein ganz anderer geworden. Über Behinderte, über Menschen mit Demenz, wird viel nachgedacht und geredet. Die Zahl der Forschungsprojekte, der Publikationen, der Fachgesellschaften, der Initiativen und Anstöße ist groß. Das ist beruhigend, weil es einen deutlichen kulturellen Unterschied zu Zeiten markiert, in denen Versehrte keinerlei Zuwendung oder Hilfe erfuhren oder gar zur Vernichtung freigegeben wurden. Doch manchmal frage ich mich, ob da auch etwas umschlagen könnte. Ob diese Aufmerksamkeit auch plötzlich eine aggressive Wendung erfahren könnte.

Opa Krückstock und Tante Hulda waren damals einfach da und führten Randexistenzen. Opa Krückstock war ein alter Mann in unserer Straße, der mit seinem Stock unterwegs war und ein Bein hinter sich herzog. Wer den Krieg zwischen ihm und den Kindern angefangen hatte, weiß ich nicht. Aber er schlug mit der Krücke, die niemand »Gehhilfe« nannte, nach den Kindern, die ihn ihrerseits aus sicherer Entfernung hänselten.

Ich erinnere mich an Tante Hulda (der Name der alttestamentlichen Prophetin Hulda hat möglicherweise die Bedeutung »Lebensdauer«). Sie lebte auf Nordstrand, einer der nordfriesischen Inseln. Ich bin ihr 1943 begegnet, als ich – damals ein kleiner vierjähriger Junge – aus Hamburg auf den Hof von Hein Pahl gebracht wurde. Auf der Flucht vor den Bomben, die auf Hamburg fielen. Ein großer Hof, eine große Familie. Es gab da zugleich eine Mühle und eine Bäckerei. Aus der Backstube reichte man mir manchmal ein noch warmes Brötchen heraus, an dessen weißbraune Frische und betörenden Duft ich mich bis heute gern erinnere. Dazu der Duft des Heus, flatternde Hühner, aggressive Gänse, die ihre langen Hälse drohend und schimpfend nach mir ausstreckten. Tante Hulda war tüttelig. Mit einem gewissen Augenzwinkern wurde uns ihre Sonderlichkeit erläutert, und unausgesprochen waren wir Kinder zur Nachsicht aufgefordert. Ich weiß nicht, wie es zu der Ansicht kam oder wer sie aufbrachte – aber unter den Kindern war die Ursache für Huldas Tütteligkeit klar: Es war ihr – so wurde erzählt – eine Fliege ins Ohr gekrochen, hatte es bis ins Innere des Kopfes geschafft und surrte und summte nun dort herum. Die Folge war dieses Durcheinander, durch das sie sich auszeichnete. Sie trug ein Kopftuch und ein braunrotes Kleid, das Gesicht war vom Wetter gegerbt – und ich erinnere mich, dass sie ein flatterndes, keifendes Huhn, das zum Schlachten vorgesehen war, in einen Holzkasten sperrte. Mir, dem Stadtkind, erschien das ziemlich grausam, und zusammen mit der Vorstellung von der Fliege im Kopf steht Tante Hulda auch nach so vielen Jahrzehnten recht lebendig vor meinem inneren Auge. Ich vermute, dass sie heute mit einer Alzheimerdiagnose leben, ihre Tage vielleicht in einem Heim verbringen, durch den zum Heim gehörenden Demenzgarten schlurfen und sehr selten Besuch von ihrer Familie bekommen würde. Die Frequenz der Besuche würde vielleicht von einem gewissen routinierten Interesse der Nichten und Neffen an ihrer Rente gesteuert sein.

In meiner Erinnerung kam Tante Hulda die Rolle einer geduldeten Nebenperson zu, der solche Pflichten abverlangt wurden, die sie auch erfüllen konnte. Sie war zwar ein Stück weit aus dem Alltag herausgefallen, aber da, wo ihr Leben mit dem Alltag noch verknüpft war, da ging alles weiter wie gewohnt. Niemand wäre auf die Idee verfallen, sie einer medizinischen Diagnose zuzuführen oder therapeutische Konzepte auf sie anzuwenden, ihr irgendwelche Medikamente zu verabreichen oder sie irgendeiner Institution zu übergeben. Sie war ein Teil des Alltags, der sich in der Mühle und auf dem Bauernhof so abspielte wie seit Urzeiten. Ich würde gern wissen, wie es mit ihr weitergegangen ist. Hat sie schließlich eine Art Gnadenbrot bekommen? Wahrscheinlich hat sie sich irgendwann zum Sterben niedergelegt, damit »ihr Herrgott sie zu sich holen konnte«. Sie ist in keine Demenzstatistik eingegangen, es wurden keine ärztlichen Aufwendungen für sie gemacht, und von irgendwelchen Pflegegeldern ist natürlich auch nicht die Rede gewesen. Ist ihr da etwas entgangen? Man hat sie in Ruhe gelassen; sie hat getan, was sie konnte, und es wurde von ihr erwartet, dass sie tut, was sie kann. Heute hätte sie – wie gesagt – wahrscheinlich eine Alzheimerdiagnose, würde Tabletten mit vielen Nebenwirkungen einnehmen, deshalb schon am Morgen müde am Frühstückstisch im Pflegeheim sitzen und nachmittags zur Musiktherapie abgeholt werden. Wahrscheinlich wäre sie Pflegestufe 0. Tante Huldas Welt ist unwiederbringlich verschwunden.

Jeder weiß, dass wir in diese bäuerliche großfamiliale Welt nicht zurückkehren können. Das ist auch gar nicht der Punkt, um den es geht. Doch der Blick zurück lässt Tante Hulda und ihre Sonderlichkeit, lässt ihre Demenz als einen Teil des Alltags erkennen. Das ist keineswegs idyllisch. Man kann sich Gewalt und Misshandlung in solchem Kontext durchaus vorstellen – und es hat sie auch gegeben. Wichtig ist jedoch: Tante Hulda und ihre »Demenz« waren ein Teil des normalen, schwierigen, manchmal harten ländlichen Alltags. Und sonst nichts. Heute ist um dieses Phänomen eine ganze Batterie von Diagnosen, Maßnahmen, Therapien, Dienstleistungen aufgebaut. Was ist da eigentlich passiert?

Natürlich gibt es mehr Demenz, unter anderem auch, weil es mehr Hochaltrigkeit gibt. Aber es hat sich eben auch eine Geschichte abgespielt, die den Menschen mit Demenz den Alltag entzogen hat. Tante Hulda konnte das Huhn, das geschlachtet werden sollte, *greifen.* Sie konnte, weil es viel für die Hände zu tun gab, die Gesellschaft, ihre Lebenswelt *begreifen.* Für die Alten war die Welt begreifbar, weil sie ihre Hände zum Sockenstopfen, Kartoffelschälen, Stricken oder Jäten brauchen konnten. Die radikal digitalisierte Welt drückt uns die Fernbedienung in die Hand, das Handy. Begreifbar ist diese Welt für die Älteren immer weniger. Vielleicht sind sie deshalb so irritiert?

# Demenz und Kommune: Wider die Evakuierung des Alters

»Wir leben in einer Gesellschaft, in der Alter und Krankheit evakuiert sind ... Früher haben der Tod und die Krankheit in der Familie stattgefunden. Das ist nicht mehr so.«

*Michael Haneke in einem Interview zu seinem Film »Liebe«*[213]

Schwimmen zwei junge Fische des Weges und treffen zufällig einen älteren Fisch, der in die Gegenrichtung unterwegs ist. Er nickt ihnen zu und sagt: »Morgen, Jungs. Wie ist das Wasser?« Die zwei jungen Fische schwimmen eine Weile weiter, und schließlich wirft der eine dem anderen einen Blick zu und sagt: »Was zum Teufel ist Wasser?«

Die Geschichte hat der jung verstorbene amerikanische Schriftsteller David Foster Wallace 2005 vor Absolventen des Kenyon College in den USA erzählt.[214]

Ich bin nicht der weise alte Fisch, erklärte er in der Vorlesung. Die Pointe der Fischgeschichte liege vielmehr darin: Die offensichtlichsten, allgegenwärtigsten und wichtigsten Tatsachen sind oft die, die am schwersten zu erkennen und zu diskutieren sind.

Im Blick auf das Thema Demenz trifft das mit besonderer Schärfe zu. Es scheint so, als gäbe es als Antwort auf die Demenzthematik nur die Optimierung der professionellen Versorgung. Tatsächlich müssen wir in eine Gegenrichtung schwimmen und werden uns dann vielleicht auch der Fraglichkeit des Selbstverständlichen bewusst.

»Die Industrie versucht uns einzureden, dass wir das Problem (der Demenz, R. G.) lösen können, wenn wir erst die passenden Medikamente haben«, sagt der Psychiater Alexander Kurz von der TU München. »Aber damit haben wir gar nichts gelöst. Nur Pillen helfen nicht.«[215] Warum wird das Altern des Gehirns ganz selbstverständlich als Krankheit definiert? Weil daraus die gesellschaftliche Marginalisierung des Phänomens gerechtfertigt werden kann; es gehört dann ganz selbstverständlich in das Ghetto der medizinischen und pflegerischen Versorgung.

Eine ältere Frau steht mit ihrem Mann an der Kasse des Supermarktes. Er packt alles wieder aus, was die Frau gerade in den Wagen gelegt hat. Der Vorgang wiederholt sich. Die Anspannung der Frau ist spürbar; sie versucht, geduldig zu bleiben. Sie packt ein, er packt aus. Das schon geöffnete Portemonnaie wird wieder zugeklappt. Die Verkäuferin schaut zu. Die Schlange vor der Kasse wächst. Alle starren. Schließlich sagt die Verkäuferin: »Nehmen Sie die Sachen, gehen Sie zum Auto, packen Sie die Sachen ins Auto, setzen Sie Ihren Mann ins Auto und kommen Sie wieder und bezahlen Sie dann.«

Wer kennt nicht diesen Stress an der Kasse? Man hat seine Einkäufe noch nicht verstaut, da rutschen schon die Waren des nächsten Kunden heran. Man schaut intensiv hinunter auf die noch nicht eingepackten eigenen Waren, um das ungeduldige Scharren und die mitunter giftigen Blicke der Wartenden nicht wahrnehmen zu müssen.

Und dann diese Verkäuferin, die den Druck aus der Situation herausnimmt! Im Umgang mit der Demenz kommt es darauf an, die Augen nicht zu verschließen und den Regelverstoß zu wagen. Die Verkäuferin riskiert etwas, aber sie rettet die Situation. Sie holt für einen Augenblick unter dem Ladentisch ein Päckchen Wärme hervor, teilt sie aus und trägt so zur Entspannung bei. Die Menschen mit Demenz streuen Sand ins Getriebe des Alltags. Wo sie sind, gerät der Betrieb ins Stottern. Konsequenz: Entweder man zieht die

Dementen aus dem Betrieb und lässt sie in Heimen, Tagesstätten, Wohngemeinschaften etc. verschwinden, oder man lässt sich von ihnen ins Stocken bringen und erfährt etwas über den uns selbstverständlich gewordenen Alltag, der automatisiert, hektisch, beschleunigt und verregelt ist. Die Menschen mit Demenz sind Anlass zur Irritation. Ob es der Geldautomat oder die Supermarktkasse ist, die Schnellstraße oder das Fast-Food-Restaurant, die Dementen fügen sich nicht. Sie sind nicht eingespielt und lassen sich nicht einpassen.

Unser Alltag ist für sie ein Irrgarten. Diese Welt ist inzwischen so angelegt, dass ihre Schwächen immer drastischer auffallen und immer unbarmherziger ausgeleuchtet werden. Nicht die Menschen mit Demenz entfernen sich von uns, sondern wir entfernen uns immer weiter von ihnen.

Gegenwärtig sind unsere Wohnorte – sei es auf dem Land, sei es in der Stadt, sei es in einer Metropole – von zunehmend kühler Abweisung gegenüber Menschen mit Demenz gekennzeichnet. Das Leben in ihnen wird immer schwieriger, weil der Alltag digitalisiert ist (vom Fahrkartenautomaten bis zum automatisierten Bankgeschäft), weil die Nachbarschaften anonymisiert und distanziert sind, weil die Städte immer weniger für Bürgerinnen und Bürger da sind und immer mehr für den Event, den Konsum, die Bespielung und Bespaßung. Unsere Lebensräume werden zunehmend von Vergeldlichung getränkt. Die sozialen Ränder, die kulturellen Nischen, in denen sich ein anderes Leben gegen vielfältige Einschränkungen behaupten konnte, werden ausgefegt und bereinigt. Wo es noch lebendige Viertel gibt, da werden sie gentrifiziert, von einer selbst bedrohten Mittelschicht heimgesucht, die dann mit ihrem Geld diejenigen vertreibt, die bis dahin ein schwieriges, aber *selbst-verständliches* Leben realisiert haben. Am Horizont dämmert schon eine Stadt, in der die Reichen ihre Villen hinter Stacheldraht und Videoanlagen schützen, inkludiert in ihre selbstgebauten Gefängnisse, während für die Armen der Plattenbau in modernisierter Form zum (sterilisierten) Lebensraum wird. Auch viele der neuen Einfamilienhaussiedlungen sind ja sterile Orte, betongewordene Projekte, in denen Familien in finanziell fragilen Verhältnissen überleben. Sozialität und Nachbarschaftlichkeit sind nur gegen die architektonische Stoßrichtung dieser Einfamilienweiden denkbar. Diese Siedlungen wirken wie in Reihen aufgestellte Container, die städtisches Leben vortäuschen, aber nicht erlauben. Ihre äußere Unterschiedlichkeit verweist auf die Auswahl, die man im italienischen Restaurant zwischen fünfzehn Pizzas hat: Man kann sie mit Salami oder Thunfisch belegen lassen, es bleibt doch der gleiche Teig. Der private Wahnsinn, der sich in falschen Klinkern, Plastik-Erkern und Betonkübeln manifestiert, bereitet den Weg in die Demenz der Gesellschaft und des Individuums. Diese Orte der Unterbringung erinnern an nichts, sind nicht gebaut, sondern »grundlos« wie Legosteine aus Fertigteilen zusammengefügt. Das falsche Fachwerk, der alpine Balkon, die italienisierende Terrasse, der sterilisierte Vorgarten – Ausdrucksformen einer Lebenswelt, die den Boden unter den Füßen verloren hat, reif, wie gesagt, für die Demenz, die hier architektonisch vorbereitet wird. Wer wollte sich wundern, dass aus solchen Wohnformen Depressionen, Burn-out, ADHS und Demenz hervorquellen? Das wird dann alles in die ärztliche Diagnostik getragen und ghettoisiert, damit kann die Frage nach den Quellen der Störungen systematisch und verbissen ausgeblendet werden.

»Die neoliberale Stadt will attraktiv für Personen, Firmen und Institutionen sein, die vom Neoliberalismus profitieren, und sie will … dieses ›Humankapital‹ binden.«[216] Die Stadt wird zur »Marke«, die mit einer sozialen, kommunikativen Praxis gar nicht mehr korrespondieren muss. Das führt dazu, dass diese störenden Menschen mit Demenz wie Mitesser ausgedrückt werden – ab hinter die Mauern der Familie oder Pflegeeinrichtung! Das gehobene Freizeitangebot, die angebliche »Lebendigkeit« (die sich vor allem im Fußgängerstrom zwischen Geschäften findet), gibt der Stadt ein »Flair«, auf das man immer wieder hereinzufallen geneigt ist. »Die Politik investiert in Kunst und Kultur«, schreibt Georg Seeßlen, »wie in eine Wurst, mit der man nach einer Speckseite wirft.« Auch weil geglaubt wird, dass eine kulturell attraktive Stadt geradezu notwendig eine ökonomisch erfolgreiche sein werde. Diese geförderte Kunst muss schon deshalb misstrauisch machen, weil sie im Kern den ökonomischen Erfolg der Beteiligten feiert: superteure Stars in der E- und der U-Kategorie, die zu Eintrittspreisen führen, die ausschließenden Charakter haben. Das alles will auf eine Gesellschaft hinaus, in der sich die neuen Oligarchen, das heißt die immer reicher werdende Minderheit, verbarrikadieren, von Zeit und Zeit ihre künstlerischen und kulinarischen Außenanlagen aufsuchen, während die Prekären in ihren rauhfasertapezierten Betonzellen DSDS ansehen, um den Frust über Hartz IV zu vergessen. Dazu gehören dann Bürgermeister und Sozialdezernenten, die ihre hochverschuldeten Städte und Kommunen verwalten und desto pathetischer über Inklusion reden, je kleiner ihre Handlungsspielräume werden. Immer häufiger aufflammende Proteste der Bürger lassen glücklicherweise ahnen, dass die sich in die Vergeldlichung und »Modernisierung« ihrer Lebensräume nicht widerspruchslos fügen wollen. Bahnhöfe, die Milliarden kosten, Start- und Landebahnen, die ihren Alltag schwer beeinträchtigen, Windparks, welche die Landschaft verspargeln: Man wundert sich, dass nicht viel mehr Leute verrückt werden, als es jetzt schon sind.

Die Richtung, in der Stadtentwicklung heute stattfindet, muss erschrecken. Sie lässt zu, dass soziale Bindungen systematisch zerstört werden, sie macht das Überleben für Menschen, die nicht zu den Erfolgreichen gehören, immer schwerer. Während sich die Stadt als behindertengerecht aufputzt und Bürgersteige absenkt, finden sich die Menschen immer mehr in Lebenswelten vor, die in der Tendenz gerade noch zwei Lebensformen vorsehen: die Singlewohnung oder die Anstalt. Die Städte, die nur noch schadstoffarme Autos hereinlassen, schieben in gleichem Maße die beschädigten Menschen ab, um sie professionell vom Pflegeheim bis zur Psychiatrie versorgen zu lassen.

Der Gedanke an ein gemeinsames, städtisches, nachbarschaftliches Leben ist verabschiedet. Statt den kommunalen Alltag zu sanieren, liefern sich Städte heute in einem globalen Wettbewerb Schlachten um die größten, höchsten und schrägsten Gebäude – und werden dabei allergisch gegen Menschen mit Demenz.

Ein Beispiel: »The Shard«, die Glasscherbe. Das Megagebäude in London (310 Meter hoch, 72 Stockwerke) setzt nicht die Tradition fort, architektonisch Außerordentliches zum Stadtbild hinzuzufügen, sondern es frönt dem Triumphalismus der Erbauer, mit der die alte Stadt unterworfen werden soll. Der Neoliberalismus ist erinnerungsfeindlich, will Tabula rasa. Er ist in jeder Hinsicht demenzfördernd. Den Bewohnern wird die Erinnerung ausgetrieben, und wenn sie dann dement geworden sind, dann stolpern sie durch die leeren Räume, die zwischen den geldwerten Immobilien entstehen. Der »Immobilienentwickler« Irvine Sellar trompetet, sein Hochhaus, »The Shard«, werde London für Jahrhunderte verändern – es ist der Größenwahn, der auf Vergangenes und Gegenwärtiges keine Rücksicht mehr nehmen will.[217] Die Stadt soll so erinnerungslos sein wie ihre Bürgerinnen und Bürger. Der Shoppingkonzern ECE baut in Deutschland ein Einkaufszentrum nach dem anderen, Oberbürgermeister klatschen Beifall, die ohnehin schon öden Fußgängerzonen schrumpfen dort, wo die Malls entstehen, auf eine Aneinanderreihung von Billiganbietern jedweder Couleur. Der Vorstandsvorsitzende des ECE-Konzerns ist zugleich Kuratoriumsvorsitzender der Stiftung Lebendige Stadt.[218] Lebendig? Das Einzige, was da lebt, ist der Krieg der Marken, der die Bürger nicht mehr als Subjekte, sondern als Abnehmer braucht. »The Shard« erfüllt zwei Funktionen: Paradies für die Oligarchie (Panoramablick im 52. Stockwerk, Luxushotel, Restaurants, Bars …) und Attraktion für den Massentourismus. Die Stadt liegt ermattet zu Füßen, sterilisiert und leblos wie eine Googlemaps-Karte – so Georg Seeßlen.

Dies alles sind Entwicklungen, die den Common Sense, die kommunale »Gemeinheit« vernichten. In unseren Städten kann man die planerische und architektonische Verwirklichung der Rücksichtslosigkeit beobachten, den Triumph der Vereinzelung und der Zusammenhanglosigkeit. In Zeiten vor dem Neoliberalismus hat es zweifellos auch brutale Eingriffe gegeben, aber dabei ging es dennoch darum, neue zusammenhängende Räume zum Leben, Arbeiten und Wirtschaften zu schaffen. »Das geheime Ziel vieler Gebäude scheint darin zu bestehen, den Raum zwischeneinander zu leeren, von Menschen, am Ende gar von Luft. Die neoliberale Bauweise in diesem Stadium richtet sich nach innen; dass das Gebäude immer weitgreifender autonom, überlebens- und entwicklungsfähig ist, wird mit der Entlebendigung des Umfelds bezahlt. Diese Türme bewachen nicht mehr die Stadt, sie bewachen vielmehr die Insassen gegen die Stadt.«[219]

Die Dementen sind die avantgardistische Bewohnerschaft solcher Sozialwüsten. Sie leben das vor, was allen blüht: das desorientierte Herumstolpern in den Trümmern des städtischen Lebens. Die heutige Entwicklung der Städte macht deutlich, dass der Gedanke aufgegeben wurde, schöne Städte zu bauen oder sie zu erhalten. Wohin man schaut: Tempel für den Kommerz – und die Stadt wird bestimmt von ökonomischen Oligarchen, die sinnentleert darum konkurrieren, sich gegenseitig zu überbieten. Die neu erbauten Kulturtempel und die Umwandlung von Industrieanlagen in Museen können der überschuldeten Kommune kein neues Leben einhauchen, das der Rede wert wäre. Der ökonomisch-babylonische Superbau, das ästhetisch geadelte Kulturmonument und die ausufernde Privatvilla sind nicht nur die Wahrzeichen einer neuen Geldherrschaft, sondern sie sind die Paukenschläge, mit denen die zunehmende Vereinsamung der Menschen und die Zerstörung bürgerlichen Zusammenlebens übertönt werden sollen.[220]

Vor diesem Hintergrund kann man die beliebte Rede von der »Inklusion« mit viel gutem Willen als das Pfeifen des Kindes im Keller verstehen: Man singt das Lied von der Inklusion, weil man fürchtet, dass der Keller von allerlei Gespenstern bewohnt ist, die sich über die Inklusionsanwälte totlachen.

Auf der Tagesordnung steht die architektonische Konstruktion der Leere. Die Statistik belehrt uns schon lange darüber, dass die Zahl der allein wohnenden Menschen kontinuierlich zunimmt. Jetzt begreifen wir, dass die kommunale Entwicklung, das Bauen in der Stadt, diese Vereinsamung zum Ziel hat. An den Menschen mit Demenz kann man ablesen, was dabei herauskommt. Erkenntnis und Kritik der Gesellschaft waren einmal verbunden, aber jetzt wird über Gesellschaft gar nicht mehr geredet, sondern sie wird von der Inklusion beherrscht, die aus der Stadt ein System machen will. Das, was auf der Ebene der Kommunen geschieht, findet eine Entsprechung im Handeln der Individuen, die durch diese kalt gewordenen Städte stolpern auf der Suche nach sozialen Zusammenhängen, die sie zunehmend nur noch künstlich herstellen können.

Über einen neuen Gipfelpunkt solcher künstlicher Lebenswelt berichtet die New York Times. Es zeigt, wohin es geht und wie die postmodernen Entsprechungen aussehen:

Sie ist 38 Jahre alt, sie hat 18 ihrer Eier eingefroren. Sie sagt von sich, sie sei beruflich sehr erfolgreich. Eines Tages möchte sie Kinder haben. Wenn es irgendwann so weit ist, dann kann sie auf die eingefrorenen Eier zurückgreifen.

Sie sind so begierig auf Enkel, dass sie die Egg-Freezing Clinic bezahlen. So berichtete die New York Times am 14.5.2012. Die potenziellen Großeltern nämlich. »Jeder möchte ja die Erfahrung machen, Großmutter oder Großvater zu sein«, kommentiert die Mutter von Jennifer Hayes. Deswegen hat sie die Rechnung für das Einfrieren der Eier ihrer Tochter übernommen. Dr. William Schoolcraft, Leiter des Colorado Center for Reproductive Medicine, beobachtet, dass immer häufiger Frauen in Begleitung ihrer Eltern kommen, die die Kosten für das Einfrieren der Eier übernehmen – das sind ca. 8000 bis 18 000 Dollar. »Meine Eltern haben mir das geschenkt«, ist eine immer wieder zu hörende Formulierung. »My Egg Bank North America« versucht, emotionale Barrieren abzusenken, die dem Einfrieren entgegenstehen – in der Dienstleistungsbranche heißt so etwas ja wohl: ein niedrigschwelliges Angebot machen. Die Eier-Bank hat folgerichtig eine Marketingstrategie entwickelt, die den Prozess unter dem Label »ein Geschenk der Hoffnung« (gift of hope) anpreist – es gibt nämlich ein Geschenk-Zertifikat und einen silbernen »charm«-Armreif für die zahlenden Eltern (»recipients«). »Meine Mutter«, so Jennifer Hayes, ›sagte zu mir: Glaubst du etwa, dass wir das Geld lieber auf einem Bankkonto liegen lassen, statt eines Tages ein Enkelkind zu haben?« Eine andere Kundin spricht davon, dass sie seit der Einfrierentscheidung ruhiger geworden sei und sich nun weniger unter dem Druck sehe, das nächste Rendezvous unter dem Gesichtspunkt betrachten zu müssen, ob sie da auf »daddy material« treffe auf eine männliche Ressource. Eine andere Frau kommentiert: Angesichts der Tatsache, dass ihre Eltern 5000 Dollar von den 7600 bezahlt haben, habe sie das Ganze nicht als eine so erschreckende Investition empfunden (»scary investment«).[221]

Man kann die Angst der Frauen erahnen und respektieren, die unter dem Druck und der Leidenschaft für eine Karriere Familiengründung und Kinderkriegen verschieben und verschieben. Erschrecken aber muss die Einbettung des Vorgangs in die Kategorien einer radikal ökonomisierten Gesellschaft. Es ist eben eine Eier-Bank (»My Egg Bank«), es wird gesprochen vom »Investment«, man bekommt ein Bank-Zertifikat, und bei eggsurance.com kann man sich über das Thema versicherte Fruchtbarkeit informieren. Der Banken-, Investment- und Versicherungskomplex greift sich unter Ausnutzung von Ängsten das werdende Leben.

Interessant ist die Rolle der potenziellen Großeltern, die das Projekt als Sponsoren unterstützen. Früher war es das erste Auto oder die Ausbildung, jetzt sind es die noch nicht geborenen tiefgefrorenen Enkel.

Hat das was mit dem Thema Demenz zu tun?

Ja. Das ganze Leben, speziell der Anfang und das Ende geraten unter das Diktat der Planung. Die Kinder kommen nicht mehr, sie werden geplant. Das Alter kommt nicht mehr, sondern es wird zur Planungsaufgabe. Die früher vorgezeichneten Wege in das Alter – das Altenteil auf dem Hof zum Beispiel – sind weitgehend verschwunden. Mancher geht darum in vorauseilendem Gehorsam ins Heim oder ins betreute Wohnen. Wann – so fragte sich ein guter Bekannter kürzlich – werde ich das große Haus und den Garten nicht mehr bewältigen können? Muss ich dann in eine kleine Wohnung ziehen und Dienstleistungen in Anspruch nehmen? Ernste Fragen. Die Frage kann ja nur entstehen, weil die alten Lebensmuster ausradiert sind, weil es keine Ewigkeitshoffnung mehr gibt, weil die Gesellschaft, in der wir leben, leergeräumt ist von allem, was Orientierung oder Halt geben könnte. »Wenn ich diesen Ort nicht mehr stiften kann, muss ich stiften gehen«, sagte dieser gute Bekannte.

Nur wenn es gelingt, die von Kälte und Einsamkeit durchsetzte Gesellschaft wieder zu erwärmen, gibt es eine Chance für die Menschen mit Demenz (und natürlich nicht nur für die). Die Postmoderne glaubt indessen an Unveränderlichkeit, hat sich von Visionen und Zukunftshoffnungen verabschiedet; außer technischen Innovationen und Sozialmanagement ist da nichts vorgesehen. Die Verlierer sind Verlierer und sollen da bleiben, wo sie sind. An der neuen Apartheid soll nicht gerüttelt werden.[222]

Vilém Flusser hat schon vor einer Reihe von Jahren richtig diagnostiziert: Wir reden immer mehr vom *Wie* und immer weniger vom *Wozu.*[223] Das betrifft auch und besonders den Umgang mit dementen Menschen. Um es ganz einfach zu sagen: Je unwohnlicher unsere Kommunen für diese Menschen werden, desto mehr muss vom *Wie* der Versorgung geredet werden. Wir sind einer Expertenkultur ausgeliefert, die sich selbst legitimiert und alles andere als Unkraut definiert und zu vernichten gewillt ist.

Im Mittelalter gab es die sogenannten Narrenschiffe, auf die die Verrückten aller Art verbracht wurden, um sie so außer Landes zu schaffen. Etwas versteckter, aber in der Sache unzweideutig, haben wir diese Tradition fortgesetzt. Die Rede von der Inklusion, die sich modischer Beliebtheit erfreut, ist eine Machervokabel. Sie will die Narrenschiffe in den Heimathafen zurückholen, aber sie will den Hafen nicht zu einem Ort umbauen, an dem man leben kann.

Ich plädiere stattdessen für eine neue Gastfreundschaft im Umgang mit den demenziell veränderten Menschen. Die Gastfreundschaft ist in ihren Ursprüngen dadurch gekennzeichnet, dass sie die Unterschiedlichkeit respektiert und nicht verwischt. Das geht so weit, dass auch der Feind – lat. hospis – Gast sein kann und keine Aggression zu befürchten hat, solange er Gast ist. Das erhält sich bis in den Begriff der »hospitality« und auch in den des Hospizes. Wir leben in einer Zeit, in der Unterschiedlichkeit eher als bedrohlich wahrgenommen wird, deswegen ist es auch schwierig mit der Gastfreundschaft. Die Menschen mit Demenz könnten uns bei einer Wiedererfindung der Gastfreundschaft behilflich sein.

Ich erinnere an das schöne »Nein danke!«, das in der Anti-AKW-Bewegung geprägt wurde. Das ist immer noch ein knackiges Wort. Inklusion in eine Gesellschaft, in der immer mehr Leute unter psychischen Störungen leiden? In der immer mehr Ritalin in Kinder geschüttet wird? In der der Unterschied zwischen Reich und Arm immer schneller wächst? In der ein exzessiver Konsum und Ressourcenverbrauch munter zum Ruin des Planeten beiträgt? In der das Gesundheitssystem immer radikaler zwischen denen unterscheidet, die eine Leistung bezahlen können, und denen, die das nicht können? Nein danke!

Der französische Soziologe Jean Baudrillard hat die Gesellschaft, in der wir leben, als eine tote beschrieben, in der Stumpfsinn und fröhliche Verblödung herrschen.[224] Ist da vielleicht etwas dran? Inklusion wäre dann der Versuch, alle in die Grube zu ziehen, in der man selber schon ist, alle in denselben Verblendungszusammenhang zu zerren. Unsere Gesellschaft hat die Erinnerung an die Möglichkeit der Kritik verloren, sie ist damit vor allem eines: Sie ist dement. Und sie muss deshalb wahrscheinlich mit Vehemenz die Demenz an anderen zählen, dramatisieren, identifizieren und einkreisen. Dazu ist das Instrument der Inklusion viel zeitgemäßer als die Schlangengrube.

Der Begriff »Inklusion« verdankt sich nicht nur einer entpolitisierten Betrachtungsweise – einer Mittelschicht-

Soziologie, die gar nicht bemerkt, dass ihr der Mittelschichtboden gerade unter den Füßen weggezogen wird, sondern Inklusion will meines Erachtens ausdrücklich den Begriff der Gesellschaft durch den des Systems ablösen. Die Systemidee hat ja den Begriff der Gesellschaft längst erfolgreich liquidiert. Der Begriff Inklusion ist das ideale Vernebelungsinstrument, mit der die zunehmenden Disparitäten verkleistert werden sollen, es ist das zeitgemäße neoliberale Konzept, das geeignet ist, den Bürgern und Bürgerinnen den Durchblick zu nehmen: Ihre Rechte auf Gleichheit, Freiheit, Brüderlichkeit werden ihnen genommen, und der Inklusionsbrei, mit dem sie gefüttert werden, soll sie daran hindern, eine kritische Analyse auch nur zu versuchen. Alle sollen in das gleiche Elend integriert werden, das ist der Sinn von Inklusion.

Dass es eine kritische Gesellschaftstheorie in den Sozialwissenschaften nicht mehr gibt, ist ein Trauerspiel, aber eine logische Folge dessen, was da heute getrieben wird – und bei wem sich die Sozialwissenschaften anbiedern. Aber es beunruhigt mich, dass sich der absichtlich unscharfe Inklusionsbegriff offenbar dazu eignet, eine gesellschaftliche Friedlichkeit vorzutäuschen, die Nachfragen abschütteln kann wie der Hund das Wasser, wenn er aus dem See steigt.

Ich reklamiere angesichts dessen, was da auf die Demenz zukommt, die ernste Geschichte von der Gastfreundschaft des Lot in Sodom und Gomorrha, die manche vielleicht noch kennen: Lot bringt den tobenden Nachbarn, die begierig die Herausgabe seiner Gäste verlangen, eher seine Familie zum Opfer, als dass er die Menschen preisgibt, die sein Gastrecht genießen. Wir werden schneller, als wir uns das vorstellen können, im Blick auf die Menschen mit Demenz vor solchen Fragen stehen. Erst einmal inkludieren und erfassen, dann bewirtschaften – das ist das heimliche Curriculum der Rede von Inklusion.

Der Inklusionsbegriff, der eine solche Karriere gemacht hat, ist geeignet, diese Möglichkeit zu verdecken. Ich begreife die Gesellschaft, in der wir leben, als eine Klaustrophobie auslösende, einschließende Gesamtlösung. Ich verstehe die Demenz als einen Akt, in dem sich offenbar eine große Zahl von Menschen dieser Klaustrophobie entzieht.

Damit ist natürlich keine von den Subjekten verantwortete Entscheidung zu verstehen, sondern der Zustand der Demenz demonstriert vielmehr ein Aufgeben, ein Burn-out, eine Erschöpfung, einen Akt der Entfernung: Sie besteigen das Narrenschiff. Werden die Menschen mit Demenz nur als Opfer beschrieben, wird ihnen auch ihre Würde genommen. Wer auf das Phänomen der Demenz mit Inklusion antwortet und nicht mit Gastfreundschaft, scheint mir in der Gefahr zu schweben, das Andere, das Fremde, das Nicht-Zugehörige zu übersehen.

Warum die Menschen mit Demenz dement sind, wissen wir nicht. Dass sie einen anderen Weg gehen, das ist unübersehbar. Die Menschen mit Demenz sind zunächst einmal nicht zugehörig zu unserem Alltag. Sie sind Fremde im beschleunigten, individualitätsbesessenen Alltag der Moderne. Das macht sie so wichtig und so schwierig. Sie sind de facto unsere Aussätzigen. Die Gesellschaft verschwindet, das System tritt an die Stelle. Systeme können ein Außen nicht ertragen, sie verschlingen alles, verdauen es und sorgen so dafür, dass Unterschiedlichkeit vernichtet wird. Der italienische Philosoph Giorgio Agamben hat dafür den Begriff des planetarischen Kleinbürgertums geprägt, das alle erfasst und gleichmacht.[225] Das Instrument zur Durchsetzung dieser Egalität oder besser Gleichschaltung ist, so scheint es, die Idee der Inklusion. Der systemische Wahnsinn der Gegenwartsgesellschaft muss sich die Dementen vorknöpfen, um sie zu inkludieren, sonst könnten sie den Wahnsinn der Mehrheitsgesellschaft erkennbar machen. Also reden wir lieber von Gastfreundschaft, die nicht die Differenzen leugnet, sondern eine Tischgemeinschaft mit denen ermöglicht, die Andere, Fremde, Verstörende sind.

Die Weltgesundheitsorganisation WHO hat einen Bericht zur weltweiten Ausbreitung von Demenz veröffentlicht. Der Bericht liest sich wie ein Stück Kriegsberichterstattung. Ein Fanfarenstoß, ein Dokument, das getränkt ist von der Sprache der Mobilmachung.[226] Das passt zur neuen, zur postmodernen Stadt.

Dramatische Zahlen werden da vorgelegt – 66 Millionen Demenzkranke weltweit, von einer neuen Geißel der Menschheit ist die Rede, eine jährliche Zunahme der Zahlen wird angedroht. Auch die Demenz globalisiert sich offenbar – oder ist es nur der neue Blick, der alle Phänomene, darunter auch die Demenz, in planetarische Zusammenhänge stellt? Der blaue Planet wird aus einer Sicht, wie sie die WHO verbreitet, zu einem Ort, an dem eine Population von 7 oder 8 Milliarden Menschen bestimmten Risiken ausgesetzt ist. Mangelernährung oder Aids oder Demenz. Der einzelne Mensch wird dabei durch einen statistisch hergestellten Durchschnittsmenschen abgelöst, der zum Beispiel in die Population der Demenzkranken rutschen kann. Man muss befürchten, dass die nationalen Demenzpläne, die gefordert und gerade auf den Weg gebracht werden, lauter lokale Fanfarenstöße darstellen, bei dem die Truppen der sozialen Dienstleister in Stellung gebracht werden, statt die Kommune demenzfreundlich, für Menschen mit Demenz bewohnbar zu machen. Die Demenz ist der Feind, den es mit optimierter Versorgung zu bekämpfen gilt, und dazu muss die Dienstleistungsmaschinerie auf Hochtouren gebracht werden. Es ist ein schwer zu entwirrendes Knäuel, mit dem wir es da zu tun bekommen, denn die sozialen Dienstleistungen – so könnte man fast sagen – kommen daher mit den Waffen der Liebe. Sie haben die alten karitativen

Institutionen der Kirche beerbt, die selbst ihre Unschuld lange verloren haben – und tragen nun die Maske der Liebe. Sie beerben die Kirche ebenso wie die Kommune.

Die Demenz wird zum Trendsetter für eine Entwicklung, die unsere Gesellschaft in eine falsche Richtung treibt. Immer mehr Lebenstätigkeiten werden ja mit atemberaubender Geschwindigkeit in abgesonderten Institutionen organisiert:[227] Geburts- und Kinderkliniken, Kindergärten und Vorschulen, Schulen, Produktions- und Dienstleistungsunternehmen, Freizeit- und Hobbyeinrichtungen, Krankenhäuser, Wellness- und Gesundheitszentren, Gefängnisse, psychiatrische Einrichtungen, psychotherapeutische Beratungsstellen, Beerdigungsinstitute. Und im Alter ballt sich das Dienstleistungsangebot noch einmal: ambulante Pflegedienste; spezialisierte Pflegedienste für sterbende Klienten; Seniorensport und Seniorentanz; Altentagesstätten; betreutes Wohnen; Pflegeheime, Pflegeheime mit speziellen Abteilungen für Menschen mit Demenz; Demenzwohngruppen, ambulante Hospizdienste; stationäre Hospize; Sterbehilfeeinrichtungen wie Dignitas usw. Wir können uns schon keine Lebenswelt mehr vorstellen, in denen das Alter, besonders das hohe Alter, nicht mit Institutionen aller Art garniert ist.

Doch es ist im Grunde eine Eintagsfliege, ein Produkt der späten Industriegesellschaft. Die Institutionalisierung des Alters in stationärer oder ambulanter Form hat eine kurze Geschichte, die aber von durchschlagendem Erfolg geprägt ist. Sie ist angelegt auf die umfassende Einschließung, was in der gern gebrauchten Metapher »flächendeckend« unverhohlen zutage tritt. Das ist eine Metapher, die nicht zufällig auch eine militärische Konnotation besitzt.

Der Hintergrund für diese Entwicklung ist der allgemeine Trend, dem wir ausgeliefert sind und der die Kommunen für immer mehr Menschen zu unbewohnbaren Orten macht. Alltägliche Verrichtungen werden in institutionelle Angebote von Spezialisten umgewandelt. Es ist noch nicht einmal hundert Jahre her, dass der Alltag ganz anders aussah: Die Erzeugung von Lebensmitteln, das Bauen von Häusern, die Herstellung von Geräten, das Reparieren, das Heilen und Pflegen – das waren weitgehend in den Alltag der Familie und der Nachbarschaft eingebundene Tätigkeiten. Unsere Großeltern lebten wesentlich aus ihren Gärten, selbst Arbeitersiedlungen in den Städten boten oft diese Möglichkeit; Häuser im ländlichen Bereich wurden in Nachbarschaftshilfe gebaut; Krankenpflege und die Versorgung altersschwacher Menschen war Angelegenheit der Familie. Ich erinnere mich: Als ich als Kind Scharlach hatte, wurde das Wohnzimmer zum Krankenpflegezimmer; ich lag im Bett und wurde besonders bekocht. Bei Erkältungen wurde »geschwitzt«, es gab heiße Wickel um Brust und Beine, dicke Decken, unter denen man fast erstickte. Und als meine Großmutter einen Schlaganfall bekam, wurde sie ganz selbstverständlich in ihrem Bett bis zum Tod gepflegt. Zu meiner Kindheitserfahrung gehört es, dass zum Lebensende allenfalls ein einziger »Spezialist« hinzugezogen wurde: der Pfarrer oder Priester. Alle diese Tätigkeiten sind heute weitgehend durch institutionelle Angebote von beruflichen Spezialisten ersetzt, die nun gegen Bezahlung das tun, was früher gemeinschaftlich getan wurde.

»Der höchste Triumph der technokratischen Gesellschaft«, schreibt Lewis Mumford, »wäre die Integrierung aller menschlichen Tätigkeiten in ein autokratisches, monolithisches System. Das würde zu einer Lebensform führen, in der alle Funktionen, die sich nicht ins System eingliedern lassen, unterdrückt oder ausgemerzt wären.«[228]

John McKnight hat die Aufblähung des Dienstleistungssektors und den Ruin des subsistenten, eigenen Lebens als einen Prozess beschrieben, der vier Stufen umfasst. Und man kann sagen, dass dieser Aufbau sich an der Demenz mit besonderer Stringenz beobachten lässt:

1. Der Bedarf einer Klientengruppe wird offiziell festgestellt. Die Zielgruppe wird definiert als eine Menge von Menschen, denen geholfen werden muss, weil sie sich selbst nicht helfen können. In diesem Sinne sind die Menschen mit Demenz eine geradezu ideale Gruppe, die sich zur perfekten und umfassenden Klientelisierung anbietet.
2. Diese Klientengruppen werden im nächsten Schritt verwaltet bzw. behandelt. Die Fähigkeit, sich selbst zu helfen, wird schrittweise aberkannt bzw. unterminiert. Die Entscheidungsmacht, was zu tun und zu lassen ist, wird zugleich immer mehr bei Experten oder Institutionen monopolisiert.
3. Die Kommunikation mit Nichtklienten wird erschwert. Die Erfassten werden ambulant oder stationär zu einer diagnostizierten und behandlungsbedürftigen Sondergruppe gemacht. Der Öffentlichkeit wird der Eindruck vermittelt, dass nur qualifizierte Experten über das Wohlergehen entscheiden können. Auf diese Weise schaffen die Gesundheitsbürokraten nicht nur ihren Bedarf, sondern sie monopolisieren auch das Urteil über die Qualität ihrer Arbeit. Sie entscheiden selbst, ob sie das, was sie tun, richtig machen. Wer nun – um beim Beispiel Demenz zu bleiben – »einfach« einen Dementen betreut, kommt in den Ruch, ein naiver, unaufgeklärter, im Zweifelsfall gefährlicher Mensch zu sein, der nicht wirklich weiß, wie man mit jemandem, der solche Symptome hat, umgehen muss. Ein ähnlich gelagertes Beispiel: Wer würde sich heute noch trauen, ein sterbendes Kind allein, ohne die professionelle Hilfe von ehrenamtlichen oder bezahlten Dienstleistern zu betreuen?

4. Die Möglichkeit, die Klientel zu vergrößern oder zu verkleinern, ist per definitionem in der Hand der Experten. Im Blick auf die Demenz ist zum Beispiel erkennbar, dass durch forcierte Frühdiagnose die Zahl der Klienten ebenso vergrößert wird wie durch die Verfeinerung des diagnostischen Instrumentariums, das auch leichtere Fälle von Verwirrtheit als »Krankheit« zu definieren erlaubt. Die Zahl der Betroffenen wird so in der Länge und in der Breite vergrößert.

Es gibt da eine merkwürdige Parallele. Man kann sehen, wie in Deutschland die Solarbranche zerschlagen wird, weil deren Durchsetzung mit einer massiven Dezentralisierung der energetischen Infrastruktur einhergehen würde. Anstatt einiger weniger Großkraftwerke würde eine netzwerkartige Energieversorgung etabliert, bei der zahllose Kleinanlagen dominieren würden. Deswegen unterminieren die Energiekonzerne diese Entwicklung mit der Errichtung von Großkraftwerken, zu denen dann auch »umweltfreundliche« Windkraft-Offshoreanlagen gehören können.[229] Die Parallele: Die Großkonzerne der Versorgung von Pflegebedürftigen werden sich einer Wende der Versorgung, die dezentraler, geldunabhängiger wäre, nicht ohne Widerstand beugen. Die Prozesse, die zu einer Konzentrierung der Dienstleistung an alten Menschen führen, sind im Gange und verlaufen schnell. Die Großversorger können auf die Ineffizienz und Skandalträchtigkeit kleiner privater Heime verweisen und darauf, dass ihre Versorgungsprodukte besser kontrolliert, besser überprüfbar, gleichförmiger sind und deshalb für unerfreuliche Medienberichte weniger anfällig. Misshandlungen am Pflegebedürftigen sind eher eine Sache der Kleinen, die gleichgeschaltete, automatisierte Pflege ist eher eine Angelegenheit der Ketten – und da ist das Elend entpersonalisiert.

# Vielleicht sind im Scheitern die Lichter der Hoffnung zu erkennen?

»Das gibt dem Menschen seine ganze Jugend, dass er Fesseln zerreißt.«

*Friedrich Hölderlin*

Vor kurzem habe ich an eine alte Freundin geschrieben, nicht per E-Mail, sondern mit der Hand. Zuvor hatte ich einen Rundbrief von ihr bekommen, der an viele Bekannte ging. Sie lebt als Frau eines hohen EU-Beamten in Brüssel. Dazu gehören drei Kinder, die schon die ganze Welt gesehen haben und von einer Botschaftsresidenz zur anderen gewechselt sind. Jetzt also Brüssel. Am Frühstückstisch – ich war zu Besuch – wurde wahlweise französisch, englisch oder deutsch geredet. Alle drei Kinder haben Karrieren auf internationalen Schulen hinter sich. Glänzende Zukunftsaussichten. Die nächste Station wird Yale oder Cambridge oder etwas in der Art sein. Jedenfalls Elite. Der Rundbrief sprach von den hervorragenden Zeugnissen und Abschlüssen der Kinder.

Nun gehen mir diese Eltern, die von nichts anderem reden können als von den Schul- und Studienerfolgen ihrer Nachkömmlinge, ohnehin schon auf die Nerven. Wahrscheinlich bin ich neidisch.

Der Rundbrief löste jedenfalls Empörung in mir aus. Ich schrieb zurück. Ob es denn nichts anderes über die Kinder mitzuteilen gebe, als ihre Erfolge in den Lernanstalten zu rühmen? »Das gibt dem Menschen seine ganze Jugend, dass er Fesseln zerreißt«, hat Hölderlin gesagt. Wenn auf diese Kinder nur ein elterlicher Blick fällt, der sie an ihrer künftigen Karriere misst: Was soll dann aus ihnen und der Welt werden? Haben wir nicht genug besinnungslose Karrieristen, die vor unseren Augen den Planeten zugrunde richten?

Man kann ja nur hoffen, dass diese Kinder gegen die Pläne der Eltern ihre Jugend entdecken und ihre Fesseln zerreißen, dass sie die Chance bekommen zu sehen, wie die Welt außerhalb von Residenzen und internationalen Schulen aussieht. Wenn sie nichts über das Scheitern erfahren, bleiben sie arme Würstchen.

Rettung jedenfalls verspreche ich mir immer weniger von den Machern, die die Welt stündlich schneller und nachhaltiger in den Abgrund zu führen versuchen. Hoffnung sollten wir setzen in die, die scheitern, denn sie veranschaulichen die Möglichkeit und die Notwendigkeit innezuhalten. 10 Millionen Tage sind im Jahre 2008 Berufstätige in Deutschland krankgeschrieben gewesen – wegen einer Burn-out-Diagnose. Eine halbe Million Kinder leiden am ADHS-Syndrom. Es ist offensichtlich: Das Scheitern frisst sich in die Gesellschaft. Und die Demenz ist ja vielleicht auch eine Art gerontologisches Burn-out, ein Scheitern an den rasenden Lebensumständen, denen immer mehr alte Menschen nicht mehr gewachsen sind.

Man kann mit diesem zur Epidemie werdenden Scheitern so umgehen, wie wir es gewohnt sind: wegmachen. Die Kinder mit Ritalin vollstopfen, die Burn-out-Geschädigten in die Therapie schicken, die Dementen in Einrichtungen unterbringen – womöglich mit Medikamenten ruhiggestellt.

Es ist aber auch ein anderer Weg denkbar, nämlich dass wir uns die Gescheiterten zum Vorbild nehmen. Sie machen uns ja darauf aufmerksam, dass unsere Lebenswelt in der Familie, in der Arbeit, im Alltag unerträglich zu werden beginnt. Wäre es möglich, die Perspektive umzudrehen? Was wäre, wenn wir die unruhigen Kinder, die kranken Berufstätigen und die verwirrten Alten gewissermaßen als die Sensoren wahrnehmen, welche die Entwicklungsrichtung der Gesellschaft in Frage stellen? Sagen sie uns auf ihre Weise: »Ihr rennt in die falsche Richtung?« Oder wollen wir es wirklich immer kälter, immer hektischer, immer erbarmungsloser?

Die Burn-outer, die ADHS-Kinder, die Menschen mit Demenz sind die Aussteiger, deren Scheitern uns noch nicht Gescheiterten zeigen kann, wohin die Fahrt gehen müsste, dass wir das Ruder herumreißen müssen – wenn wir das denn hören wollen.

Die Gescheiterten sind Bremsklötze in einer verrückten Gesellschaft. Bremsklötze, die wir brauchen. Der herrschende Wahnsinn ist erfolgreich in diese Gescheiterten verschoben worden, dort kommt er zum Ausbruch.

Ich setze mehr und mehr Hoffnung in die, die dem Arbeitsstress nicht mehr standhalten, die verrückt werden. Jeder Mensch mit Demenz sagt uns – recht betrachtet – mehr über unser Leben als der Absolvent einer Eliteuniversität.

Jesus ist gescheitert. Sokrates ist gescheitert. Aber wie ein Phönix aus der Asche aufsteigt, so gehen von solchen Gescheiterten die erlösenden Sätze aus, die es erlauben, Fesseln zu sprengen. »Ich weiß, dass ich nichts weiß« – der sokratische Satz fegt jede elitäre Überheblichkeit hinweg. »Selig sind die geistig Armen, denn sie werden die Erde besitzen« – der Satz aus der Bergpredigt spricht die Habenichtse heilig.

Wer die täglichen Nachrichten zu lesen und in sich aufzunehmen bereit ist, ahnt, dass unsere Welt dabei ist, in Trümmer zu fallen – zu scheitern. Die Kluft zwischen Arm und Reich wächst in Deutschland, die Einsamkeit nimmt zu: Vielleicht, vielleicht gibt es einen Neuanfang? Jenseits der hektischen Macherei? Wo die Gescheiterten aus den Verliesen heraustreten und einen Platz in einer Gesellschaft finden, in der sie schwach und hilflos sein dürfen, ohne verachtet und abgelehnt zu werden? Das ist die Chance, die im Scheitern liegt.

# Wo wir heute stehen

»Umschwenken setzt Umdenken voraus.«

*Ivan Illich*[230]

Nun also zwölf Folgerungen aus dem bisher Gesagten, die einiges noch einmal zuspitzen, präzisieren und praktisch werden lassen.

**1.**

Das Thema »Demenz« ist in der deutschen Öffentlichkeit angekommen. Es wird zunehmend diskutiert, es wird in den Medien wahrgenommen, und es hat seinen Platz im Alltagswissen der Menschen gefunden. Die Frage »Was kann ich gegen die Demenz tun?« beschäftigt nicht nur Betroffene und ihre Angehörigen, sondern viele älter werdende Menschen. Demenz wird so gegenwärtig zu einem bedeutenden Thema und zugleich zu einer zentralen kulturellen Herausforderung: Wird es gelingen, mit der Demenz in einer alternden Gesellschaft human, verantwortungsvoll und fürsorglich umzugehen?

**2.**

Es liegt nahe, die Demenz als eine Art »inneren Feind« zu verstehen, der die Angehörigen und Pflegenden bedroht, der die einschlägigen Institutionen und die Gesundheitsbudgets überlastet. Die Demenz wird dann als ein Eindringling begriffen, den es zu bekämpfen gilt – medizinisch, pflegerisch, sozial. Die Demenz wird – kurz gesagt – als der Feind des alternden Menschen gesehen, gegen den man etwas tun muss. Die Betroffenen werden dann vor allem als zu versorgende Objekte aufgefasst und geraten zugleich in die Gefahr, als Kostenfaktoren in den Blick zu kommen. Optimierung der Versorgung und Deckelung der Kosten werden dann fast notwendig zum primären gesundheitspolitischen Ziel. Im gleichen Zuge werden die Menschen mit Demenz zu passiven Adressaten degradiert, zur statistischen Größe objektiviert oder zu einer Teilpopulation gemacht, die unter dem unpräzisen Label »Demenz« zusammengefasst wird und Maßnahmen erfordert.

**3.**

Im Gegensatz dazu gilt es, den Versuch zu wagen, die Menschen mit Demenz anders wahrzunehmen: Sie gehören als Bürgerinnen und Bürger zu uns, und es ist unsere Aufgabe, sie so gut wie möglich zu umsorgen, sie zu respektieren und sie, wenn möglich, zu Wort kommen zu lassen.

**4.**

Die Demenz ist eine der vielen Arten, in denen das Altwerden seinen Ausdruck finden kann. Nicht die *Bekämpfung* der Demenz steht deshalb an oberster Stelle der Agenda, sondern die Bereitschaft, die Demenz als etwas zu begreifen, das zum Altwerden gehören kann. Sie wäre dann übrigens auch zu verstehen als einer der möglichen Wege, in denen sich ein Mensch dem Lebensende nähert.

**5.**
Die Kampf- und Kriegsmetaphern, die im Zusammenhang mit Demenz häufig gebraucht werden, versperren den Blick darauf, dass die Demenz ein Aspekt und damit ein Teil dieser Gesellschaft ist und dass es deshalb darum geht, die Menschen mit Demenz *gastfreundlich* aufzunehmen. Daraus folgt: Die Orte, an denen sich Menschen mit Demenz vorfinden, sollten vor allem Orte der Gastfreundlichkeit sein. In mancher Hinsicht werden Menschen mit Demenz heute behandelt, als wären sie Aussätzige, in Institutionen abgesondert, in überlasteten Familien isoliert. Wie könnte das aussehen, wenn wir sie an die Tische, an denen wir sitzen, zurückholen würden, um sie zu bewirten – im realen und im symbolischen Sinn?

**6.**
Eine solche Betrachtungsweise erlaubt ein tieferes, reiferes Verständnis der Demenz.

Es kann dann deutlich werden, dass die Demenz in bedrückender und erklärender Weise Züge unserer allgemeinen gesellschaftlichen Entwicklung zum Ausdruck bringt: Die Gesellschaft, in der wir leben, ist eine vergessliche, eine erinnerungslose. Sie hat – bildlich gesprochen – nur noch ein Kurzzeitgedächtnis. Die Menschen mit Demenz bringen eigentlich auf heimlich-unheimliche Weise die Korrespondenz zwischen individueller und allgemeiner Entwicklung zum Ausdruck, die in der gemeinsamen Vergesslichkeit besteht. Diese Parallele setzt sich darin fort, dass die gesellschaftliche Entwicklung einen Menschen hervorgebracht hat, der sich vor allem als »Single« – als radikales Individuum – versteht. Dazu kommt es in der Demenz dann endgültig, insoweit die Menschen mit Demenz in fortgeschrittenem Stadium soziale Beziehungen kappen. Sie leben bisweilen mehr in der Welt der Gestorbenen, die ihnen präsent sind, als in der Welt der Lebenden, die sie zum Beispiel nicht mehr als ihre Kinder erkennen. Und sind wir Lebenden nicht auch in Gefahr, in der Welt des Konsumismus, in der Welt der toten Dinge, ebenfalls mehr in der Welt der Gestorbenen zu leben, umgeben von Zombies und Untoten?

**7.**

Viel wird im Zusammenhang mit Demenz von Prävention geredet. Bevor es dazu kommen kann, dass die Demenz und irgendwann vielleicht auch die Demenzkranken feindselig angeschaut werden, ist es wichtig, vor allem einer Weise der Prävention Gewicht zu verleihen: der Gastfreundlichkeit gegenüber den Menschen mit Demenz. Dazu brauchen wir nicht mehr und nicht weniger als einen Umbau der Gesellschaft. Wir brauchen Nachbarschaftlichkeit, Freundlichkeit, Wärme. Das wären die Wegmarken dieser neu zu erfindenden Gesellschaft, die ihre vorrangige Aufgabe nicht in der Diagnose der Demenz, sondern in der Umsorgung der Menschen mit Demenz sehen würde.

**8.**

Da die sozialen Nöte der Menschen mit Demenz niemals allein und ausschließlich mit Geld zu bewältigen sein werden, brauchen wir eine nachbarschaftlich neu belebte Kommune. Kurzfristig und auf längere Sicht sollten also Freiwillige eine bedeutende Rolle spielen, die an die Seite der überlasteten Profis und Angehörigen treten und deren Bürde erleichtern. Dabei ist der »Freiwillige« nur ein Hilfsbegriff, der eigentlich auf die Notwendigkeit einer neuen »Freundschaftlichkeit« verweist.

**9.**

Damit steigt die Bedeutung der Menschen mit Demenz für die Gesellschaft. Sie ermöglichen den Nicht-Betroffenen, sich als gastfreundlich, helfend und sich kümmernd zu erleben. Sie weisen durch ihre schiere Existenz auf die Defizite einer zunehmend kalten, professionalisierten und vergeldlichten Lebenswelt hin. Sie werden – schon ob ihrer wachsenden Zahl – zum Auslöser einer Gesellschaftsreform, oder sie werden zur gefährdeten, weil belastenden Minderheit, die von einer degradierten Pflege bedroht ist, die lebensverkürzende Maßnahmen dann irgendwann vielleicht nicht mehr ausschließt.

**10.**

Die Zahl der Menschen, die mit einer Demenz leben, wächst und wird in unserer alternden Gesellschaft in einigen Jahren bei zwei Millionen liegen. Für die Betroffenen, für Angehörige, für das Gesundheitswesen, für ambulant oder stationär Pflegende wird daraus eine der großen sozialen, kulturellen und ökonomischen Aufgaben unserer Zeit erwachsen. Die Hoffnungen auf erfolgreiche medizinische Interventionen haben sich als weitgehend aussichtslos erwiesen. Es ist – nach Auskunft von spezialisierten Medizinern, Hirnforschern und Molekularbiologen – wenig wahrscheinlich, dass in absehbarer Zeit erfolgreiche Therapien entwickelt werden. Stattdessen wird durch Früherkennung die Zahl der Diagnostizierten systematisch ausgeweitet, obwohl die Therapiemöglichkeiten gegen null tendieren. Die Diagnostizierten müssen sich fortan als hoffnungslos Kranke verstehen. Für die Angehörigen beginnt damit eine Abwärtsspirale, die bisweilen Lebensmöglichkeiten für Betroffene und ihre Angehörigen verschütten dürfte.

**11.**

Mit Sorge muss man sehen, dass die Menschen mit Demenz auch verstärkt als Markt in den Blick rücken, der für die Wissenschaft, die Pharmakologie, die Medizin und die Gesundheitsindustrie interessant ist und zu manchen unsinnigen Entwicklungen führt (Heilungs-, Therapie- und Versorgungsangebote mit manchmal zweifelhaftem Wert). Dazu muss es erlaubt sein, auch solche Fragen zu stellen: Wie viel Demenz verdankt sich dem Medikamentenmissbrauch? Welche Nebenwirkungen verstärken Demenz? Wer verdient wie viel an der Demenz? Paradoxerweise wissen wir medizinisch immer mehr, wissen vor allem immer genauer, dass nichts zu machen ist. Trotzdem fließen gewaltige Summen in diese Forschung, während wir über die soziale Lebenswelt von Menschen und ihren Angehörigen fast nichts wissen. Wie viel Demenz ist zu begreifen als eine Art gerontologisches Burn-out? Sind Menschen mit Demenz erschöpfte Verbraucher? Tun sie radikalisiert das, was die Gesellschaft unablässig verlangt: zu vergessen, was gestern war? Und warum sind solche Fragen aus der öffentlichen und wissenschaftlichen Debatte eigentlich ausgeschlossen?

**12.**

Seit den 1980er Jahren wird der Begriff »Demenz« zum Deckel, der auf sehr unterschiedliche Phänomene gesetzt wird, die ihre medizinische Klassifizierung erfahren haben. Der Begriff Demenz selbst – »ohne Verstand« – ist schon Ausdruck einer Fehlentwicklung. Er erlaubt die Medikalisierung eines Phänomens, das eigentlich zumindest *auch* ein soziales ist. Solange wir das Thema Demenz nur als eine Aufgabe der Bewältigung verstehen (»Wie werden wir fertig mit der Demenz?«) und nicht nach den sozialen und gesellschaftlichen Zusammenhängen fragen, in denen sich Demenz ereignet, wird die Versuchung groß sein, Horrorszenarien zu malen, statt nach neuen kommunalen und nachbarschaftlichen Lebensformen zu suchen, die (demenz-)freundlich sind.

Ein Ausweg aus dem Demenzdilemma muss künftig eher in der Konstruktion einer gastfreundlichen Lebenswelt als in der Perfektionierung spezialisierter Versorgung gesucht werden.

# Nachwort
# Zeitgenössischer Schwachsinn

»Sein ganzes Leben hindurch ist der heutige Mensch also der Einwirkung von Einflüssen ausgesetzt, die ihm das Vertrauen in das eigene Denken nehmen wollen.«

*Albert Schweitzer*[231]

Albert Schweitzer schreibt weiter, dass der Geist der geistigen Unselbständigkeit, dem er sich ergeben soll, in allem sei, was er höre und lese; dieser Geist finde sich in den Menschen, mit denen er zusammenkommt; er sei in den Parteien und Vereinen, die ihn mit Beschlag belegt haben; er sei in den Verhältnissen, in denen er lebt. Von allen Seiten und vielfältige Weise werde auf ihn eingewirkt, so dass er die Wahrheiten und Überzeugungen, die er zum Leben braucht, von den »Genossenschaften«, die ein Recht auf ihn geltend machen, entgegennehme. Der Geist der Zeit lasse ihn nicht zu sich selber kommen. Wie durch die Lichtreklamen, die die Straßen der Großstädte beherrschen, eine Gesellschaft, die kapitalkräftig genug ist, um sich durchzusetzen, auf Schritt und Tritt Zwang auf ihn ausübe, dass er sich für ihre »Schuhwichse« oder ihre »Suppenwürfel« entscheide, so würden ihm fort und fort Überzeugungen aufgedrängt. Das »Vertrauen in das eigene Denken« sieht Albert Schweitzer schon 1931 gefährdet. Der »Verzicht auf Denken« sei eine »geistige Bankrotterklärung«. Es gehe um die »Wiederanfachung des Feuers des Denkens«.

Ich kann mir nicht anders helfen, es drängt sich der Gedanke auf, dass die Demenz so etwas wie ein Brandherd ist, aus dem sich das Vertrauen in das eigene Denken zurückgezogen hat. Und man wird Albert Schweitzer darin recht geben, dass dieses Schwinden des Vertrauens in das eigene Denken zugleich ein allgemeines Phänomen ist. Ich behaupte nicht, dass man kurzerhand sagen könne, die Demenz entstehe aus der allgemeinen Denkfeindlichkeit. Aber es ist ein unübersehbares merkwürdiges Phänomen, dass die individuelle Denkschwäche mit der gesellschaftlichen Denkschwäche korrespondiert. Irgendetwas – so könnte man sagen – »streut« da wie beim Krebs, verteilt sich im Körper der Gesellschaft, so dass die Flächen, die von Denkschwäche befallen sind, immer größer werden.

Schauen wir uns den demenziellen Flächenbrand noch einmal an und versuchen, seine Erscheinungsformen zu bedenken.

Die Demenz wird sich in Zukunft, wenn nicht alles täuscht, auf drei Ebenen manifestieren, und wenn man etwas Heilendes tun will, dann wird man alle drei Ebenen ins Auge fassen müssen. Von ganzheitlicher Behandlung wird ja gern geredet. Die Demenz fordert nicht nur eine ganzheitliche Betrachtung der betroffenen Personen, sondern der Lebenswelt, in der wir uns befinden. Die Rede von der Ganzheitlichkeit bleibt hohl, wenn sie sich auf die betroffene Person reduziert und ihre Lebenswelt nicht einbezieht.

- Auf der Ebene der Gesellschaft drängt die Demenz die Frage auf: Wie stark nähern sich eine vergessliche, um nicht zu sagen schwach-sinnige Gesellschaft und die individuelle Demenz der Menschen einander an?
- Auf der Ebene der Beziehungen zwischen den Generationen provoziert die Demenz die Frage: Wie lange wird das gutgehen, dass die Versorgung einer wachsenden Zahl von Hochaltrigen teurer und teurer wird?
- Auf der Ebene des Individuums ist die Frage unübersehn-

bar: Welche Überlebensstrategien gibt es für das Einzelwesen, mit dem Geschick »Demenz« fertig zu werden? Besser: ein Leben mit Demenz zu ertragen?

Es versteht sich, dass aus einer solchen Betrachtungsweise, aus dem also, was in diesem Buch versucht worden ist, kein Schlachtruf abgeleitet werden kann, dass sich keine Strategie zum Kampf gegen Demenz entwickeln lässt: Die Befreiung zu einem neuen Umgang mit der Demenz liegt allenfalls in der Befreiung, die genaues Hinschauen manchmal ermöglicht. »There is a crack in everything. That's how the light gets in«, singt Leonhard Cohen, der ein sehr weiser alter Mann ist. Eine Demenz-Betonstrategie, die im Machen allein ihr Heil sucht, hilft nicht wirklich weiter. Was wir brauchen, sind nicht mehr Konzepte, sondern was wir brauchen ist eine Philosophie der Demenz, vielleicht sogar eine Soziologie, die, vom Phänomen Demenz ausgehend, unsere Gesamtlage zu verstehen versucht. Schauen wir uns die drei Ebenen an:

**1.**

Es sei derjenige zeitgenössisch, der seinen Blick fest auf seine Zeit richte, um nicht deren Glanz, sondern deren Finsternis wahrzunehmen. Für denjenigen, der ihre Zeitgenossenschaft erfahre, seien alle Zeiten dunkel. Zeitgenosse sei, wer diese Dunkelheit sehen könne, wer zu schreiben vermöge, indem er die Feder in die Finsternis der Gegenwart taucht, sagt der italienische Philosoph Giorgio Agamben. [232] Gerade weil es an allen Ecken und Enden knirscht, beißt man sich gern an dem blinden, blöden »Think positive« fest. Bloß nicht hingucken ist die Devise, nur nichts Negatives, das bringt nicht weiter. Kritik wird, noch bevor man den Mund geöffnet hat, als Kulturpessimismus diskreditiert. Während der Blick der Demenzinteressierten auf den Demenz-Tsunami gerichtet ist, türmen sich im Rücken des Betrachters längst die »Blödmaschinen« auf und machen die Demenz zu einem allgemeinen, die Gesellschaft durchdringenden Phänomen.[233] Die Demenz erfährt so viel Aufmerksamkeit, weil sie die Gesellschaft längst voll im Griff hat. »Haltet den Dieb!«, wird immer lauter mit Blick auf die Demenz geschrien, während die Demenz längst an Kabinettstischen, in Aufsichtsräten und Universitätsinstituten die Herrschaft übernommen hat. Eine Philosophie der Demenz, die längst fällig wäre, wird vermieden, indem man sie zur Krankheit herunterdiagnostiziert und so das wilde Tier Demenz (vermeintlich) eingesperrt und unschädlich gemacht hat.

Noch einmal Giorgio Agamben: »Zeitgenosse ist, wer die Dunkelheit seiner Zeit als etwas wahrnimmt, das ihn angeht ... Zeitgenosse ist derjenige, dem die Strahlen der Finsternis seiner Zeit frontal ins Gesicht fallen.«[234] Am Firmament des Nachthimmels sind die gold-silbern leuchtenden Sterne von tiefster Finsternis umgeben. Die Astrophysik erklärt diese Dunkelheit so: Im Weltall, das sich ausdehnt, entfernen sich die entlegensten Galaxien von unserem Planeten mit einer so hohen Geschwindigkeit, dass ihr Licht uns nicht erreichen kann. Was wir als Dunkelheit des Himmels wahrnehmen, sei Licht, das, obgleich es uns mit enormer Geschwindigkeit entgegenrase, uns dennoch nicht erreichen könne, weil die Geschwindigkeit, mit der sich die Galaxien, die es ausstrahlen, von uns entfernten, größer sei als die des Lichtes.[235] Die Demenz erscheint uns als ein Dunkel, und das ist sie wohl auch. Aber der Philosoph Giorgio Agamben spricht davon, dass es darum geht, in der Dunkelheit der Gegenwart jenes Licht wahrzunehmen, das uns vergeblich zu erreichen versucht. Erst wenn das gelingt, ist man *zeitgenössisch.* Das erfordert Mut, denn es wird von uns einerseits verlangt, auf die dunklen Seiten der Epoche, in der wir leben, zu schauen, und andererseits geht es darum, das Licht, das sich immer weiter von uns entfernt, in der Dunkelheit zu spüren. Wir sollen, laut Agamben, bei einer Verabredung pünktlich sein, die schlechterdings nicht zustande kommen kann. Eine schwierige Lage.

*Doch dein Rückgrat ist gebrochen,*
*Mein herrliches, elendes Jahrhundert.*
*Mit einem törichten Lächeln*
*Wie ein einst geschmeidiges Tier*
*Wendest du dich schwach und grausam zurück,*
*die eigenen Spuren zu betrachten.*

Dies ist eine Strophe aus dem Gedicht »Das Jahrhundert« von Ossip Mandelstam, das er 1923 geschrieben hat.[236] Das gebrochene Rückgrat der Gegenwart wird, so scheint es mir, in der Demenz so anschaulich wie nirgendwo sonst, wenn man denn davon etwas wahrnehmen will. Nur wer im Modernsten und Neuesten die Anzeichen und Spuren des Archaischen, des Ursprünglichen, wahrnimmt, kann zeitgenössisch sein, sagt Giorgio Agamben. Wer sich im Morgengrauen vom Meer her den Hochhäusern New Yorks nähert, kann – wenn die Sensitivität da ist – die Verwandtschaft all dieser Gebäude mit der Ruine wahrnehmen, die in den Bildern vom 11. September durchbrach. Die Demenz ist zwar hinter den Türen versteckt, die die Angehörigen verschlossen halten, sie ist in Pflegeheimen und Pflegeoasen verborgen. Wer es aber wagt, zeitgenössisch zu sein, kann sie sehen und spüren, wie sie in den Großraumwagen der ICEs, in den Wartehallen der Flughäfen, in aufgeregten Börsenhallen, in universitären Hörsälen und gut ausgeleuchteten Studios längst Platz genommen hat. Nicht als epidemische Bedrohung, sondern als Interpret für das, was geschieht, und als Dolmetscher für das, was nicht verstanden wird. Die Demenz weist hin auf das gebrochene Rückgrat der Gegenwart. Und wer die Gegenwart befragen will, muss die Demenz anschauen. Manchmal könnte man denken, die Demenz sei ein »Pointer«, ein Gerät, das es erlaubt, bei Bildvorführungen mit einem roten Punkt auf Details des Gesamtbildes zu zeigen.

»Die Welt jnn üppigkeit ist blynt / vil narren / wenig wyser synt«, schreibt Sebastian Brant in seinem Narrenschiff. Das Buch wurde 1494 gedruckt. Die Welt ist vollkommen blind, es gibt viel Narren, wenig Weise. Man könnte auch sagen: Die Welt wird inzwischen von vielen gedankenlosen Narren bewohnt, die nicht begreifen, dass sie Narren sind. Und diese Narren denken alle, dass die Verrückten in der Psychiatrie oder der Demenzabteilung sitzen …

Markus Metz und Georg Seeßlen haben sich bei ihrem Versuch, die Gegenwart zu verstehen, nicht anders zu helfen gewusst, als dass sie von »Blödmaschinen« gesprochen haben. Nicht schön, nicht hochgeistig, aber der Begriff ist hilfreich, denn er zeigt, wie dicht die Welt, in der wir leben, an die Welt der Demenz herangerückt ist. Oder umgekehrt.

Immanuel Kants berühmte Fragen »Was kann ich wissen? Was soll ich tun? Was darf ich hoffen?« haben – folgt man den beiden – eine Antwort gefunden, die da heißt: »Lidl«. Oder: Gefesselt vor den Bildschirmen sitzen und »Wer wird Millionär?« als Antwort auf die Finanzkrise gucken.[237] In dem Maße, wie die Ökonomie zur Seele der Demokratie geworden ist, und in dem Maße, wie sie Massenarbeitslosigkeit, Verarmung der Staatshaushalte und andauernde Wirtschaftskrisen hervorbringt, verliert die Demokratie ihre Gestalt; sie droht, sich in eine Dauerunterhaltung aufzulösen, in der Politiker, Wirtschaftsweise, Entertainer, Kulturschaffende »immer weniger durch immer mehr Kanäle zu immer mehreren mit immer mehr Folgen« sagen. Das ist das, was

Metz und Seeßlen als die »Herrschaft der Blödmaschinen« bezeichnen. Die Analyse der beiden beschreibt eine im Kern demenzwillige Gesellschaft (und die Dementen nannte man früher auch die *Blöden.* Und blöde heißt eigentlich: schwach!), die von der eigenen Unwissenheit gar keine Vorstellung mehr hat und nicht mehr haben will: »Wir wissen, dass wir es nicht deswegen nicht wissen, weil wir es nicht wissen können, sondern dass wir es nicht wissen, weil wir es nicht wissen wollen. Und wir wollen es nicht wissen, weil es die anderen, offenbar, auch nicht wissen wollen bzw. weil sie wissen, dass wir wissen, dass sie es nicht wissen. Oder doch?«[238]

Wenn ich mich umhöre und frage, ob jemand mir erklären kann, was es mit Rettungsschirmen für den Euro – um nur ein Beispiel zu nennen – auf sich habe, stoße ich auf Schulterzucken. Die Fachleute, die in den Medien auftreten, widersprechen einander und erwecken den Eindruck, selbst ohne Durchblick zu sein. Offensichtlich sitzt die globalisierte Weltwirtschaft in einem Narrenschiff, auf dem wir dahinsegeln, ohne dass irgendjemand weiß, in welche Richtung die Fahrt geht – oder wo überhaupt das Steuer ist. Das postdemokratische und posthumane Zeitalter sei zunehmend gekennzeichnet durch eine »Blödheit ohne Grammatik«. Die große Zahl der Ein-Euro-Läden, das immer Gleiche der Talentsuchsendungen, das ganze »Bologna-Entertainment« an den Unis, die durch Studiengebühren zum »Bildungsbordell« geworden seien, der beklagenswerte Zustand der Demokratie, die Soaps, Modenschauen und die Comedy-Flut, die Aufwertung des Materiellen bei gleichzeitiger Abwertung der Menschenwürde, die »Kleiderhöllen« und die Trostlosigkeit der Industriegebiete, die als Traumschiff getarnten »Verblödungsreisen«, das »Totarbeiten als Extremsport der Mittelschicht«, das zunehmende »Management des Irrsinns«, Politik als »Karneval«, die

Diktatur der Discounter, die »Strafverfolgungspornographie« à la Aktenzeichen XY und schließlich die »Boulevardisierung der Weltkatastrophe« wie in Fukushima zeugen nach Metz und Seeßlen davon, dass das, was sie als »Blödmaschinen« bezeichnen, einwandfrei funktioniere, während Kassandra sich »zu Tode plappere«.[239]

Für die Demenzthematik ergibt sich aus dieser meines Erachtens zustimmungspflichtigen Analyse die Frage: Würde die Demenz wieder verschwinden, wenn der Irrsinn aus der Gesellschaft verschwände? Gibt es eine Synergie zwischen dem wachsenden Irrsinn in der Gesellschaft und der Zunahme der Demenz?

## 2.

Kohäsion wird zumindest in den reichen Gesellschaften zur zentralen politischen, ökonomischen, sozialen und kulturellen Frage: Was hält die Gesellschaft zusammen? Die Kohäsion, die lange durch die Bindung an jüdisch-christliches Gedankengut gegeben war, ist ebenso zerbrochen wie das Geld, das als ein Ersatzbindemittel fungieren sollte und diese Rolle lange spielen konnte. Die erfolgreiche Koalition aus Familie und Arbeit, die die moderne Gesellschaft auf den Weg gebracht hat, kriselt an allen Ecken und Enden. Es dämmert immer mehr Menschen, dass der Konsumismus eine todbringende Illusion verbreitet, nämlich die Illusion, das Überleben könne so weit verbessert werden, dass es einen Komfort garantiert, der das Fehlen echten Lebens vergessen macht. »Wie haben wir es so lange ertragen, in einer Welt dahinzuvegetieren, in der das erste Gebot befiehlt, sich selbst und die anderen um ihr Leben zu bringen … Eine solche Zivilisation, die den Menschen und die Welt in Gewinnobjekte verwandelt, lässt den Tod ihre Geschicke lenken.«[240]

Die Versorgung von Menschen mit Demenz lebt genau

aus dieser gleichen Illusion. Der Illusion, die Welt, in der sie leben, könne so weit verbessert werden, könne so komfortabel gemacht werden, dass sie das Fehlen echten Lebens vergessen macht. Hogewey, jenes holländische Demenzdorf, in dem das Leben vollständig simuliert wird, vollendet einerseits die Tendenzen, denen wir alle ausgeliefert sind, nämlich die Tendenz zum Scheinleben, vollendet andererseits aber auch ein Projekt, das Versorgungsperfektion mit der endgültigen Ausklammerung des wirklichen Lebens verbindet. Es ist fünf vor zwölf. Das Projekt einer perfekten Versorgung ist getrieben von dem Versuch, die Demenz loszuwerden, gesellschaftlich und öffentlich zu beseitigen. Das Projekt einer perfekten Versorgung muss scheitern, weil es eine todbringende Illusion verbreitet; und es muss scheitern, weil es die Verantwortung der Generationen füreinander durch eine administrativ organisierte Dienstleistung zu ersetzen versucht. Wir übernehmen die Verantwortung für die Menschen mit Demenz, aber antworten wir ihnen auch?

Die Demenzmaschine läuft und läuft. Davon profitieren auch Jüngere, die hier einen Job finden. Aber die Ahnung beginnt zur Gewissheit zu werden, dass sich da Unwille regt. Ein allgemeiner Unwille der Jüngeren gegenüber der Privilegiertheit der Älteren. Die ungerechte Verteilung von Lebenschancen, die täglich deutlicher wird, trifft heute vor allem die Jungen, die in ganz Europa benachteiligt sind. In Südeuropa liegt die Jugendarbeitslosigkeit zum Teil bei 50 Prozent. Wer beschäftigt ist, hat oft nur einen befristeten Job. So breitet sich in Europa ein Phänomen aus, das eine zunehmende Generationenungerechtigkeit erkennbar macht. Auf der einen Seite stehen die Angehörigen der Baby-Boomer-Generation, also die 50- bis 60-Jährigen, die vielfach über unbefristete Arbeitsverhältnisse und sichere Renten verfügen. Und auch ihre Zukunft sieht gesichert aus: In Deutschland hat die Große Koalition eine Rentengarantie durchgesetzt. Die Bezüge der Alten werden auch dann nicht reduziert, wenn die Löhne der Jüngeren sinken.[241]

Die Einkommensverteilung zwischen den Generationen könnte zur neuen sozialen Frage in Europa werden. Und das wird die Versorgung der Pflegebedürftigen nicht unberührt lassen. Kann das Vierte Lebensalter ins Visier benachteiligter Jüngerer geraten? Die Lobby der Hochaltrigen – sie sind eine wichtige Wählerguppe – scheint stark zu sein. Die Altenverbände treten immer noch in erster Linie als Fordernde auf, die Verbesserungen einklagen. Das ist sicher nicht unberechtigt, aber aus der Sicht der Jüngeren sind sie es, die Reformen zugunsten von mehr Generationengerechtigkeit blockieren. Eine kluge Politik der Altenverbände würde sie veranlassen, die Perspektive der Jüngeren nachdrücklich zu berücksichtigen. Ein Blick in die USA zeigt, in welche Richtung sich die Industriegesellschaften gegenwärtig bewegen: Dort ist das Haushaltsvermögen der über 65-Jährigen seit 1984 um 42 Prozent gewachsen. Die unter 35-Jährigen dagegen besitzen heute 68 Prozent weniger als ihre Altersgenossen Mitte der 1980er Jahre.[242] Nur der Aufbruch zu einer neuen Gemeinsamkeit der Generationen wird verhindern, dass sich die Benachteiligung der Jungen irgendwann als Wut auf die Bewohner des Vierten Lebensalters artikuliert.

### 3.

Mit der Demenz kokettieren wir ja gern – solange sie sich zum Beispiel auf einen Namen beschränkt, den man vergessen hat. Und es ist schwer auseinanderzuhalten, was sich im Kontext einer beschleunigungsorientierten Gesellschaft als harmlos erklären lässt und was beginnende Erinnerungsschwäche ist. Woran man sich erinnert und woran nicht, das ändert sich in kulturellen Zusammenhängen. Ich kenne viele

Geburtstage, in afrikanischen Kontexten ist der Geburtstag – wenn überhaupt bekannt – eher unwichtig. Wenn ich den Geburtstag meines Bruders nicht mehr weiß, dann ist das auffällig. Wenn ein namibischer Mann den Geburtstag seines Bruders nicht weiß, ist das keine Überraschung und kein Anzeichen für irgendetwas. Für ihn ist anderes wichtiger. Meine Großmutter und meine Mutter wussten die Jahreszahlen des Todes ihrer Eltern selbstverständlich immer und genau. Am Todestag wurde der Verstorbenen gedacht.

Ich muss sehr genau überlegen, wenn ich mir die Jahreszahlen des Todes meiner Eltern ins Gedächtnis rufen will. Das hat etwas mit anderen Prioritäten zu tun; das mag man bedauern, aber es ist erklärbar und hängt mit dem Wandel der Familie zusammen, mit der Verschiebung von Gewichten – hat aber nicht unbedingt etwas mit Demenz zu tun. Wenn ich eine To-do-Liste anlege, wenn ich Merkzettel an meine Schreibtischlampe klebe, dann kann ich mir das damit erklären, dass ich einfach zu viel zu tun habe. Aber bedeutet es etwas, wenn ich aus dem Zimmer gehe, um etwas zu holen, und dann, im Nachbarzimmer angekommen, nicht mehr weiß, was ich wollte? Fängt *das* so an? »Das musst du doch wissen!?«, höre ich jemanden sagen. Oder fängt es damit an, dass ich im Gespräch plötzlich nicht mehr den Namen der mir gegenübersitzenden Kollegin weiß, die ich lange kenne? Dass ich meine Tasche im Büro vergesse oder eines von den Dutzend Passwörtern, die ich für mein Telefon, den Bankautomaten, meinen Computer oder meine Amazon-Einkäufe brauche? Überspiele ich, verheimliche ich Ausfälle? Ein 30-Jähriger kann sich da manches erlauben, aber ein 70-Jähriger, dem ein wichtiges Wort nicht mehr einfällt oder ein Buchtitel? Was ist mit dem? »Ich werde lächeln«, schreibt Dietmar Bittrich, der ein wenig ironisch, ein wenig erschrocken von der Endstation Erleuchtung spricht – wenn er von der drohenden Demenz redet.[243] »Meine Eltern haben beide – wenn auch erst im hohen Alter – den ersehnten Zustand des No-Mind erlangt, jene von uns allen ersehnte Gedankenstille, in denen eine höhere Intelligenz die Führung übernimmt. Im Falle meiner Eltern war das der Leiter eines Pflegeheims. Es gibt blitzartige Erleuchtungen, bei denen die illusionäre Welt auf einen Schlag versinkt. Und es gibt, weit häufiger, die allmähliche Entwicklung. Die Anzeichen können früh sichtbar werden, bereits bei einem 50-Jährigen. Dass mir im Gespräch nicht das richtige Wort einfällt und ich stattdessen ein anderes sage, das ähnlich klingt – ist das nicht schon ein Hinweis darauf? Dass ich im Urlaub nur schwer zum Hotel zurückfinde, das kennt meine Frau schon.«[244] Bittrich zählt die kleinen und größeren Ausfälle auf und sagt dann zu seinem imaginären Gegenüber: »Wenn Sie mögen, dürfen Sie es auch Demenz nennen. Sie selbst sind ja dagegen gefeit. Sie sind, wie Ihre Freunde oder Kinder gerne bestätigen werden, noch völlig klar im Kopf. Haben Sie eben aufgeatmet, als ich schrieb: Bereits bei 50-Jährigen können die Symptome auftreten? Haben Sie sich entspannt, weil Sie so viel jünger sind und also noch reichlich Zeit haben? Oder sehen Sie nur so jung aus? Weil Sie sich körperlich fit halten und, wie es so schön heißt, geistig aktiv bleiben? Das hilft nichts. Es gibt 30-jährige Mathematiker und Schachmeister mit sonderbaren Ausfällen in der Gedächtnisleistung und wachsenden Orientierungsproblemen. Kant war im Alter dement, ebenso Hegel, Karl Marx und Edmund Husserl; der ruhmreiche Zen-Meister Shunryu Suzuki Roshi war es, sein Bewunderer Carl Friedrich von Weizsäcker ist es. Geistige Aktivität sorgt nicht für bleibende Frische des Mind.«[245] Wenn sich der Tag-Nacht-Rhythmus umkehrt, wenn er nachts zu wandern beginnt, dann bewege er sich noch im anstrengenden Teil: »Ich gebe noch vor, alles geschehe in meiner Absicht, und ich hätte mein Leben unter Kontrolle. Eine Zeitlang werde ich noch als normal gelten wollen. Auch meine Frau und meine Verwandten werden einiges tun, um den Eindruck der Normalität zu erwecken. An ihrem Erschrecken und an ihren entgeisterten Blicken werde ich erkennen, dass ich etwas Unpassendes gesagt oder getan habe. Zu diesem Zeitpunkt werde ich noch versuchen, meinen Ausrutscher, an den ich mich schon nicht mehr erinnere, durch Gelächter zu verharmlosen. Wenn Sie mich allerdings besuchen, und Sie finden die Fernsehzeitung in meiner Tiefkühltruhe und den Kuchen im Blumentopf, wenn Sie bemerken, dass ich auf der Straße glücklich Fremde umarme, wenn ich in der Bahn unvermittelt in Lachen ausbreche und im Supermarkt ein Gespräch mit den Brathähnchen führe, dann können Sie sicher sein, dass es mich nicht mehr stören wird.« Dann befinde er sich – so Bittrich – im No-Mind. »Dann bin ich erleuchtet. Sie werden es an meinem Lächeln erkennen. Seien Sie doch so nett und lächeln Sie zurück.« Ich glaube nicht, dass sich der Zustand der Demenz als Erleuchtung beschreiben lässt. Aber wissen können wir es natürlich nicht! Ich vermute allerdings, dass viele Pflegende, seien es Professionelle oder Angehörige, viel wissen über das, was in den ihnen Anbefohlenen vorgeht. Mehr, als in vielen Studien, Forschungen und Konzepten formuliert werden kann.

Schlussfrage: Wer weiß, was Menschen mit Demenz wirklich wollen? Vielleicht wäre es richtiger zu fragen: »Wer weiß, was Menschen ohne Demenz wirklich wollen?« Aber vermutlich ist die erste Frage leichter zu beantworten als die zweite. Um der allgegenwärtigen alltäglichen Demenz zu entkommen, beginnen wir mit der demenzfeindlichen Erinnerung. Mit der Erinnerung an Augustinus, die gegen die zeitgenössische Erinnerungslosigkeit opponieren will.

Augustinus, einer der Kirchenväter, ist bis ins 5. Jahrhundert hinein im Norden Afrikas als Bischof tätig gewesen. Er gilt als einer der großen Lehrer der Kirche. Eines seiner wichtigsten Werke heißt »Confessiones«, Selbstbekenntnisse. Und in diesem Werk gibt es ein ganzes Kapitel, das 10. nämlich, das zum Thema »Gedächtnis«, lateinisch *memoria*, spricht. Und da sagt er in einem Abschnitt etwas, was ich auch für unsere heutige Lebenslage verblüffend stimmig finde – und dieser Abschnitt ist immerhin schon vor mehr als 1600 Jahren, nämlich um das Jahr 400 n. Chr. geschrieben:

»Das Gedächtnis ist gleichsam der Magen der Seele. Freude aber und Trauer, wie süße und bittere Speise, einmal dem Gedächtnis übergeben, sind sie gleichsam in den Magen eingegangen, der sie verwahren, aber doch nicht schmecken kann.«[246]

Das Gedächtnis als der Magen der Seele! Das Gedächtnis, das wie der Magen aufbewahren, aber nicht schmecken kann! Wie handgreiflich, wie körperlich verankert, spricht Augustinus von der *memoria.* Vielleicht funktioniert die kalte Memoria, der Mageninhalt, bei Dementen nicht mehr. Aber das sagt ja nicht, dass der Geschmack der Erinnerung, der in der Seele vorkommt, bei Menschen mit Demenz verschwunden ist. Das berichten Menschen, die mit Dementen Umgang haben, immer wieder. (Die Sprachpolizei wird mich schon wieder tadeln, dass ich von Dementen spreche!) Vielleicht schmecken sie, die Menschen mit Demenz, die Erinnerung, die sie nicht mehr in Worte fassen können? Wenn Frau S. immer wieder ihren Mann zu Besuch erwartet, dann hat sie zwar vergessen, dass er längst tot ist, aber der Geschmack seiner Existenz ist offenbar in ihrer Seele gegenwärtig.

Die Arbeit in vielen Heimen, Familien und Einrichtungen ist geprägt vom Willen, das Beste für die Betroffenen zu tun. Im Grunde ist das ein kleines oder richtiger sogar ein großes Wunder. Wie ist das eigentlich möglich, dass in unserer Lebenswelt, die durch immer radikalere Konkurrenzorientierung, durch stählerne Fitness-Imperative, durch die lückenlose Ökonomisierung der Beziehungen gekennzeichnet ist, solche »Blöden« – und dabei beziehe ich mich auf den Ursprungssinn des Wortes: solche Schwachen – nicht kurzerhand weggeschoben werden, vernachlässigt, umgebracht?

Warum führt der Imperativ, der uns zu rücksichtsloser Konkurrenz auffordert, nicht zu dem Satz: Na ja, was gehen die uns eigentlich an – wenn wir sie loswerden, je schneller, desto besser.

Und niemand wird vergessen, dass es in unserer deutschen Geschichte zur organisierten Vernichtung sogenannten unwerten Lebens gekommen ist. Die Sorge dafür, dass sich so etwas nicht wiederholt, kann und darf uns nicht verlassen. Insofern betrachte ich es als eine Art irdisches Wunder, dass es bei uns und in Europa nach wie vor einen Konsens darüber gibt, dass es den Menschen mit Demenz so gut wie möglich gehen sollte und dass wir viele Kräfte und auch Geld dafür aufwenden wollen, dass das möglich wird.

Ich halte dieses Wunder keineswegs für selbstverständlich und bin auch nicht sicher, dass es dauerhaft ist. Aber umso wichtiger ist es, dass das Bündnis fest geknüpft wird, dass die Menschen guten Willens sich zusammentun, um sich über die Frage »Wie soll es mit der Demenz gehen?« Gedanken zu machen. Eine Frage, für die kommende Generationen vielleicht harte Sparkonzepte als Antwort bereithalten werden.

Ich kehre am Schluss noch einmal nach Afrika zurück, wo Augustinus im Norden als Bischof gelebt und geschrieben hat. Nun schaue ich in den Süden des Kontinents. Ich erinnere mich daran, dass Agnes Tom, die Leiterin eines Waisenhauses in Windhoek, der Hauptstadt Namibias, mir ein vier Wochen altes Kind in den Arm gelegt hat. Es war in das Waisenhaus gebracht worden, nachdem man es neben seiner toten Mutter gefunden hatte. Sie war in einer Wellblechhütte in den Slums von Windhoek krank und entkräftet gestorben, neben sich das Kind. Keiner weiß, wie lange es dort neben der Mutter gelegen hat. Der ältere Bruder, die Onkel und Tanten waren gestorben oder lebten weit entfernt.

Und als ich dieses Kind im Arm hatte, habe ich gedacht: Wie klar ist es, was dieses Kind braucht. Es braucht etwas zu essen, und es braucht Liebe. Was in der gerade sich bildenden Seele dieses Kindes vorgeht, wie es den unsagbaren Schrecken, mit dem dieses Leben begonnen hat, in sich bewahrt und wie es ihn überleben kann: Das wissen wir nicht. Aber wir wissen, was es braucht. Wir wissen es ohne Konzepte, ohne Ausbildung, ohne Anleitung.

Und ich denke: Mit den Menschen, die unter Demenz leiden, ist es eigentlich ganz ähnlich. Ebenso wie wir nicht wissen, was in der Seele dieses kleinen Kindes vorgeht, ebenso wenig wissen wir, was in der Seele eines Menschen mit Demenz vorgeht. Aber was ein solcher Mensch braucht, das ist auch ohne ein solches Wissen klar.

Ich glaube, darauf müssen wir uns am Ende zurückziehen dürfen, denn im besten Fall ist das, was Menschen mit Demenz mit uns anfangen oder wie sie mit uns umgehen, etwas, das sich in einer uns fremden Sprache ereignet; sie zu erlernen und zu sprechen ist schwer, wenn nicht unmöglich. Wie sensibel können wir sein, um zu hören, was ein Mensch, dem die gewöhnliche Sprachfähigkeit und Sprechfähigkeit abhandengekommen ist, uns mitzuteilen hat?

Jenseits von medizinischen und pflegerischen Aspekten der Demenz, deren Bedeutung nicht zu unterschätzen ist, muss erkannt werden, dass die soziale Dimension der Demenz zu kurz kommt. Wir sehen davon zu wenig. Wir nehmen das nicht zur Kenntnis.

Wir leben, wie mir scheint, in einer radikal rücksichtslosen Gesellschaft. Und da meine ich ausdrücklich die Doppeldeutigkeit dieses Begriffs, dass sie nämlich einerseits rücksichtslos ist gegenüber der wachsenden Zahl der Armen und Hungernden. Das kann jeder sehen, der es sehen will.

Aber es ist zugleich eine Gesellschaft, der zunehmend die Rück-Sicht fehlt, die Bereitschaft, zurückzuschauen, die Bereitschaft, sich zu erinnern. Im doppelten Sinne von rücksichts-los leben wir.

Wen sollte es verwundern, dass die Zahl der Menschen wächst, die mit der rücksichtslosen Lebenswelt, die ihren Antrieb aus unaufhörlicher Innovation bezieht, nicht mehr mithalten können? Je mehr den alten Menschen ins Ohr geflüstert und geschrien wird: Alles, was du in deinem Leben gelernt hast, alles, was du konntest, ist Müll angesichts einer Beschleunigungsgesellschaft, die heute als veraltet erklärt, was gestern noch wichtig war.

Ich glaube, wir können Demenz nicht verstehen, wenn wir sie nicht als die Rückseite einer vom Beschleunigungszwang zerfetzten Gesellschaft begreifen, die bei ihrer rasenden Fahrt notwendigerweise die Menschen auf den Standstreifen schleudert, die der Geschwindigkeit nicht gewachsen sind. In einem etwas zugespitzten Sinn denke ich manchmal, dass Menschen mit Demenz als die Heiligen der modernen Gesellschaft betrachtet werden können, insofern sie die Konsequenzen und das humanitäre Versagen einer konkurrenzorientierten Gesellschaft tragen. Vielleicht sind sie die Sündenböcke der Mehrheitsgesellschaft, auf die geladen wird, was nicht mehr passt, was alt und verbraucht und unnütz ist? Und diese Sündenböcke werden dann in die Wüste gejagt, in die Flüchtlingslager für das Vierte Lebensalter, die von der Versorgungswirtschaft betrieben werden.

Die Demenzbetroffenen müssen auch deshalb in die Wüste geschickt werden, weil sie uns ängstigen. Sie sind alles, was wir zu vermeiden versuchen. Sehen wir uns nicht in erster Linie als Menschen, die autonom handeln, die selbstbestimmt sind, die ihren Weg in ständiger Erneuerung selbst zu gehen imstande sind? Das ist das Credo, das Glaubensbekenntnis, das wir täglich aufsagen. Und die Dementen im fortgeschrittenen Stadium jedenfalls sind das alles nicht. Im Gegenteil. Sie sind nicht autonom, sie verwirklichen sich nicht selbst, sie konsumieren nicht, sondern sind hilfsbedürftig.

Sie kratzen gewissermaßen an unserem modernen Bild von Persönlichkeit, vom Ich, von Individualität. Und vielleicht ist das die intensivste Mitteilung, die sie uns zu machen haben. Wir haben mit einer Leichtfertigkeit ohnegleichen den Begriff der Kommunikation zu einem Plastikwort heruntergewirtschaftet, das fast nichts mehr sagt. In dieser Gesellschaft, in der geschwätzige Kommunikativität zum Grundelement des Lebens geworden ist, nimmt die Zahl derer zu, die so nicht mehr kommunizieren können oder wollen. Das sollten wir wahrnehmen und es als eine Mitteilung der Menschen mit Demenz an uns verstehen!

Ich verstehe die Demenz als Zeichen für einen radikalen kulturellen Bruch mit der Vergangenheit. Vor allem sind uns unsere Ahnen vollkommen gleichgültig geworden. Unsere Toten sind nicht mehr gegenwärtig, die Welle der Anonymisierung in der Friedhofskultur ist ein deutliches Anzeichen dafür. Sie sind nicht mehr unter uns. Und ich kann nicht glauben, dass das Phänomen Demenz abzulösen ist von dieser radikalen Erinnerungslosigkeit an das, was zu uns gehört. Vielleicht ist das eine weitere Mitteilung, die Menschen mit Demenz uns machen: Sie wissen, dass sie sofort vergessen sein werden, wenn sie tot sind. Und deshalb vergessen sie uns, die gesund Lebenden, bevor wir sie vergessen. »Es gehört zum großen Unglück der Welt, dass sie es verlernt hat, mit den Toten zu leben und zu hören auf die stillen Einflüsterungen der Liebe aus dem anderen Reich«, hat Reinhold Schneider gesagt.[247]

Wir brauchen eine Neuerfindung der Gesellschaft. Ja, wir brauchen auch Verbesserung der medizinischen und pflegerischen Sorge, aber wir brauchen vor allem eine Neuerfindung dieser Gesellschaft. Denn der Zerfall der Familie, der Zerfall der Nachbarschaft, die Förderung einer Architektur, die nie gekannte Einsamkeiten aus sich heraussetzt, all das macht die Demenz erst zu dem schweren Schicksal, das es ist.

Jeder zweite über 85-Jährige lebt allein. Wenn man aber als 85-Jähriger den ganzen Tag allein ist: Wie soll denn der Verlauf von Demenz nicht dramatisch sein? Und was ist die mögliche Antwort auf diese neue Einsamkeit, Ratlosigkeit, Verlassenheit?

Und es ist nicht nur die Einsamkeit, nicht nur die Verlassenheit. Wir finden keine Antwort mehr auf die Frage nach dem Sinn des Lebens. Was aber sollen Menschen, die eine Antwort auf die Frage nach dem Sinn nicht mehr finden, eigentlich anderes tun, als verrückt zu werden?

Wer weiß, was Menschen mit Demenz wirklich wollen? Ich glaube, die Antwort darauf fängt damit an, dass wir die Menschen mit Demenz als Fragende begreifen, die uns nachdenklich machen können, ob die Entwicklungsrichtung dieser Gesellschaft stimmt. In einem ganz bestimmten Sinn sind die Menschen mit Demenz ein Geschenk an diese Gesellschaft, denn sie können sie im letzten Augenblick noch einmal erzittern lassen vor der Richtung, die sie eingeschlagen hat.

Ich komme noch einmal auf Augustinus zurück, den afrikanischen Bischof aus dem 5. Jahrhundert, und zitiere aus dem 10. Kapitel seiner *confessiones,* seiner Selbstbekenntnisse:

»Groß ist die Macht des Gedächtnisses. Welch schauerlich Geheimnis, mein Gott, welch tiefe, uferlose Fülle. Und was ist die Seele? Und was bin ich selbst? Was bin ich also, mein Gott? Was bin ich für ein Wesen? Ein Leben, so mannigfach und vielgestaltig und völlig unermesslich. Mein Gedächtnis – siehe, das sind Felder, Höhlen, Buchten ohne Zahl, unzählig angefüllt mit unzählbaren Dingen jeder Art, seien es Bilder wie insgesamt von den Körpern, seien es die Sachen selbst wie bei den Wissenschaften, seien es irgendwelche Begriffe oder Zeichen wie bei den Bewegungen des Gemüts, die sich, wenn die Seele auch schon nicht mehr leidet, im Gedächtnis erhalten und also mit diesem in der Seele sind ... Denn Gedächtnis haben Vieh und Vogel auch. Wie fänden sie sonst Nest und Lager wieder und manches andere, woran sie sich gewöhnt; ja sie vermöchten an keinerlei Dinge sich zu gewöhnen ohne Gedächtnis ... Aber über mein Gedächtnis will ich hinaus, um Dich – wo? – zu finden, (Gott natürlich) Du wahrhaft Guter, Du wahrhaft verlässliche Wonne, ja, wo Dich zu finden? Denn finde ich Dich draußen, und nicht bei mir im Gedächtnis, so denke ich ja nicht an Dich. Und wie sollte ich Dich finden können, wenn ich Deiner nicht gedenke?«[248]

Fremde Worte für uns heute, aber für Augustinus ist die Frage nach dem Gedächtnis eine Frage, die sich mit der nach dem Sinn überschneidet. Das, was über mich hinausweist, nennt Augustinus Gott. Es ist die Frage für die Bewohner des 21. Jahrhunderts, ob sie etwas finden, was über sie hinausweist. Sonst können sie eigentlich – ich kann es mir kaum anders vorstellen – das Thema Demenz nur zu einer technokratischen Frage herunterwirtschaften.

Vielleicht ist es das Letzte, was wir über die Demenz zu sagen haben, dass wir sie nicht verstehen. Das Verlöschen des Verstandes? Ein Zerstörungsprozess? Ein Sterben mitten im Leben? Oder könnte es auch ganz anders sein? Die Demenzapparate, mit denen wir umgehen und mit denen wir zu helfen versuchen, schließen immer die Gefahr ein, dass wir uns verbarrikadieren gegen die Empfindung und die Erfahrung, die Menschen mit Demenz in uns auslösen.

Bei Rainer Maria Rilke finde ich einen Gegenversuch. Er berichtet von einer Selbsterforschung, die, je tiefer sie wird, umso radikaler in die Fremdheit führt. Sie führt zu dem Satz: Ich weiß nicht, was dort geschieht. Ist das ein kluger und empfindsamer Satz über die Demenz?

»Ich lerne sehen. Ich weiß nicht, woran es liegt, es geht alles tiefer in mich ein und bleibt nicht an der Stelle stehen, wo es sonst immer zu Ende war. Ich habe ein Inneres, von dem ich nicht wusste. Alles geht jetzt dorthin. Ich weiß nicht, was dort geschieht ... Ich will auch keinen Brief mehr schreiben. Wozu soll ich jemandem sagen, dass ich mich verändere? Wenn ich mich verändere, bleibe ich ja doch nicht der, der ich war, und bin ich etwas anderes als bisher, so ist klar, dass ich keine Bekannten habe. Und an fremde Leute, die mich nicht kennen, kann ich unmöglich schreiben.«[249]

# Epilog

»Die Welt ist groß genug, dass wir alle darin unrecht haben können!«

*Arno Schmidt*

# Dank

Ich habe versucht, ein Geheimnis zu lüften. Es war, als würde ich mich bemühen, mit einer Brechstange einen Felsbrocken anzuheben. Es ist mir vielleicht gelungen, drei Millimeter zu stemmen. Hoffentlich setzen andere die Arbeit fort. Möglicherweise fällt der Stein auch wieder in seine alte Position zurück.

Vielen habe ich zu danken, die mich bei diesem Versuch unterstützt haben, der mich in Stimmungen zwischen Enthusiasmus und Resignation schwanken ließ.

Da sind zu nennen Jürgen Bolz, Aenne Glienke, die das Buch auf den Weg gebracht haben. Gelesen, kritisiert, Hinweise gegeben haben: Michaela Fink, Marianne Gronemeyer, Heidi von Grünewaldt, Andreas Heller, Charlotte Jurk, Thile Kerkovius, Gabriele Kreutzner, Philipp Kumria, Friedemann Neumann, Andrea Newerla, Christian Petzold, Burkhard Plemper, Verena Rothe, Richard Wagner, Beate Zimmermann und Anne Zulauf.

*Im Herbst 2012*
*Reimer Gronemeyer*

# Anmerkungen

1 Michel Foucault: Psychologie und Geisteskrankheit, Frankfurt am Main 1968, S. 97

2 Rainer Maria Rilke: Die Aufzeichnungen des Malte Laurids Brigge, Frankfurt am Main 1982, S. 56.

3 Klaus Dörner: Helfensbedürftig. Heimfrei ins Dienstleistungsjahrhundert, Neumünster 2012, S. 247.

4 Markus Metz / Georg Seeßlen: Wir Untote! Über Posthumane, Zombies, Botox-Monster und andere Über- und Unterlebensformen, in: Life Science & Pulp Fiction, Berlin 2012, S. 23 f.

5 Ebd.

6 Søren Kierkegaard: Eine einfache Mitteilung, in: Die Schriften über sich selbst, Gütersloh 1998 (zuerst erschienen 1859).

7 Harald Weinrich: Lethe. Kunst und Kritik des Vergessens, München 1997, S. 270.

8 Pressemitteilung der Deutschen Alzheimer Gesellschaft vom 4. September 2012, www.deutsche-alzheimer.de / index.php?id=49&news=22.

9 Heinz Rothgang u. a.: Barmer GEK Pflegereport 2010, Schwäbisch Gmünd 2010 (www.zes.uni-bremen.de / downloads / rothgang / 2010_BarmerGEK-Pflegereport.pdf, Zugriff am 14. 4. 2012). Vgl. auch Sabine Kirchen-Peters / Volker Hielscher u. a.: Expertise »Nationale Demenzstrategien«, Saarbrücken, Institut für Sozialforschung und Sozialwirtschaft e. V., Saarbrücken 2012, sowie Berlin-Institut für Bevölkerung und Entwicklung (Hg.): Demenzreport 2011, Berlin 2011.

10 Standard & Poor's: »Mounting Medical Care Spending Could Be Harmful To The G-20's Credit Health, publiziert am 26. Januar 2012.

11 Spiegel online 5. 4. 2012 (www.spiegel.de / wirtschaft / soziales / 0,1518,825887,00.html, Zugriff am 14. 4. 2012).

12 www.aerzteblatt.de / nachrichten / 49793 (Zugriff am 14. 4. 2012).

13 ADI-Schätzungen zufolge wird sich die Zahl der Demenzkranken weltweit alle 20 Jahre nahezu verdoppeln (s. www.aerzteblatt.de / nachrichten / 49793).

14 www.spiegel.de / wirtschaft / soziales / 0,1518,825887,00.html (Zugriff am 14. 4. 2012).

15 www.bds-deutschland.de / a / index.php / empfehlungen / pflege-immobilien (letzter Zugriff 1. Juli 2012).

16 siehe: www.bds-deutschland.de / a / index.php / empfehlungen / pflege-immobilien (letzter Zugriff 1. Juli 2012) sowie www.wirtschaftshaus.de.

17 Zit. in: Foucault: Wahnsinn und Gesellschaft, Frankfurt am Main 1969, S. 52.

18 Zit. ebd. S. 42.

19 Zit. bei Dietmar Bittrich, www.seniorweb.ch / index.php?option=com_content

&task=view&id=867&Itemid=214, vgl. derselbe: Altersglück, Hamburg 2008.

20 Jonas Jonasson: Der Hundertjährige, der aus dem Fenster stieg und verschwand, München 2011.

21 Tiziano Terzani, Noch eine Runde auf dem Karussell; München 2007, S. 37.

22 Josef Bierbichler: Mittelreich, Frankfurt am Main 2011, S. 36[illegible] f.

23 Bierbichler a. a. O. S. 387.

24 Zit. in: Soltauer Denkzettel 1, http://www.soltauer-impulse.culturebase.org/.

25 Zit. bei Jürgen R. E. Bohl: Vom Schwachsinn erlöst: Späte Begegnung mit Dementen. In: H. J. Bochnik/W. Oehl (Hrsg.): Begegnungen mit psychisch Kranken, Sternenfels, 2000, S. 285.

26 http://www.christopherlauer.de/2012/01/24/adhs/.

27 Ivan Illich: Die Nemesis der Medizin. Die Kritik der Medikalisierung des Lebens, 4. Auflage, München 1995, S. 208 und S. 213.

28 http://www.tagesschau.sf.tv/Nachrichten/Archiv/2010/09/20/Schweiz/Depression-wird-zur-Volkskrankheit, letzter Zugriff am 7. 8. 2012. Zum Ganzen vergleiche vor allem Charlotte Jurk: Der niedergeschlagene Mensch. Depression – Geschichte und gesellschaftliche Bedeutung einer Diagnose, Münster 2008.

29 Bevölkerungsentwicklung, Bericht in: Frankfurter Allgemeine Zeitung vom 11. 7. 2012.

30 Dazu siehe unten u. a. P. J. Whitehouse/D. George: Mythos Alzheimer. Was Sie schon immer über Alzheimer wissen wollten, Ihnen aber nicht gesagt wurde, Bern 2009; Cornelia Stolze: Vergiss Alzheimer! Die Wahrheit über eine Krankheit, die keine ist, Köln 2011; Peter Wißmann/Reimer Gronemeyer: Demenz und Zivilgesellschaft, Frankfurt am Main 2009. Vgl. auch Kathleen F. Jett: Mind-loss in the African American community: Dementia as a normal part of aging, in: Journal of Aging Studies 20, 2006, S. 1–10. V. Wetzstein: Diagnose Alzheimer. Grundlagen einer Ethik der Demenz, Frankfurt am Main 2005. Rüdiger Dammann/Reimer Gronemeyer: Ist Altern eine Krankheit? Frankfurt am Main 2009. Stellungnahmen von Betroffenen in Helga Rohra: Aus dem Schatten treten. Warum ich mich für unsere Rechte als Demenzbetroffene einsetze, Frankfurt am Main 2011; Christian Zimmermann/Peter Wißmann: Auf dem Weg mit Alzheimer. Wie sich mit einer Demenz leben lässt, Frankfurt am Main 2011.

31 Vgl. dazu vor allem Cornelia Stolze a. a. O.

32 Pressemeldung der Friedrich-Alexander-Universität Erlangen-Nürnberg vom 5. 9. 2012.

33 Untersuchung der Harvard Medical School und der Organisation »Alzheimer Europe«, zit. Katrin Blawat: Das Scheitern der Alzheimer-Forschung, in: Süddeutsche Zeitung vom 21. 7. 2011.

34 Die Pressemeldung findet sich unter http://idw-online.de/de/news492694 (letzter Zugriff 4. 9. 2012).

35 Vgl. dazu den Abschnitt »Demenz und Medikamente«, S. 149

36 http://www.alz.co.uk/WHO-dementia-report.

37 Zum Beispiel bei Martin Hamborg: Der demenzkranke Mensch im Beziehungsvieleck zwischen Familie, Heim und Gesellschaft, in: Familiendynamik, Heft 4, 2011, S. 2 ff.

38 Vgl. Blawat a. a. O.

39 Peter J. Whitehouse/Daniel George: Mythos Alzheimer. Was Sie schon immer über Alzheimer wissen wollten, Ihnen aber nicht gesagt wurde, Bern 2009.

40 Zit. Blawat a. a. O.

41 Die Produktivität der kleinbäuerlichen Landwirtschaft ist selbst von der FAO inzwischen bestätigt. Die Literatur zu diesem Phänomen ist umfangreich, vgl. zum Beispiel den Weltagrarbericht, siehe auch: Charlotte Jurk/Reimer Gronemeyer (Hrsg.): Bodenlos. Vom Verschwinden des Verlässlichen, Frankfurt am Main 2011.

42 Vandana Shiva: Die Krise wird uns zur ökologischen Landwirtschaft zwingen, in: Geseko von Lüpke (Hrsg.): Zukunft entsteht aus der Krise, München 2009.

43 Focus online vom 11. 5. 2012 (www.pestizide-in-der-landwirtschaft-frankreich-billigt-parkinson-als-berufskrankheit_aid_751332.html).

44 Sowenig wir über eventuelle Umweltursachen im Blick auf Demenz wissen, so sehr gibt es (bisweilen abstruse) Heilungsangebote, bei denen Versprechungen gemacht werden, deren Erfüllung unklar bleibt. Vgl. z. B. Mary Newport: Alzheimer – vorbeugen und behandeln. Die Keton-Kur. Wie ein natürliches Fett die Erkrankung aufhält, Kirchzarten 2012.

45 Vgl. Marianne Gronemeyer: Wer arbeitet, sündigt. Ein Plädoyer für gute Arbeit, Darmstadt 2012, S. 63: »Auch sie (die Dienstleistungen) sind nicht dazu ausersehen zu helfen, sondern dazu, Hilfsbedürftigkeit aufrechtzuerhalten.«

46 Ivan Illich: 20th Anniversary Rendezvouz, Whole Earth Catalog, siehe wholeearth.com

47 Bei Hamborg a. a. O.

48 Marcel Proust: Die Gefangene. Das ist der fünfte Band des Werkes »Auf der Suche nach der verlorenen Zeit«, Frankfurt am Main 2003. Diesen Hinweis verdanke ich Oliver Schulz.

49 Jürgen R. E. Bohl: Vom Schwachsinn erlöst: Späte Begegnung mit Dementen, in: H. J. Bochnik/W. Oehl (Hrsg.): Begegnungen mit psychisch Kranken, Sternenfels 2000, S. 273–290, hier: S. 275. Jürgen Bohl muss hier ausführlicher dargestellt werden, weil es eine der wenigen Stimmen aus der Demenz-Medizin ist, die es wagt, Sinnfragen mit dem Thema Demenz zu verknüpfen.

50 Ebd. S. 276.

51 Ebd. S. 277.

52 Der Euthanasie-Erlass Adolf Hitlers vom 1. September 1939 im Bundesarchiv Koblenz 22, Nr. 4209 zit. Bohl a. a. O. S. 290.

53 Vgl. Reimer Gronemeyer: Projekt Lebensende. Wo ist die Kunst des Sterbens geblieben? In: Spiegel Wissen 4, 2012, S. 124 ff.

54 Bohl a. a O. S. 284.

55 Bohl a. a O. S. 286 – die Liste ist bei Bohl noch länger.

56 Jean-Paul Sartre. Der Idiot der Familie. Gustave Flaubert 1821 bis 1857, Reinbek bei Hamburg 1977, S. 7.

57 Dieses Interview verdanke ich Andrea Newerla. Das Interview wurde 2012 im Rahmen einer Studie für DiaDem, die Stiftung der Diakonie in Frankfurt am Main, durchgeführt.

58 Sartre a. a. O. S. 8. Vgl. außerdem Andrea Newerla: Verwirrte pflegen, verwirrte Pflege? Handlungsprobleme und Handlungsstrategien in der stationären Pflege von Menschen mit Demenz – eine ethnographische Studie, Münster 2012. In dieser Studie werden zum ersten Mal unterschiedliche Handlungsstrategien in der Pflege sorgfältig und weiterführend untersucht.

59 Max Horkheimer / Theodor W. Adorno: Dialektik der Aufklärung, Frankfurt am Main 1981, S. 73, zit. in: Joachim Ritter (Hrsg.): Historisches Wörterbuch der Philosophie, Basel 2004, Artikel »Wahnsinn« Sp. 39.

60 Ludwig Wittgenstein: Bemerkungen über die Grundlagen der Mathematik, 1956. Zit. Ritter a. a. O. Sp. 38.

61 Diese Geschichte verdanke ich Heidrun Mildner, die sie im Jahr 2011 erlebt und auf meine Bitte hin aufgeschrieben hat.

62 Dieses Beispiel findet sich in dem für diese Thematik grundlegenden Werk von Hartmut Radebold: Die dunklen Schatten unserer Vergangenheit, 3. Aufl., Stuttgart 2009.

63 Tilman Jens: Demenz. Abschied von meinem Vater, Gütersloh 2009.

64 Immanuel Kant: Beantwortung der Frage: Was ist Aufklärung?, Hamburg 1999, S. 20.

65 Sendung von Report Mainz am 21. 8. 2012. Die Bonitas Holding, ein Pflegedienstanbieter mit 2500 Mitarbeiterinnen und Mitarbeitern, hat eine Art Gegendarstellung veröffentlicht. http://www.bonitas-holding.de/ambulante-intensiv-kinder-erwachsene-fachpflegedienst-betreutes-wohnen/stellungnahme.html. Bemerkenswert ist, dass das Pflegeproblem inzwischen von Betrieben übernommen wird, die (2500 Angestellte!) Konzerncharakter haben.

66 Zit. nach Klaus Dörner: Tödliches Mitleid, Gütersloh 1988, S. 45 f.

67 Zit. bei Ernst Klee: »Euthanasie« im Dritten Reich. Die »Vernichtung unwerten Lebens«, Frankfurt am Main 2010, S. 33.

68 Ebd. S. 25.

69 Ebd. S. 24.

70 Zit. bei Klee ebd. S. 24

71 Zit. ebd. S. 30.

72 Adolf Hitler: Mein Kampf, zit. bei Klee a. a. O. S. 29.

73 Über die IGeL-Thematik wird laufend berichtet in: Ärzte-Zeitung.de.

74 Zitiert in: Joachim Ritter u. a. (Hg.): Historisches Wörterbuch der Philosophie, Band 12, Basel 2004, Artikel »Wahnsinn«, Spalte 39.

75 Dass dies den Menschen allmählich dämmert, lässt sich an dem Bestsellererfolg des Buches von Manfred Spitzer sehen (Manfred Spitzer: Digitale Demenz: Wie wir uns und unsere Kinder um den Verstand bringen, München 2012.).

76 Michel Foucault: Psychologie und Geisteskrankheit, Frankfurt am Main 1968, S. 97 f. Die »demenzfreundliche Kommune«, ein Programm der Aktion

Demenz, macht gewissermaßen den Versuch der Wiedereinbürgerung (s. www.aktion-demenz.de).

77 Vgl. dazu den Artikel »Wahnsinn« in Ritter a. a. O.

78 Foucault a. a. O. S. 103.

79 Ebd. S. 104

80 Ritter a. a. O. Sp. 39.

81 Ebd.

82 Zitiert in: Michel Foucault: Wahnsinn und Gesellschaft, Frankfurt am Main 1969, S. 150.

83 Ebd. S. 150 f.

84 Ebd. S. 153

85 Euripides: Herakles, entstanden zwischen 421 und 415 vor Christus. Zitiert in: Hartwin Brandt: Wird auch silbern mein Haar. Eine Geschichte des Alters in der Antike, München 2002, S. 61 f.

86 Ebd. S. 53.

87 Ebd. S. 58.

88 Zit. ebd. S. 59

89 Ebd. S. 61.

90 L. Annaeus Seneca: Philosophische Schriften, 3. Band, An Lucilius, Briefe 1–69, Darmstadt 1999, S. 488 ff.

91 Vgl. die Darstellung bei Brandt a. a. O. S. 193 ff.

92 Ebd. S. 227

93 Ebd. S. 228

94 Zitiert ebenda S. 228 f.

95 Johann Wolfgang von Goethe: West-östlicher Divan, Buch Suleika, 7. Frankfurt am Main und Leipzig 1998.

96 Carl Amery: Hitler als Vorläufer, München 2002, S. 180.

97 Ebd.

98 Ebd. S. 181.

99 Hartmut Radebold: Die dunklen Schatten unserer Vergangenheit, 3. Auflage, Stuttgart 2009.

100 Siehe dazu http://www.google.com / hostednews / afp / article / ALeqM5 g62v IuOlzMaBjjUlTRhcWgHK5loQ?docId=CNG.39587 f2161d9bf9dfbc45b-dad54e90ec.411 und http://faz-community.faz.net / blogs / biopolitik / archive / 2011 / 11 / 10 / einwilligungsunfaehige-patientin-auf-schriftlich-formulierten-wunsch-von-arzt-getoetet.aspx

101 Spiegel online, 1.3.2012

102 Zit. in: Ernst Klee: »Euthanasie« im Dritten Reich, Frankfurt am Main 2010, S. 32.

103 Peter Wißmann in einer Stellungnahme vom 10. November 2011.

104 Zitate aus einer empirischen Untersuchung, die Andrea Newerla 2012 in Hessen durchgeführt hat. Vgl. auch ihre Monographie Andrea Newerla: Verwirrte pflegen, verwirrte Pflege? Handlungsprobleme und Handlungsstrategien in der stationären Pflege von Menschen mit Demenz – eine ethnographische Studie, Berlin 2012.

105 Sabine Pleschberger: Nur nicht zur Last fallen. Sterben in Würde aus der Sicht alter Menschen in Pflegeheimen, Freiburg 2005.

106 Simon de Beauvoir: Das Alter, Reinbek 1992; auch Reimer Gronemeyer: Die Entfernung vom Wolfsrudel. Über den drohenden Krieg der Jungen gegen die Alten, München 1989.
107 Lebensvernichtungsfonds: Verband rügt Todeswetten der Deutschen Bank. Spiegel online vom 5. 5. 2012.
108 In einem Interview im Jahr 2000 zit. bei thieme-connect.com.
109 Den Anstoß zu diesem Gedanken gibt Eugen Drewermann in einem Vortrag, den er am 7. 2. 2012 in Bensheim gehalten hat.
110 Franz Kafka: Der Prozess, Frankfurt am Main 2005, Erstes Kapitel.
111 Vgl. Anne Honer: Problem-Körper. Einige physische Aspekte der Pflege von Demenz-Kranken, S. 126, Anm. 8. in: Anne Honer: Kleine Leiblichkeiten, Wiesbaden 2011.
112 Christoph Türcke: Hyperaktiv. Kritik der Aufmerksamkeitsdefizitkultur, München 2012, S. 69. Vgl. auch Manfred Spitzer: Digitale Demenz, München 2012.
113 Türcke a. a. O. S. 72.
114 Türcke a. a. O. S. 7.
115 http://www.fr-online.de/wissenschaft/adhs-immer-mehr-pillen,1472788,4453766.html
116 http://www.spiegel.de/spiegel/print/d-83865282.html
117 Vgl. dazu vor allem Charlotte Jurk: Der niedergeschlagene Mensch. Depression – Geschichte und gesellschaftliche Bedeutung einer Diagnose, Münster 2008.
118 So Bernard Stiegler: Die Logik der Sorge. Verlust der Aufklärung durch Technik und Medien, Frankfurt am Main 2008, S. 150.
119 David Cayley: Illich in Conversation, Ontario 1992, S. 215.
120 Zit. in: konkret 5/12 S. 11.
121 Bericht in der Frankfurter Rundschau vom 29. 6. 2012, Seite R 10.
122 http://www.op-online.de/nachrichten/rodgau/nieder-roden-studenten-besuchen-seniorenresidenz-2330310.html?cmp=defrss (Zugriff 29. 6. 2012).
123 www.beziehungen-pflegen.de/ (Zugriff 29. 6. 2012).
124 Ebd.
125 Bericht Frankfurter Rundschau vom 29. 6. 2012, Seite 10.
126 Reimer Gronemeyer: Die Entfernung vom Wolfsrudel. Über den drohenden Krieg der Jungen gegen die Alten, München 1989.
127 Presseerklärung 24/2012 des DGVP e. V. (Deutsche Gesellschaft für Versicherte und Patienten) vom 30. 8. 2012.
128 Ebd.
129 Interviews zum Thema Alltag mit Demenz, Studie für DiaDem, durchgeführt von Andrea Newerla 2012 (MS). Vgl. auch Andreas Heller u. Frank Kittelberger (Hg.): Hospizkompetenz und Palliative Care im Alter, Freiburg 2010.
130 Statistisches Bundesamt: Pflegestatistik 2009. Pflege im Rahmen der Pflegeversicherung. Deutschlandergebnisse. Wiesbaden 2011.
131 Ebd. S. 6.
132 Ebd.
133 Siehe die Sendung von Doris Arp: Reformen für Deutschlands größten Pflegedienst, Deutschlandfunk 6. Juli 2012.

134 Zit. ebd.

135 Ebd.

136 Ebd.

137 Ivan Illich: Die Nemesis der Medizin. Die Kritik der Medikalisierung des Lebens, 4. Auflage, München 1995, S. 9.

138 Ebd. S. 159.

139 Ebd. S. 159.

140 Ebd.

141 Presseerklärung des Deutschen Hospiz- und Palliativverbandes vom 28. 8. 2012.

142 Vgl. ebenda, dort auch Hinweise auf einschlägige Literatur.

143 Osho: Zen. Den Klang der Stille hören, Köln 2011 (zuerst 1976), S. 204 f.

144 Ebd.

145 Ebd. S. 205.

146 Ursula Lehr in einem Vortrag in Gütersloh am 4. Okt. 2010 www.guetersloh.de.

147 Rund ums Alter, herausgegeben vom Kuratorium Deutsche Altershilfe, München 1996, S. 9.

148 Lehr a.a.O.

149 Lehr a.a.O.

150 Vgl. zum Beispiel Claus Fussek / Gottlob Schober: Im Netz der Pflegemafia, Gütersloh, 2008.

151 Ivan Illich: In den Flüssen nördlich der Zukunft, München 2006.

152 Zitiert bei Thomas Röbke: Bürgerschaftliches Engagement und staatliche Daseinsfürsorge, in: betrifft: Bürgergesellschaft 38, März 2012, S. 3.

153 Ivan Illich: Die Nemesis der Medizin. Die Kritik der Medikalisierung des Lebens, 4. Auflage, München 1995.

154 Eine Abwandlung dessen, was Illich a. a. O. S. 10 sagt.

155 Jean-Claude Polack: La medicine du capital, Paris 1970 zit. in: Illich: Die Nemesis der Medizin a. a. O. S. 216.

156 Verena Schmitt-Roschmann: Nebenwirkung Tod, in: Der Freitag, 14. Juni 2012, S. 6.

157 Ebd.

158 Ebd.

159 Arzneimittelkursbuch 2010 / 2011.

160 Zit. in Tim Jackson: Where on Earth will it End? Consumerism as Theodicy, http://www.sofn.org.uk / sofia / 85where_end.html (letzter Zugriff 24. Juni 2012).

161 Gerd Glaeske, Barmer GEK, Arzneimittelreport 2011.

162 In einem bemerkenswert gut recherchierten Roman hat Wolfgang Schorlau (Die letzte Flucht, Köln 2012) die Machenschaften der Pharmaindustrie beschrieben. Die vielen guten Recherchen zu dem Thema (Markus Grill, Hans Weiss, Marcia Angell, Caroline Walter und Alexander Kobylinski) haben bisher nichts ändern können. Die Pharmalobby in Berlin dürfte dafür zu stark sein. Eine hoffnungstiftende Initiative ist das MEZIS-Magazin. MEZIS ist die Abkürzung für »Mein Essen zahl ich selbst«, das von der »Initiative unbe-

stechlicher Ärztinnen und Ärzte« herausgegeben wird. Zitat Peter Schönhofer bei Schorlau a. a. O.

163 Klaus Dörner: Helfensbedürftig. Heimfrei ins Dienstleistungsjahrhundert, Neumünster 2012, S. 210. Dort wird auch hingewiesen auf Claudia Wilhelm-Gößling: Neuroleptikaverordnungen bei dementen Alterspatienten, in: Nervenarzt 69: 999–1006; dieselbe: Eine deutliche Häufung der Todesrate, zu beziehen über Verf. Med. Hochschule, Carl-Neuberg. Str. 1, 30625 Hannover.

164 Zit. Katrin Blawat, in: Süddeutsche Zeitung vom 21. 7. 2011.

165 Kalle Lasn: Culture Jamming – Das Manifest der Anti-Werbung, Freiburg 2006. Vgl. auch brennstoff Mai 2012, S. 9.

166 New Scientist, September 2012. Vgl. auch George Monbiot im Guardian, übersetzt erschienen in: der Freitag, 38, September 2012, S. 13.

167 Monbiot a. a. O.

168 Ebd.

169 Kathrin Zinkant: Auch Einfalt geht durch den Magen, in: der Freitag, Nr. 38, September 2012; S. 18.

170 Ebd.

171 Ulrike Baureithel: Denn sie wissen nicht, was wir tun. Wenn das Ich langsam verblasst: Demenz stellt unser Gesellschaftsmodell auf die Probe. Manchen erscheint der Tod als gnädiger Ausweg. In: http://www.freitag.de/politik/1219-denn-sie-wissen-nicht-was-wir-tun (13. 05. 2012).

172 Samerski, Silja: Die Entscheidungsfalle. Wie genetische Aufklärung die Gesellschaft entmündigt. Darmstadt 2010.

173 Welt online vom 24. 04. 2012.

174 Klaus Dörner: Helfensbedürftig. Heimfrei ins Dienstleistungsjahrhundert, Neumünster 2012, S. 207 ff.

175 Wolf Wolfensberger: Der neue Genozid an den Benachteiligten, Alten und Behinderten, Gütersloh 1996, zit. bei Klaus Dörner a. a. O. S. 206.

176 Zit. Schorlau a. a. O. S. 346.

177 Zit. Blawat a. a. O.

178 Veröffentlicht wurden diese Ergebnisse im Fachjournal »Archives of Internal Medicine«. Vgl. den Bericht in Focus Online: Alzheimer-Medikament: Unerwartet starke Nebenwirkungen http://www.focus.de/gesundheit/ratgeber/gehirn/news/alzheimer-medikament-unerwartet-starke-nebenwirkungen_aid_403377.html.

179 Eine lesenswerte Darstellung findet sich bei Martin Hamborg: Der demenzkranke Mensch im Beziehungsvieleck zwischen Familie, Heim und Gesellschaft. Kontextgestaltung durch Qualitätsmanagement, in: Familiendynamik 4, 10/2011.

180 Ebd. S. 3. Dass es auch anders geht, zeigt Thomas Klie (Hg.): Wohngruppen für Menschen mit Demenz, Hannover 2002.

181 Jens Bruder/Jan Wojnar: Milieutherapie, Hamburger Ärzteblatt 1994, S. 234–246 zit. bei Hamborg a. a. O.

182 Vgl. dazu Ivan Illich: Gesundheit in eigener Verantwortung. Danke, Nein!, in: Niemandsland 10/11, Berlin 1992, S. 7–15.

183 Burrhaus Frederic Skinner: Futurum zwei, Reinbek 1970.

184 Hamborg a. a. O. S. 5.
185 So Metz / Seeßlen a. a. O. S. 26.
186 Hamborg a. a. O. S. 5.
187 Hamborg a. a. O. S. 5.
188 Die folgenden Bemerkungen aufgrund eines Papiers, das von einer Arbeitsgruppe um Beate Zimmermann 2011 erarbeitet worden ist.
189 Beate Zimmermann u. a. a. a. O.
190 Heiko Baumann in einem Leserbrief an die Zeitschrift Dr. Mabuse Nr. 195, 2011.
191 So die Produktbeschreibung zu Dr. Kawashimas Gehirnjogging z. B. bei www.weltbild.de / 3 / 13774601–1 / nintendo-ds / dr-kawashimas-gehirn-jogging.html (letzter Zugriff 7. 4. 2012).
192 www.spiegel.de / wissenschaft / mensch / 0,1518,822873–2,00.html (letzter Zugriff 7. 4. 2012). Die Information basiert auf einer gemeinsamen Studie des Medical Research Councils der Universität Cambridge und des Senders BBC, die im Fachmagazin »Nature« veröffentlicht wurde (Nature 465, S. 775–778 vom 10. Juni 2010.)
193 Stern 2010 zit. Peter Wißmann, www.wdk.de.
194 Vgl. Hermann Brandenburg / Renate Adam-Paffrath (Hg.): Pflegeoasen in Deutschland, Hannover 2012.
195 Ivan Illich: Posthumous Longevity. An open letter to a cloistered community of Benedictine Nuns, 1989 (Manuskript). Die folgenden Ausführungen beziehen sich stark auf dieses Manuskript.
196 Illich a. a. O.
197 Beitrag Schweizer Fernsehen. http://www.tagesschau.sf.tv / Nachrichten / Archiv / 2012 / 06 / 19 / Schweiz / Virtuelle-Zugfahrt-Berner-Alterszentrum-baut-Eisenbahnabteil-fuer-Bewohner-nach (1. Juli 2012)
198 Thure von Uexküll / Wolfgang Wesiack: Theorie der Humanmedizin. Grundlagen ärztlichen Denkens und Handelns, München 1998.
199 Rainer Maria Rilke: Die Aufzeichnungen des Malte Laurids Brigge, Frankfurt am Main 1982, S. 24.
200 Dieses Interview verdanke ich Andrea Newerla. Das Interview wurde 2012 im Rahmen einer Studie für DiaDem, die Stiftung der Diakonie in Frankfurt am Main, durchgeführt.
201 Emmanuel Levinas: Die Spur des Anderen. Untersuchungen zur Phänomenologie und Sozialphilosophie, Freiburg im Breisgau, 6. Auflage 2012, S. 120.
202 Diese Geschichte verdanke ich einer Mitteilung von Thile Kerkovius, Hospiz Haus Mariä Frieden.
203 Ilse Helbich: Grenzland Zwischenland. Erkundungen, Wien 2012, S. 5 ff.
204 Ebd. S. 6 f.
205 Erich Fromm: Haben oder Sein, München 1976, S. 289. Zitiert bei Rainer Otte: Haben oder Sein – als Grundbegriffe der Medizin, Vortrag in der Evangelischen Akademie Hofgeismar, September 2012.
206 Centre for Policity on Ageing: Evidence of ageism and age discrimination in health and social care in the UK, Pressemitteilung 2010. Zit. bei Rainer Otte a. a. O.

207 Zit. Rainer Otte a. a. O.

208 Zit. Rainer Otte a. a. O.

209 Ich orientiere mich dabei an einem Vortrag von Ivan Illich: Gesundheit als Teil der Lebensqualität. Einleitungsvortrag zum 10. Krankenhaussymposium, 10. 03. 1982. Abgedruckt in: Die Tageszeitung, 23. 03. 1982, S. 9.

210 Ebd.

211 Ebd.

212 Felice Chilanti, zit. bei Pier Paolo Pasolini: Freibeuterschriften. Die Zerstörung der Kultur des Einzelnen durch die Konsumgesellschaft, Berlin 1998, S. 55.

213 Michael Haneke: Alter und Krankheit sind evakuiert; Spiegel online am 17. 9. 2012.

214 David Foster Wallace: Das hier ist Wasser, Köln 2012.

215 zit. bei: Katrin Blawar: Das Scheitern der Alzheimer-Forschung, in: Süddeutsche Zeitung vom 21. 7. 2011.

216 Georg Seeßlen: Das Geisterhaus, in: konkret 5, 2012, S. 56.

217 Ebd.

218 Vgl. tageszeitung vom 14. 07. 2012.

219 Seeßlen a. a. O. S. 57. Vgl. auch zum Ganzen Markus Metz / Georg Seeßlen: Bürger erhebt Euch!: Postdemokratie, Neoliberalismus und ziviler Ungehorsam, Hamburg 2012.

220 Seeßlen a. a. O. S. 58.

221 Elissa Gootman: So Eager for Grandchildren, They're Paying the Egg-Freezing Clinic. New York Times 14. 5. 2012.

222 So Gustl Marlock in einem Vortrag in Frankfurt.

223 Vilém Flusser: Gesten. Versuch einer Phänomenologie, Frankfurt am Main 1994, S. 23.

224 Jean Baudrillard: Der symbolische Tausch und der Tod, München 1982, S. 195 ff.

225 Giorgio Agamben: Die kommende Gemeinschaft, Berlin 2012.

226 WHO: Dementia: A public health priority, Genf 2012.

227 Josef Huber: Zwischen Supermarkt und Sozialstaat. Die neue Abhängigkeit des Bürgers, in: Illich u. a. a. a. O. S. 129–152.

228 Zit. Huber, ebd. S. 147, vgl. Ivan Illich: In den Flüssen nördlich der Zukunft, München 2006.

229 So die Argumentation von Tomasz Konicz: Noch fünf Jahre. Wie der Kapitalismus der Menschheit die Lebensgrundlagen entzieht. In: konkret 6, 2012, S. 12 f.

230 Ivan Illich im Öko-Almanach, Frankfurt am Main 1980.

231 Albert Schweitzer: Aus meinem Leben und Denken, Leipzig 1954 (geschrieben in Lambarene 1931).

232 Giorgio Agamben: Nacktheiten, Frankfurt am Main 2010, S. 2[illegible].

233 Markus Metz / Georg Seeßlen: Blödmaschinen, Frankfurt 2011

234 Agamben a. a. O. S. 27.

235 Ebd. S. 28. Vgl. auch Reimer Gronemeyer: Der Himmel. Sehnsucht nach einem verlorenen Ort, München 2012.

236 Zit. ebd. S. 25.

237 Markus Metz / Georg Seeßlen: Blödmaschinen. Die Fabrikation von Stupidität, Frankfurt am Main 2011. Vgl. auch die Besprechung von Jürgen Nielsen-Sikora, www.glanzundelend.de / Artikel / abc / m / metz_seesslen.htm, letzter Zugriff am 9. 8. 2012.

238 Vgl. Nielsen-Sikora a. a. O.

239 Ebd. Metz und Seeßlen zitierend.

240 Ricky Trang: Occupied by the Spectacle. In: Streifzüge. Magazinierte Transformationslust, No. 55, Sommer 2012, S. 14.

241 David Bücking: Schuldenkrise als Generationenkonflikt. Traue keinem Europäer über 30! In: Spiegel-online 8. 8. 2012.

242 Ebd. Unter Bezug auf eine Studie des Pew Research Centers.

243 Dietmar Bittrich http://www.seniorweb.ch / index.php?option=com_content &task=view&id=867&Itemid=214 Letzter Zugriff 15. 8. 2012. Vgl. auch derselbe: Altersglück, Hamburg 2008.

244 Ebd.

245 Ebd.

246 Augustinus: Bekenntnisse, Frankfurt am Main 1987, S. 119.

247 Zit. bei Jürgen R. E. Bohl: Vom Schwachsinn erlöst: Späte Begegnung mit Dementen, in: Hans Joachim Bochnik / Wolfram Oehl (Hrsg.): Begegnung mit psychisch Kranken, Sternfels 2000, S. 273.

248 Augustinus a. a. O. S. 527 f.

249 Rainer Maria Rilke: Die Aufzeichnungen des Malte Laurids Brigge, Frankfurt am Main 1982, S. 10 f.

# Register